¡Es la microbiota, idiota!

Dra. Sari Arponen

¡Es la microbiota, idiota!

Descubre cómo tu salud depende de los billones de microorganismos que habitan en tu cuerpo

Prólogo de Mago More

alienta
EDITORIAL

Alienta es un sello editorial de Centro Libros PAPF, S. L. U.
Avinguda Diagonal, 662-664. 08034 Barcelona (España)
www.alientaeditorial.com
www.planetadelibros.com

Adaptación de la cubierta: Booket / Área Editorial Grupo Planeta a partir de la idea original de © Sylvia Sans Bassat
Primera edición en esta presentación en Colección Booket: enero de 2024

Depósito legal: B. 19.245-2023
ISBN: 978-84-1344-296-9
Impresión y encuadernación: CPI Black Print
Printed in Spain - Impreso en España

Biografía

Sari Arponen es doctora en Ciencias Biomédicas por la Universidad Complutense de Madrid, especialista en Medicina Interna, docente en diversas entidades y experta en microbiota. Licenciada en Medicina y Cirugía por la Universidad de Murcia, se especializó en Medicina Interna en el Hospital Universitario de La Princesa de Madrid. Tiene un máster en Enfermedades Infecciosas y otro en VIH, un posgrado de tres años en Psiconeuroinmunología Clínica por la Universidad Pontificia de Salamanca, y otro máster en Nutrición Genómica y de Precisión. Tras más de veinte años de experiencia clínica, en la actualidad se dedica sobre todo a la formación y a la divulgación en el ámbito de la microbiota y la medicina del estilo de vida. Además, es autora de los libros *¡Es la microbiota, idiota!*, *El sistema inmunitario por fin sale del armario* y *En la cocina con la doctora Arponen*, publicados por Alienta, y de *El mundo secreto de la microbiota*, un libro ilustrado para explicar la microbiota a los más pequeños. También es cofundadora de Slow Medicine Institute, una plataforma de divulgación sobre salud y estilo de vida, centrada en el exitoso pódcast *Slow Medicine Revolution*.

@drasariarponen

www.drasariarponen.com

La información presentada en esta obra es simple material informativo y no pretende servir de diagnóstico, prescripción o tratamiento de cualquier tipo de dolencia o trastorno. Esta información no sustituye la consulta con un médico o cualquier otro profesional competente del campo de la salud. El contenido de la obra debe considerarse un complemento a cualquier programa o tratamiento prescrito por un profesional sanitario competente. Los autores están exentos de toda responsabilidad sobre daños y perjuicios, pérdidas o riesgos, personales o de cualquier otra índole, que pudieran producirse por el mal uso de la información aquí proporcionada.

A todos mis pacientes, me han enseñado mucho sobre la vida y la medicina.

A mi madre Ruut, mis hermanos (sobre todo Kristiina y Terhi) y sus familias, mis suegros (Eugenia y David) y cuñada (Raquel + familia) por ser y estar.

A David, por caminar juntos por el Camino de la Vida y la Salud.

A Norah. Mi versión mil veces mejorada. Me enseña lo que jamás supe imaginar.

Sumario

Tercera parte

LAS SOLUCIONES: LO QUE TE HACES A TI MISMO, SE LO HACES A TU MICROBIOTA

Prólogo

Estimado lector: antes de hablar de la autora, hablemos del título de este libro. En ningún caso quiero que pienses que es ofensivo, todo lo contrario. Te voy a explicar su origen.

En 1992, Bill Clinton se presentó a las elecciones de los Estados Unidos contra George Bush, que había llegado a tener un 90 por ciento de popularidad debido a su exitosa gestión de la política internacional con la guerra del Golfo.

Era una contienda muy complicada, y entonces James Carville, asesor de campaña de Bill Clinton, elaboró un eslogan no oficial que pegó en todas las oficinas de campaña de Clinton. La idea era ponerse en la piel de los estadounidenses y hacerles pensar que lo importante era su propio bolsillo y no lo que pasara fuera de su país. El eslogan rezaba así: «Es la economía, idiota».

El resto de la historia ya la conoces: el ganador fue Bill Clinton.

Este libro se llama así porque cuando lo leas te darás cuenta de que nuestra salud y bienestar se libran en nuestro intestino, concretamente en nuestra microbiota, que es lo importante. Así que, si alguien me preguntase cómo recuperar su salud, sin dudarlo le diría: «Es la microbiota, idiota».

Para entender quién es la doctora Sari Arponen voy a viajar a los años setenta. En esa década se formó uno de los mejores grupos de rock de la historia: Van Halen. Era uno de los grupos más demandados de la época y sus conciertos eran memorables.

Llevaban dieciocho tráileres para montar su concierto, imagínate el despliegue; y por supuesto el *rider* técnico, que es como se llama al documento con las necesidades de la banda para llevar a cabo su espectáculo, era lo más diferente a algo simple. De hecho, los promotores de la época lo llamaban con sorna «las páginas amarillas», y debía de ser algo parecido a *El Quijote*. Más de quinientas páginas con diagramas de cables, colocación de luces y medidas exactas de dónde poner cada uno de los utensilios técnicos que utilizaban en el concierto.

Entre la cláusula doscientos y trescientos, aproximadamente, el vocalista de la banda, David Lee Roth, incluyó una polémica petición: en el camerino de la banda debían poner un bol de M&M's, pero no debía haber un solo M&M's de color marrón. Si encontraban uno solo, la banda podría rescindir el contrato unilateralmente y tendría derecho a cobrar todo el caché.

Cuando esta cláusula fue conocida por el público general todo el mundo pensó que se trataba de una excentricidad más de las estrellas de rock, similar a pedir una bañera llena de champán o pan recién horneado con los primeros rayos de sol.

Pero resultó que lo que parecía un capricho vacuo era en realidad una genialidad, como años después explico David Lee Roth.

El objetivo era saber si el promotor, que era el encargado de montar el concierto, había leído todas y cada una de las cláusulas de modo exhaustivo, ya que cualquier fallo en un montaje tan complicado podría haber supuesto incluso un accidente mortal.

Con mirar al bol y descubrir un M&M's marrón ya sabrían que sólo se había inspeccionado el resto del *rider* de forma superficial.

Pues bien, Sari se habría leído todas y cada una de las cláusulas sin excepción y Van Halen la habría contratado, porque de paso habría encontrado varios M&M's marrones por todo el concierto.

Padezco artritis psoriásica desde hace años, afortunadamente un cambio radical de dieta y tratamiento con probióticos me hacen llevar una vida completamente normal. No es que me haya curado del todo, pero los síntomas son tan leves que ni me acuerdo de la artritis. He pasado de no poder caminar ni peinarme a correr una maratón y hacer vida normal.

Durante los años que duró mi peregrinaje contacté con infinidad de médicos. Muchos me ayudaron, porque como yo digo son médicos de «mente abierta», como Rosa Moltó e Irina Matveikova, o la propia Sari. Desgraciadamente, también me topé por el camino con muchos de «mente cerrada» que pensaban que la medicina no evoluciona y que ellos sabían más que nadie, una suerte de «semidioses».

De todos los que he conocido, nadie es tan estudioso, meticuloso y apasionado como Sari.

Cualquier estudio que leas, ella ya se lo ha leído y te dará veinte referencias más. Es una biblioteca andante y no sólo de medicina, le interesan multitud de temas y de todos sabe, la muy asquerosa.

Pero lo que más me gusta de ella es su humildad. Humildad para saber que la carrera de Medicina no termina el día que te dan el título, que tienes que estudiar toda la vida. Humildad para escuchar a los pacientes, que a veces sabemos más de nuestra enfermedad que los propios facultativos, y humildad para reconocer que le queda mucho por aprender.

A pesar de que Sari es finlandesa, verás que se expresa en castellano mejor que muchos de nosotros; de hecho, leyendo el libro he aprendido más de una palabra en mi propio idioma.

¿Pará quién es este libro?

Para los médicos, por supuesto. La mayoría no ha estudiado este tema y podrá disfrutar de rigurosidad y experiencia a la vez. Es como si Sari hubiese dicho: «Tranquilos, no perdáis el tiempo, ya me lo leo yo y os lo resumo».

Estás ante un auténtico y completísimo tratado de la microbiota. Sólo con leer la bibliografía final te vas a dar cuenta del trabajo hercúleo que ha hecho Sari. Te está resumiendo toda su vida de estudio, entrega y pasión a estos bichitos, que, como verás más adelante, son los responsables de nuestras enfermedades y, cómo no, de nuestra salud.

Y, por supuesto, para la gente que, teniendo o no patologías, quiere mejorar su estado de salud o prevenir futuras enfermedades.

Te vas a ver reflejado antes o después en muchas de las páginas, ya sea porque padeces o has padecido alguno de las enfermedades o los síntomas que se narran, o porque conoces a alguien que le ha pasado.

Y además, y por si fuera poco, si lees el libro un par de veces puedes, sin duda, presentarte a un examen de biología, que lo vas a aprobar con nota.

Léelo o regálaselo a alguien porque le harás un favor.

No estás ante un libro normal: probablemente este libro puede hacer por tu salud mucho más de lo que imaginas.

Y antes de terminar, deja que te diga que, como en el chiste, tengo dos noticias. La mala es que Sari cada vez atiende a menos pacientes y la buena es que ahora se dedica a la divulgación, con lo cual tendremos más y más profesionales formados en un futuro y éste no será su último libro. Vamos, que tenemos Sari para rato.

Disfrútalo.

Mago More,
conferenciante, presentador, monologuista y
autor de *Superpoderes del éxito para gente normal*

Introducción

30 de noviembre de 2018

Estoy en un hotel en Santiago de Compostela. Fuera hace frío y llovizna. Estoy agotada: tras un largo día en el hospital, he volado a Vigo. Ya es noche cerrada cuando aterrizamos. Al día siguiente, impartiré un curso de varias horas sobre microbiota. Llevo muchos meses estresada, con demasiado trabajo y sin dormir lo suficiente. De repente, noto la sensación de que estoy a punto de ponerme mala con un catarrazo.

Rebusco una cápsula blanca en mi neceser. La cojo y me miro en el espejo. Abro la cápsula y observo el polvo blanco que lleva dentro. Mañana será un día largo y agotador; necesito estar con mi máxima capacidad y concentración. Acerco la cápsula a mi nariz e inhalo el polvo blanco.

Siento cómo entra en mi fosa nasal y me pica. Quiero estornudar, pero me contengo. En la cápsula aún queda polvo: me lo aplico por la otra narina. El resto me lo vacío en la boca y dejo que impregne mi garganta.

Acabo de realizar una aplicación tópica de cepas de lactobacilos y bifidobacterias: un *L. reuteri*, otro *fermentum*, junto a cepas específicas de *B. lactis* y *B. longum*. Como acabo de cenar, tomo un par de cápsulas por boca. Me voy a dormir. Sé que mis pequeños amigos lucharán contra los virus por la noche. Una guerra microscópica tiene lugar en mi mucosa nasal mientras duermo.

Al día siguiente, no queda rastro de mi catarro y culmino la jornada con éxito. Les cuento a los asistentes la historieta de mi aplicación nasal de bichos, ante el asombro general y muchas risas.

Los descubrimientos sobre la microbiota constituyen una de las mayores revoluciones de la historia de la ciencia y la medicina.

Los microorganismos están en todas partes: desde el ojo de un huracán hasta la pantalla de tu móvil. En nuestro cuerpo, son responsables de cómo nos sienta la comida y nuestra apetencia por una comida u otra. Lucir una piel joven y sana depende de tu microbiota, y si te falla la memoria alguna vez, quizás sea porque tu microbiota intestinal te está jugando una mala pasada.

Como médico internista veo con preocupación cómo en los últimos años cada vez más personas tienen problemas de salud que no consiguen resolver. Ojalá que no, pero quizás lo que voy a decir te pase a ti o a alguien de tu familia: dolores de cabeza, hinchazón de la tripa después de comer, alergias, dermatitis atópica, alguna enfermedad autoinmune, una ansiedad galopante o esos kilos de más de los que no hay cómo deshacerse.

En todas estas situaciones hay una disbiosis, un desequilibrio de la microbiota.

A lo largo de mi carrera, me he dedicado sobre todo a las enfermedades infecciosas y a combatir a los microorganismos. Mi perspectiva cambió hace muchos años: la medicina farmacocentrista que se practica en el siglo XXI no era la solución para muchos de mis pacientes y tampoco para mí misma —ser médico no te libra de enfermar—. Entre el doctorado en Medicina y algún máster de Infectología, me formé también en medicina evolutiva, nutrición y psiconeuroinmunología clínica. Estudié mucho, sané por el camino y conseguí ayudar a mis pacientes de una forma que nunca imaginé. Ahora me dedico a estudiar la microbiota casi a tiempo completo y a formar a otros profesionales en este campo. Queda mucho por hacer para difundir los nuevos conocimientos de la medicina predictiva, personalizada y de precisión basada en la microbiómica. Las más de ochenta mil publicaciones científicas sobre microbioma se tienen que digerir y resumir para hacerlas accesibles.

Por eso escribo este libro: deseo ayudarte a ti, que te quieres cuidar y empoderar, a conocer todo lo que se cuece en este campo. Te contaré cómo sentar las bases para equilibrar tu microbiota y la de tus seres queridos. Tú tienes el poder en tus manos: eres el principal responsable de tu salud, y más en los tiempos que corren.

También lo escribo para ti, compañero profesional de la salud, como una introducción a este apasionante mundo. Nuestros pacientes nos pedirán, más pronto que tarde, que sepamos cómo ayudarlos a sanar de forma integral, y eso incluye su microbiota.

El libro se estructura en tres partes principales. En la primera, descubriremos qué es la microbiota y podrás comprobar cómo están tus doce pilares de la salud. La microbiota se considera un órgano por sí mismo, por eso, te contaré todo lo que hace por ti y por qué es tan crucial para tu salud que funcione como debe.

En la segunda parte, revisaremos cómo todo lo que haces en tu vida diaria impacta sobre la microbiota. Su desequilibrio en cualquier parte del cuerpo nos genera problemas de salud que hasta hace poco nadie imaginaba que tuvieran que ver con nuestros microorganismos. Verás cómo los trastornos digestivos, neurológicos, orales, cutáneos... dependen todos de la microbiota. ¡Ni siquiera tu estado de ánimo es por completo cosa tuya! *Spoiler*: el ácido gástrico y el nervio vago son actores principales en este bloque... ¿qué tal los tienes?

La última sección es para ofrecerte soluciones. Es fundamental saber de dónde venimos, cómo nos encontramos ahora e identificar las causas de nuestros males, pero más importante es centrarse en la solución y alcanzar el bienestar total. La alimentación y el estilo de vida son herramientas imprescindibles que necesitarás para cuidarte. Además, los probióticos, prebióticos y otras estrategias de modulación de la microbiota, junto a la suplementación nutricional, tienen mucha ciencia detrás: te introduciré en el apasionante mundo de la microbioterapia.

En una posdata veremos cómo la medicina y la microbiómica pueden evolucionar en el siglo XXI, en un mundo en el que todo está conectado... como lo estamos ahora tú y yo.

Primera parte

TUS AMIGOS INVISIBLES

1

Una cena de Navidad peculiar

Y TÚ, ¿CON QUIÉN VAS A CENAR?

¿Te estresan tus suegros? Navidad, dulce Navidad, época de paz y felicidad. Así debería ser, ¿verdad? Sin embargo, muchas personas se estresan en esta época del año. Las compras, las comidas, los regalos, mil y un encuentros con amigos y familiares. Todo esto, que parece apetecible (o así nos lo han vendido), puede resultar también estresante.

Algo que asociamos con la Navidad es la comida. Comemos mucho, incluso cambiamos el contenido de lo que comemos: marisco a cascoporro, carnaza día sí y día también, turrones, chocolates, polvorones, vino por aquí y cava por allá. Ya es paradigmática la avalancha de nuevas inscripciones a gimnasios en plena cuesta de enero para quitarnos esos famosos dos o tres kilos de más, que aparecen en poco más de dos semanas.

Pero, ¿y si esos kilos no vinieran sólo porque comemos y bebemos demasiado? ¿Y si fuera nuestra microbiota la que cambia por la Navidad?

Hablar de cacas no es glamuroso. No obstante, es una ciencia avanzadísima del siglo XXI. Es fascinante la cantidad de investigaciones que se realizan en este campo.

En uno de esos estudios, unos científicos quisieron observar cómo cambiaban los microorganismos en las cacas de las personas en Navidad. A saber cómo surgiría la idea de este estudio. Me imagino a los investigadores neerlandeses tomándose unas cañas, o incluso en un *coffee shop* de Ámsterdam: «¿A que no hay huevos?», diría uno de ellos. (O quizás no, después de todo, ésta es una expresión muy castellana.) «¿Cómo que no? — diría la otra—. «Vamos a demostrar a través de las cacas lo que no nos atrevemos a decirles a mis suegros: que me estresan, y en Navidad más.»

Dicho y hecho. Reclutaron a veintiocho personas de entre veinte y cuarenta años que no estuvieran ni gordas ni flacas. No debían seguir ninguna dieta concreta, fumar ni tomar medicamentos, y debían conservar su preciada vesícula biliar. Les pidieron una muestra de heces del día 23 de diciembre y otra del 27 del mismo mes.

Hubo dos personas que no entregaron la segunda porque sufrieron el llamado *factor yuk*, que es como se dice cuando una persona siente horror o disgusto hacia cualquier tipo de procedimiento que tenga que ver con las cacas u otras situaciones desagradables (también se llama «factor de asquerosidad»). Si lo pensamos un poco, esto tampoco es tan raro. Además, se les pidió que rellenaran unos cuestionarios detallando lo que habían comido esos días. Uno de los participantes no comió nada el día 23, pero no sabemos si quizás fue porque estaba de resaca después de la cena de empresa o porque estaba haciéndole hueco a la cena de Nochebuena. Otro participante no quiso rellenar los cuestionarios, tampoco sabemos por qué.

Al final, se incluyeron veinticuatro personas en el estudio, de las cuales dieciséis habían visitado a sus suegros en Navidad y otras ocho a su familia de origen. No hubo diferencias significativas entre el tipo de comida y bebida que tomaron. Los autores del estudio comentan que, al no haber una asignación al azar de la visita, pudo haber algunas personas que utilizaran el estudio de las cacas como excusa para no visitar a sus suegros. En cualquier caso, los que visitaron a la familia política fueron más que los que cenaron con su familia de origen.

Los investigadores, que recibieron como regalo de Navidad cuarenta y ocho muestras de caca, se dedicaron a analizarlas con técnicas supermodernas con sus máquinas de análisis de cacas. Descubrieron cosas fascinantes.

Comprobaron que las personas que visitaron a su familia ganaron en la diversidad y la variedad de bacterias que tenían en sus heces. Esto se justifica porque quizás tenían un contacto más cercano con su propia familia que con sus suegros y recibían algunas de las bacterias de sus familiares en los intercambios físicos (besos y abrazos). Las personas que visitaron a su familia política no ganaron en diversidad microbiana ni tampoco en riqueza. En general, la riqueza y la diversidad de la microbiota intestinal se asocian a un mejor estado de salud, así que no podemos decir que visitar a los suegros fuera beneficioso desde este punto de vista. Sería interesante comprobar si el estrés por discutir con tu pareja si no cenas con tus suegros, aduciendo razones microbiómicas, puede, a su vez, provocarte problemas intestinales.

El hallazgo más interesante del estudio fue que las personas que visitaron a su familia política sufrieron una disminución importante de un tipo de bacteria llamada *Ruminococcus*. Se sabe que estas bacterias disminuyen durante una depresión o en la exposición a estresores crónicos. Como no hubo diferencias en el tipo de comida que tomaron, parece que el factor familiar fue el causante de esta disminución. Es cierto que algunos tipos de *Ruminococcus* también disminuyeron en las personas que visitaron a su propia familia de origen, pero en mucha menor cuantía que si los suegros eran los receptores de la visita.

Seguramente, los autores del estudio no querían meterse en líos con sus propios suegros. Concluyen en el artículo que, antes de poder decir que los suegros son un factor ambiental que influye de forma negativa en la composición de la microbiota intestinal, y por lo tanto en la salud del huésped, se deben realizar estudios más grandes para establecer una relación directa entre las visitas a los suegros, el estrés y la composición de la microbiota intestinal.

Me imagino que querrán seguir visitando en Navidad a su familia política sin acabar discutiendo. Yo les hablé a mis suegros sobre este artículo y les dije que, como me caían tan bien, me estresaba mucho porque quería causarles siempre buena impresión. Al menos en las navidades del año pasado no tuve problemas.

Felicidad matrimonial e intestino

Esta relación del estrés con la microbiota y la salud intestinal se conoce desde la época de Hipócrates. Podemos medir incluso la felicidad matrimonial con algunos marcadores bioquímicos en sangre. En otro artículo científico nos cuentan cómo en los matrimonios desdichados aumenta una sustancia en la sangre que se llama sCD14 o factor soluble CD14. Sí, es verdad, el nombre se las trae. ¿Qué estamos midiendo exactamente? Algo que se llama permeabilidad intestinal.

En el exceso de permeabilidad intestinal las uniones entre las células del intestino se abren demasiado. Todo lo que hay dentro del intestino pasa con mucha mayor facilidad al interior del organismo: ya sean cachitos de bacterias malas,* trozos de gluten sin digerir o mercurio que hemos ingerido debido al lomo de atún del tartar que hemos cenado en el restaurante de moda. Más adelante, veremos cómo el exceso de permeabilidad intestinal puede provocar muchos problemas de salud.

El estrés es uno de los factores que aumenta esta permeabilidad. Este cuadro también se llama síndrome del intestino permeable; en inglés, *leaky gut*. En países latinoamericanos se habla del término intestino pinchado o agujereado. Suena un poco estrambótico, pero es muy descriptivo.

Con este par de ejemplos ya empezamos a ver que la microbiota y la salud intestinal tienen mucho que ver con nuestra salud global. También, que hay factores que nunca hubiéramos imaginado que pueden impactar tanto sobre nuestra microbiota. Y, ahora, vamos a ver el sentido contrario: descubriremos algunas cosas curiosas en las que impacta la microbiota.

SUPERCENTENARIOS, ZONAS AZULES Y MENTIRAS SOBRE EL *IKIGAI*

Zonas azules

¿A quién no le gustaría vivir en una de las zonas azules del planeta? Éstos son los lugares del mundo donde los habitantes llegan a muy ancianos, y lo hacen en un estado óptimo de salud. Estas zonas

* Hablar de bacterias malas o buenas es una simplificación. En un ecosistema las bacterias por sí solas no son necesariamente buenas o malas, lo que cuenta es el equilibrio. Dicho esto, lo cierto es que hay algunas bacterias que, por lo que sabemos, nunca nos hacen perrerías y otras que preferiríamos no tener en nuestro cuerpo porque lo habitual es que nos den la lata.

tienen muchos supercentenarios, es decir, gente que ha sobrepasado los ciento diez años, o semisupercentenarios, que aún están entre los ciento cinco y los ciento nueve.

Consisten en un par de provincias de Cerdeña, la isla de Okinawa en Japón, Loma Linda en California o la península de Nicoya en Costa Rica; también Icaria, una isla griega cerca de la costa turca. Y, aunque quizás no sea una zona famosa, la provincia de Orense tiene algunas comarcas en su interior donde incluso triplican el número de centenarios de Japón. Y estos gallegos ancianos no es sólo que lleguen a muy viejos, sino que además lo hacen más sanos que gente más joven de otras zonas.

Como afirma el dicho, no se trata (sólo) de darle años a la vida, sino vida a los años. Las personas que viven en estas zonas azules tienen hábitos en común que están detrás de su longevidad.

Una característica que encontramos en todos es que no viven en ciudades grandes. Esto ya nos debería poner sobre la pista de algo que puede sernos útil si queremos llegar de forma saludable a cumplir más de cien años.

Suelen ser personas que, durante toda su vida, consumen alimentos que ellos mismos cultivan en su huerta o que consiguen de sus propios animales. Si no lo hacen, quizás hagan trueque con su vecino: yo te doy una lechuga y tú me das unos huevos.

No se pasan todo el día sentados. Respiran el aire puro de la naturaleza. No dejan nunca de trabajar. Y tienen una tribu, aunque hoy sus miembros más jóvenes se hayan marchado a la ciudad. Además, no conocen el estrés moderno que nos atenaza: no hay atascos, reuniones por Zoom a las ocho y media de la mañana, ni redes sociales virtuales donde demostrar que sus calabazas son más grandes que las del vecino. Disfrutan de una siesta, un paseo por el bosque o la ceremonia del té, en lugar de Netflix.

En Japón, además, se habla del concepto de *ikigai*. Se podría traducir como vivir la vida día a día con sentido y se parece un poco al concepto de propósito vital, aunque no es exactamente lo mismo.

A menudo, cuando paso consulta, le pregunto a mi paciente cuál es su propósito vital. Una consulta mía puede durar de hora y media a dos horas. Durante ese tiempo le pregunto al paciente cosas que probablemente ningún médico le había preguntado antes: desde cómo nació hasta en qué trabaja o si tiene animales domésticos. También, qué tal tiene la libido o si le sangra la boca al lavarse los dientes. La pregunta del propósito vital a menudo es la más difícil. Hay personas que empiezan a moverse con inquietud, a retorcerse en la silla. Otras reaccionan como si no hubieran entendido la pregunta y la tengo que repetir un par de veces, incluso explicarla. Casi nadie da una respuesta directa. Una parte del tratamiento para recobrar la salud puede ser reflexionar sobre el valor de la vida diaria (el *ikigai*) y también el propósito vital. Piénsalo: ¿cuál es el tuyo?

¡Este diagrama no es *ikigai*!

En Japón, el *ikigai* es la razón que tiene uno para levantarse por la mañana y para disfrutar de la vida, pero quizás te hayan hecho creer que es otra cosa. Y es que en el mundo occidental se ha puesto de moda este diagrama, donde al asterisco lo llaman *ikigai*:

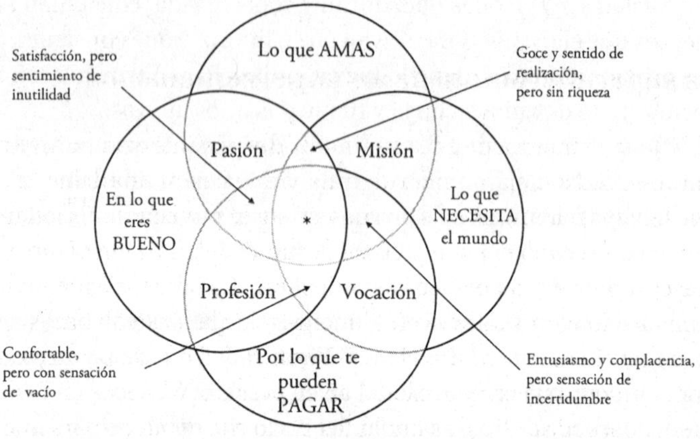

Figura 1. Diagrama Zuzunaga del Propósito. ¡Esto no es *ikigai*!

Si esto se lo enseñaras a un japonés, te pondría cara de haba. Esta imagen se repite en blogs, libros y artículos miles de veces, pero no tiene que ver con el auténtico *ikigai*. Esta imagen la creó un español, Andrés Zuzunaga, que para elaborarlo se inspiró en su trabajo con cartas natales astrológicas. Luego, Borja Vilaseca lo incorporó a su libro en 2012 (*Qué harías si no tuvieras miedo*). Así que, este diagrama en realidad no se llama *El diagrama del ikigai* sino *El diagrama de Venn Zuzunaga del Propósito*. Luego, un emprendedor y bloguero llamado Marc Winn metió la palabra *ikigai* en el centro del diagrama; pero, en realidad, él no sabía nada de Japón ni del *ikigai*. Eso no le ha impedido, según afirma: «ayudar a miles de personas a encontrar su *ikigai*», refiriéndose a emprendedores.*

¡El *ikigai* japonés no tiene mucho que ver con ganar dinero! La raíz *iki* viene del verbo *ikiru*, que significa vivir la vida día a día. *Gai* viene de *kai*, concha en japonés. *Gai* se refiere al valor de hacer las cosas. Por ejemplo, *hatarikigai* es «el valor de trabajar». *Ikigai* es «el valor que uno encuentra en vivir día a día». En Japón es un término muy normal, sin el misticismo que nosotros le damos.

Esto no quiere decir que el diagrama no sea útil, sobre todo para encontrar a qué dedicarnos profesionalmente en la vida. Tanto el *ikigai* como el propósito vital, encontrar tu vocación y ganar dinero honesto con ello son importantes para tu salud y la de tu microbiota.

La supermicrobiota de los supercentenarios

El *ikigai*, vivir cerca de entornos naturales y mantenerse activo no son los únicos componentes de una vida larga y saludable. Y es que, además, la ingesta de comida se suele realizar con moderación en las cantidades. En japonés se habla del *hara hachi bu*, o lo que es lo mismo, no comer hasta llenarse. La alimentación de los humanos longevos se basa en alimentos de elaboración ancestral, no en productos ultraprocesados. Verdura y fruta de proximidad y de temporada. Fermentados. Carne, pescado y huevos en cantidades adecuadas. Grasas saludables. Todo ello es bueno para nuestro cuerpo, para nuestro metabolismo mamífero.

Este estilo de vida también es bueno para la microbiota. Y si

* La historia completa la puedes leer en <medium.com>; Nicholas Kemp te lo cuenta ahí, en un artículo que se llama «Ikigai is not a Venn Diagram». Incluso ha escrito un librito sobre esto. El diagrama original lo puedes ver en <cosmograma.com/proposito.php>.

cuidamos de nuestra microbiota, ella cuidará de nosotros. Además de la genética, el entorno y el estilo de vida, se considera que la microbiota intestinal es uno de los factores determinantes del envejecimiento saludable. En el envejecimiento se produce el fenómeno de *inflammaging*, es decir, una inflamación crónica de bajo grado asociada al envejecimiento; no te sorprenderá si te digo que la microbiota tiene mucho que ver con modular la inflamación.

Varios estudios comparan la microbiota intestinal en grupos de personas de distintas edades. Este tipo de investigaciones siempre implica recoger heces y analizarlas en esas maravillosas máquinas de análisis de cacas. En uno de esos estudios, se comprobó que los semisupercentenarios (las personas de entre ciento cinco y ciento nueve años) tienen una riqueza importante de ciertas bacterias asociadas con la salud: *Akkermansia*, bifidobacterias y *Christensenellaceae*. De las bifidobacterias y la *Akkermansia* hablaremos en el próximo capítulo. En cuanto a *Christensenellaceae* podría representar una firma específica de la microbiota de las personas extremadamente longevas. Se ha descubierto hace poco que esta familia de bacterias es la más influenciada por la genética del huésped, lo que sugiere un enlace interesante entre la microbiota y el componente genético de la longevidad humana.

¿Estos semisupercentenarios tienen una microbiota especial porque han llegado a ancianos? ¿O es su microbiota la que los ha hecho llegar hasta los ciento cinco años? ¿Su estilo de vida es el responsable de que tengan esa microbiota o la tendrían de todos modos, como una suerte de billete de lotería biológica? Con lo que sabemos hoy, podemos pensar que lo más probable es que las relaciones sean multifactoriales y complejas: ambiente, genética, estilo de vida, microbiota, *ikigai*, las relaciones con otras personas... todo ello se imbrica de forma magistral hasta dar un resultado determinado.

¿Llegará un día en el que podremos modular nuestra microbiota hasta el punto de que nos ayude a envejecer de forma saludable? Hoy en día, podemos tomar bifidobacterias de bote, son de los probióticos más vendidos. ¿Y la *Akkermansia*? Un mes de tratamiento con un producto específico para la diabetes, que contiene *Akkermansia* y otras cepas, cuesta 198 dólares, aunque con garantía de devolución si no funciona como debería. Así que, podríamos suplementarnos también con la *Akkermansia*. Por último, el CSIC español patentó recientemente la *Christensenella minuta*, el primer probiótico de su género, para su uso como psicobiótico: para trastornos del ámbito neurológico y psiquiátrico.

¿Y si nos hincháramos a tomar estos probióticos a lo largo de toda nuestra vida? ¿Podríamos llegar a ser semi o supercentenarios en plena forma? También se ha propuesto congelar muestras de nuestra propia microbiota en la flor de la vida y hacernos un autotrasplante fecal décadas después para recuperar la juventud perdida. Y no, no es broma, ya hay empresas que se dedican a esto.

Ojalá fuera tan fácil, ¿verdad? Sin embargo, recordemos que la microbiota es sólo uno de los componentes de la longevidad saludable; es, a la vez, causa y consecuencia de ésta. Para que esos probióticos hagan efecto debemos cuidarnos de forma integral: el contacto con la naturaleza, el propósito vital, la tribu, la alimentación, la actividad física y el control del estrés son una parte fundamental de nuestro autocuidado para que esos microorganismos se implanten de forma permanente en nuestro intestino.

LEYENDO AURAS

Tu microbiota te ayuda a ligar

Las leyes de la atracción sexual son complejas. A veces no sabemos por qué a nosotros nos atrae una persona en concreto mientras que a otros les deja indiferente.

Se ha hablado mucho de las feromonas, sustancias que aparentemente no huelen a nada pero que tienen mucho que ver con el atractivo sexual; lástima que nos empeñemos en tapar nuestro propio olor natural con jabones, desodorantes, colonias y aceites. Si Napoléon le mandó a Josefina el mensaje «¡No te laves!» tres días antes de volver a palacio, era por algo.

Las feromonas se regulan por nuestra microbiota. Pero no sólo eso: los microorganismos de nuestra piel, boca, intestino y zona genital descomponen las células muertas, las grasas y las proteínas. El sudor no huele mal por sí mismo: su olor depende de cómo son las bacterias de la piel.

Incluso se ha llegado a sugerir que tomar antibióticos puede modificar la microbiota hasta el punto de cambiar nuestra huella olorosa. También, se ha propuesto repoblar la microbiota con probióticos bien seleccionados para recuperar el atractivo perdido.

La bacteria del amor

En un estudio en ratones a los que se daba un probiótico llamado *Lactobacillus reuteri*, se comprobó que éste mejoraba su perfil hormonal e inmunológico. Estos ratones estaban más sanos y tenían unas conductas reproductivas incrementadas, además de un pelaje lustroso. No sólo eso: además, sus heridas se curaban más rápido, tenían menos tendencia a la obesidad y se mantenían saludables y jóvenes durante más tiempo. Su masa muscular era mayor y cuidaban mejor de las crías.

Todo esto tenía que ver con el aumento de la producción de oxitocina, la hormona del amor, a la que también se le asocian otras emociones como la felicidad, la confianza y el cariño. La oxitocina es un neuropéptido que promueve la receptividad sexual, la amistad, el compañerismo y la cooperación, que puede reducir el estrés social y mejorar la empatía. En general, es una sustancia que da buen rollo. También influye sobre el apetito y los niveles de energía, además de mejorar la respuesta del sistema inmunitario ante infecciones y disminuir los estados inflamatorios. *L. reuteri* está en grandes cantidades en la leche materna: tiene todo el sentido del mundo hacer que el bebé se encuentre a gustito en brazos de su madre mientras mama el mejor alimento humano que existe con un bichito que ayuda a generar amor y apego.

Podríamos hacer la prueba. Se me ocurre realizar un estudio comparativo: cogemos diez personas que salgan a ligar un sábado por la noche después de haber tomado unas cuantas cápsulas de probiótico, sin lavarse con jabón ni echarse colonia. Otros diez sujetos de estudio tendrían que ir maqueados de la forma habitual en el siglo XXI y sin probiótico. Si lo pruebas y te va bien, cuéntamelo.

Cuando una persona huele de una manera determinada, muchas veces no tiene que ver con su higiene: hay gente que se ducha dos veces al día y mantiene un olor peculiar perceptible. Cuando a tu compañero de trabajo le huelen los pies no es porque no se los lave, seguramente lo que sucede es que tiene *Bacillus subtilis* o algún *Propionibacterium* concreto en la piel. Estas bacterias son capaces de transformar las sustancias de la piel y sus células muertas en una molécula que se llama ácido isovalérico, que huele a... ¡queso! Si tienes un amigo al que le huelen mal los pies, tratando su microbiota podría deshacerse de este problema. Cuéntaselo si te atreves, te lo agradecerá (o la gente que lo rodea) hasta el fin de los tiempos. O no, la gente no suele llevar muy bien que le hablen de su olor, aunque la intención sea buena.

¿A qué huelen las enfermedades?

Había una mujer que podía diagnosticar la enfermedad de Parkinson a través del olfato: detectó un olor extraño en su marido meses antes de que tuviera los primeros síntomas. Para probar esta capacidad, unos investigadores la enfrentaron a personas sanas y a otras con párkinson: identificó correctamente a todos menos a uno, del que dijo que estaba enfermo sin que fuera cierto. Sin embargo, unos meses más tarde a ese individuo también le surgieron los síntomas del párkinson.

Hoy sabemos que la microbiota intestinal de estos pacientes tiene un desequilibrio relativamente característico. Cada bacteria tiene la capacidad de fabricar un tipo de sustancias determinadas. Muchas de ellas no huelen; otras sí se pueden detectar por la mayoría de personas. Una gran parte sólo son apreciables para animales como los perros o unas pocas personas con especial sensibilidad.

De la misma manera, todos tenemos nuestra particular marca microbiana que se compone de billones de microorganismos y de las sustancias que producen. Esto genera un verdadero aura que flota invisible a nuestro alrededor y deja una huella allá por donde pasamos. Se ha propuesto incluso utilizar esta huella como herramienta de investigación forense: si un caco roba en una casa, dejará, por muchos guantes o gorros que lleve, un rastro metabolómico y microbiano a su paso. Si se recoge esa impresión microbiómica al poco tiempo del robo, podríamos identificar al ladrón. Hoy parece ciencia ficción, pero es probable que en algunos años la microbiómica entre de lleno en las ciencias forenses.

Este efecto de aura se estudió en el metro de Nueva York. A científicos de varias universidades de la urbe se les ocurrió recoger miles de muestras en estaciones de metro de diversas partes de la ciudad y de los teclados de los cajeros automáticos. Encontraron que la huella colectiva microbiana que dejan los cientos de miles de pasajeros del suburbano cambia según la hora del día, la estación de metro y el distrito. Las bacterias de Manhattan no son las mismas que las de los habitantes del Bronx. Tiene su lógica: el ambiente no es el mismo y la alimentación tampoco, porque se condiciona por factores socioeconómicos. Podríamos decirle a alguien: «Dame tu código postal y te diré qué comes y cómo cagas».

Prácticas no convencionales y dopamina

La atracción sexual no tiene que ver sólo con oxitocina, lactobacilos y feromonas; hay bichillos mucho más inquietantes que alteran nuestra conducta sin que seamos conscientes de ello.

Quizás te suene el *Toxoplasma*, sobre todo si has estado embarazada o has tenido cerca a alguien en ese estado. Es un protozoo, un pequeño parásito de una única célula, que pueden tener los gatos y que hace que las embarazadas hayan evitado durante años el jamón y tocar a los mininos y sus excreciones.

Cuando un gato se traga este parásito, su intestino se llena de él, y éste, a través de sus heces, elimina millones de quistes que pueden infectar a otros animales o personas. Sin embargo, a temperaturas bajas o por encima de 37 °C estos quistes no son infecciosos.

Los ratones también se pueden infectar por el *Toxoplasma*. Sucede algo curioso: cuando un ratón tiene este parásito, o incluso meses después de haberlo tenido, sufre cambios en su cerebro. Estos cambios hacen que los ratones sientan incluso atracción por el olor de los gatos. En condiciones normales, un ratón procura mantenerse lejos de sus depredadores, pero un ratón con *Toxoplasma* se siente atraído por los gatos sin remedio. El pobre ratón no sabe que un bicho lo está manipulando para que se acerque al gato y éste se lo zampe —y de paso al *Toxoplasma*.

Es un ejemplo perfecto de cómo un microorganismo puede cambiar una conducta. Esto no sucede sólo en ratones, se ha visto que la infección por el *Toxoplasma*, incluso aunque no produzca otros síntomas, puede cambiar la conducta de las personas y llevarlos a cometer acciones arriesgadas o a tener más accidentes de tráfico. También, se ha visto que cambia la respuesta al olor de los gatos. En las personas con esquizofrenia hay mayor frecuencia de infección por *Toxoplasma* que en la población general. Se piensa que el mecanismo se debe al aumento de la producción de dopamina, el neurotransmisor por el que aumentan la motivación y las conductas activas y de búsqueda. Esto puede generar conductas arriesgadas, como, por ejemplo, deseos irrefrenables de practicar deportes de riesgo.

Hay datos que indican que es más probable que las personas infectadas por *Toxoplasma* lleven a cabo relaciones sexuales no convencionales y prácticas relacionadas con el sadomasoquismo, el fetichismo o la zoofilia, aunque practican sexo con menos frecuencia que los individuos no infectados. ¡A lo mejor son prácticas más agotadoras!

Se piensa que entre el 30 y el 40 por ciento de los humanos están infectados por el *Toxoplasma*. Este parásito puede hacer que las mujeres parezcan más atractivas, además de ser más amistosas y promiscuas. En cambio, parece que los hombres se vuelven más estúpidos, celosos y menos atractivos. Nicky Boulter, de la Universidad de Sídney, escribía que «el *Toxoplasma* provoca que las mujeres se comporten como gatitas sensuales y los hombres como gatos callejeros».

Ser portador del *Toxoplasma* no es el único factor que induce a realizar estas prácticas, pero es perturbador pensar que nuestra conducta sexual no depende sólo de nuestros propios deseos. O sí, a fin de cuentas, nuestra microbiota forma parte de nosotros y si tenemos contactos sexuales con más gente, nuestra microbiota también se verá enriquecida por el intercambio de microorganismos. En un único y breve beso con lengua pasan unos ochenta millones de microorganismos de boca a boca. ¿Hacemos ese trasvase de bichos porque queremos o son ellos los que han elegido al portador de los microorganismos que recibimos de ese ligue un sábado por la noche?

LOS DOCE PILARES DE LA SALUD

Ya empezamos a ver cómo todo lo que hacemos puede influir en la microbiota y cómo la microbiota influye en nuestra vida y salud de formas que sólo empezamos a entender (aún nos queda mucho por descubrir).

Quizás en este punto podamos definir qué entendemos por salud y bienestar. Ya hace muchos años que se acepta que la salud no es sólo la ausencia de enfermedad: es un completo estado de bienestar físico, mental y social. Hace unos años, aprendí otra forma de definir la salud gracias a mi profesor de Psiconeuroinmunología Clínica, el doctor Leo Pruimboom: la salud consiste en tener la flexibilidad mental, inmunológica y metabólica suficiente como para afrontar cualquier estímulo estresante ante el que nos encontremos en nuestra vida.

¿Qué es esto de la flexibilidad? Se refiere a que mi respuesta en un atasco matutino no puede ser la misma que en una discusión con mi jefe o al salir a correr por la mañana en ayunas. Mi sistema inmunitario no debe reaccionar igual frente a un virus que ante una bacteria. Mis hormonas no son las mismas por la noche que a media mañana. No puedo dar la misma respuesta en cuanto a conducta en todas las situaciones que se me presentan en la vida. O, por poder, puedo, pero quizás los resultados no sean los óptimos. Piénsalo: hay personas muy rígidas que caen en los mismos errores una y otra vez, eso es falta de flexibilidad. Cuando perdemos la salud, nuestros sistemas nervioso, endocrinológico e inmunitario también pueden volverse rígidos.

Más allá de esta flexibilidad, útil para desenvolvernos en nuestro día a día, vamos a describir en qué consiste el bienestar. ¿Cuáles son los marcadores de una salud óptima? Revisemos los pilares de la salud, los aspectos concretos que nos permiten gozar de un estado de bienestar óptimo.*

¡Ahora, que no se agobie nadie! Descubrir que hay un problema es el primer paso para solucionarlo. Quizás quieras coger papel

* De acuerdo a la nutricionista con Maestría en Salud Pública, Diana Noland, en la magnífica obra de 2020 sobre *Integrative and Functional Medical Nutrition Therapy* («Terapia nutricional médica integrativa y funcional»).

y boli, y anotar qué tal te encuentras en los siguientes aspectos de tu vida. O rellenar la tabla que te adjunto con cómo estás en cada uno de los siguientes puntos:

1. **Peso saludable** y un porcentaje de grasa menor del 18 por ciento en varones y del 25 por ciento en mujeres, sin que se aprecie presencia de la llamada grasa central. La imagen estética que nos han vendido como peso adecuado, sobre todo a las mujeres, no se correlaciona del todo con el peso saludable, aunque en condiciones óptimas estética y salud van de la mano.

Hoy en día, mucha gente tiene problemas para mantenerse en su peso: siguen dietas y programas de ejercicio con un resultado subóptimo, porque no tienen en cuenta que su microbiota es un factor fundamental en el manejo de la energía de los alimentos. Según la composición de la microbiota, la eficacia en la extracción de la energía de los alimentos cambia. Hay gente que dice que sólo con ver la comida engorda y otros parece que da igual lo que coman, nunca engordan. A éstos les suelen decir «¡qué suerte tienes!» o les hablan de genética y metabolismo.

No es que nuestra genética no sea importante, pero quizás sean los genes y el metabolismo de la microbiota intestinal los que produzcan estas diferencias. Hay un tipo de bacterias que son muy eficientes al darnos la energía de los alimentos que consumimos y consiguen que el 90 por ciento de las calorías sean para nuestro cuerpo. Sin embargo, otras bacterias manejan esas calorías de forma distinta y el porcentaje de calorías real que entra en nuestro cuerpo es menor.

Si queremos perder grasa, puede ser buena idea comer de una manera que reduzca la eficiencia energética de nuestra microbiota. Quizás ahora alguien me pudiera preguntar: «¿Y eso se puede hacer?». Sí, podemos manipular ya la microbiota para ayudarnos a regular el peso corporal. Bill Gates ha propuesto hacerlo en sentido contrario: si hay niños que pasan hambre en el mundo y no tenemos suficiente comida que darles, ¿por qué no les cambiamos la microbiota para que aprovechen mejor la poca comida que se llevan a la boca? ¿Cómo lo ves?

2. **Alimentación saludable.** A veces la mayor dificultad reside en distinguir qué es una alimentación saludable. De continuo se publican nuevas dietas y surgen noticias contradictorias: «El

gluten es malo» o «Si no comes gluten, te saldrán llagas y se te caerá el pene a cachos», «Los hidratos te van a matar» o «La grasa te inflama el cerebro», «Come sandía como si no hubiera mañana» o «La fructosa del mango te hincha la tripa».

Es una locura: uno de los actos fundamentales para nuestra supervivencia, que cualquier animal salvaje lleva a cabo de forma natural, se ha convertido en un quebradero de cabeza. Ya no sabemos qué comer ni cuándo. Uno de los problemas es que se ha llevado el foco durante demasiado tiempo a los macros —hidratos de carbono, grasas, proteínas y calorías— y no se tienen en cuenta conceptos como la densidad nutricional.

Tal vez, si pensáramos más en alimentar a nuestra microbiota de una forma óptima, nutriríamos nuestro cuerpo mamífero de manera más saludable. Por eso, dedico el capítulo 10 a contarte lo que nos dice la ciencia hoy, para que podamos alimentarnos de una forma prebiótica para nuestros bichos, y antiinflamatoria para nosotros.

3. Emociones sanas. Consiste en mantener relaciones sociales saludables, conocer tu propósito vital, tener una buena autoestima, ser útil para la comunidad y la familia... Pero nuestra relación con la tecnología nos lo pone cada vez más difícil. En la época pandémica que vivimos ahora se habla de la distancia social, pero debería ser física: es parecido, pero no es lo mismo. Hoy, tener contacto con otros seres humanos se ha vuelto cada vez más complicado, incluso prohibido, y genera culpas.

Los trastornos ansioso-depresivos y todo tipo de problemas psicológicos estaban *in crescendo* ya desde antes de la COVID. Ahora, todo se ha agudizado. A veces, nos puede dar la impresión de que no somos dueños de nuestras emociones; no es sólo una sensación, es real. El eje intestino-cerebro es un concepto que se ha abierto camino en la prensa generalista y los debates de sobremesa. Ya nadie discute que tenemos un segundo cerebro en nuestras tripas. Nuestra microbiota intestinal puede modificar nuestro estado de ánimo. ¿Dónde está la depresión? Puede que venga del intestino. ¿Y la personalidad? En parte, también depende de la microbiota. Hablaremos sobre el eje intestino-cerebro en el capítulo 6.

4. Movimiento sano. Un individuo funcional de nuestra especie debería tener la energía y la habilidad suficientes para ejercitarse, correr, saltar, jugar y sentarse en el suelo sin dolores ni molestias. Y si es adulto, para practicar sexo. Este apartado incluye tener flexibilidad suficiente para hacer todo eso y que nuestros sistemas cardiovascular y respiratorio nos acompañen, que no se nos acabe el fuelle a la primera.

Haz una prueba: siéntate en el suelo sin usar las manos como apoyo. Ahora, levántate de la misma manera. ¿No has podido? Fíjate en los niños, cómo saltan y corren a todas horas, cómo se ponen en cuclillas con facilidad pasmosa. Nosotros deberíamos ser capaces de lo mismo.

Aquí me podrías decir: «Con eso seguro que la microbiota no tiene nada que ver». Pues sí: hay un verdadero eje intestino-músculo. La microbiota influye sobre la salud de los músculos y las articulaciones y modula la energía que tenemos para hacer deporte o movernos en general.

No sólo eso: esta relación, como casi todo en el cuerpo, es bidireccional y el estado de nuestra microbiota se verá muy favorecido por la actividad física regular. ¡A nuestros bichos les gusta el movimiento! (Aunque no demasiado, correr un maratón todos los días tampoco es lo óptimo.) En el capítulo sobre el estilo de vida comentaremos algunas pautas interesantes para moverte de una forma *microbiota-friendly*.

5. Piel sana. Sin picores ni sequedad, sin bultos ni granos, sin necesidad de ir a un centro de estética para tener un cutis presentable. Y para eso, la microbiota cutánea, también llamada dermobiota, tiene un papel central.

El problema es que nos lavamos demasiado con productos que no son amistosos para esa dermobiota. Ducharse a diario, incluso varias veces al día, es todo un lujo pero esto no quiere decir que sea sano, ni siquiera es estético. No sólo la dermobiota es importante para cuidar de la piel: la salud y la belleza de nuestro cutis empiezan dentro, en el intestino. Es difícil solucionar el acné, la dermatitis atópica o la psoriasis sin un abordaje integral de la microbiota intestinal y la cutánea. ¡Hasta hay probióticos que pueden prevenir las arrugas! Veremos cómo cuidar la piel en el capítulo 8.

6. Metabolismo sano. Esto incluye tener unos niveles estables de glucosa e insulina y poder ayunar veinticuatro o cuarenta y ocho horas sin dificultad. Sí, he dicho ayunar veinticuatro horas sin dificultad. Es incluso muy saludable.

No necesitamos comer a todas horas para mantener los niveles de glucosa y energía: nuestro hígado sabe hacerlo, si le dejamos. Y como no podía ser de otra manera, también hay un eje intestino-hígado y otro intestino-páncreas. Si hay diabetes o resistencia a la insulina, sabemos que la microbiota intestinal está alterada. En Estados Unidos, ya se ha comercializado un producto terapéutico vivo para tratar la diabetes tipo 2, ése de los 198 dólares con la *Akkermansia*.

7. Sistema inmunitario sano. Sin alergias, sin infecciones continuas, sin catarros mal curados que se arrastran durante semanas o meses y, por supuesto, sin enfermedades autoinmunes ni cancerosas. La disbiosis* oral, intestinal y respiratoria está presente en todas estas patologías.

Las mucosas son la primera línea de defensa contra las infecciosas. En todas las mucosas hay una microbiota. Si predominan las bacterias malas, ¿cómo van las buenas a luchar contra los virus y las bacterias que nos vienen a fastidiar? También en las enfermedades autoinmunes, no sólo las digestivas, se sabe que hay alteración de la microbiota. De nuevo, la base de su tratamiento debe ser, sí o sí, el cuidado de la alimentación y todo lo demás que tiene ver con el cuidado de la microbiota.

8. Sistema músculo-esquelético sano. La fuerza de agarre de la mano es una de las principales medidas de este componente. Poder hacer una dominada es una habilidad básica para el ser humano. Saltar, correr y trepar sin dolores ni lesiones es salud: el músculo es salud. El sedentarismo es la enfermedad carencial número uno del siglo XXI. Uno de sus síntomas es la amnesia glútea. La silla nos enferma. Y podríamos decir que enferma a nuestra microbiota, como hemos visto antes.

Verás que este punto se parece mucho al 4. Digamos que aquí hablamos de estructura y en el 4 de función. Ambas cosas van juntas y necesitan la una de la otra.

9. Fertilidad. Equilibrio hormonal, capacidad de reproducción, no tener disfunción eréctil, que las menstruaciones no duelan

* La disbiosis es el desequilibrio de la microbiota, como veremos más adelante.

(no, no es normal que duelan y si te han dicho que sí, te han engañado), una menopausia sin síntomas y una libido activa. Por supuesto, todo esto sin presencia de enfermedades de transmisión sexual.

La «flora vaginal» fue la microbiota que se descubrió en primer lugar como algo beneficioso para la salud femenina, pero la microbiota genitourinaria va mucho más allá de la vagina: en la orina también hay microorganismos y se relaciona con cuadros como las piedras de los riñones y el cáncer de próstata. ¡Hasta el semen tiene su propia microbiota! (Ahora es cuando a alguno le entrará el agobio de ver que estamos llenos de bichos por todas partes). Además, la interacción entre la microbiota femenina y masculina tiene mucho que ver con la fertilidad.

10. Sistema gastrointestinal. Con un par o tres deposiciones diarias, que no floten ni duelan, y unas digestiones que transcurran sin molestias. No es normal que la tripa se hinche de forma exagerada siempre después de las comidas y las flatulencias constantes malolientes tampoco lo son. Si te pasa esto, puede que tengas el famoso SIBO o sobrecrecimiento bacteriano en intestino delgado. O, sin llegar a eso, un desequilibrio de la microbiota. Lo mejor: que tiene solución. Lo primero es buscar las causas.

Hablaremos de forma extensa sobre el aparato digestivo en el capítulo 5. Puesto que la boca también forma parte de él y su microbiota tiene vida propia, el capítulo 7 te enseñará cómo cuidar de ella.

11. Estilo de vida de baja exposición a toxinas, como la contaminación atmosférica. El ser humano evolucionó con un contacto diario e intenso con la naturaleza, con espacios verdes y azules. ¿Dónde tienes la zona verde natural más cercana? ¿Y una zona de agua natural?

Una gran parte de los microorganismos con los que hemos estado en contacto a lo largo de nuestra historia evolutiva provenía de estos ambientes: bacterias del suelo, bacteriófagos (en el siguiente capítulo te cuento lo que son, es apasionante: ¡virus que infectan a nuestras bacterias!), hongos... No todas entraban a formar parte de nuestra propia flora para siempre, pero ayudaban a mantenerla equilibrada. Hoy, no comemos nada que no esté higienizado y cada vez tenemos menos contacto con la naturaleza en estado puro. Esto implica un peaje y está detrás de muchas enfermedades crónicas no transmisibles como las alergias, el asma o las enfermedades autoinmunes.

12. La longevidad como consecuencia natural de todo lo previo: vivir más de ciento diez años con buena calidad de vida. Llegar a supercentenario es posible. Es más, los supercentenarios tienen una microbiota característica, sin la cual probablemente no hubieran llegado a sobrepasar el siglo de vida, como te contaba antes.

En este punto es probable que aún no puedas apuntar nada. Esperemos que lo puedas hacer al cumplir los ciento diez.

¿Parece imposible que la microbiota tenga que ver con todas estas áreas? ¿Crees inviable alcanzar la salud en todos estos puntos? *Impossible is nothing*. Podemos aprender a cuidarnos, a nosotros mismos con nuestra microbiota, para alcanzar el bienestar pleno en todas estas áreas. ¿Quieres saber cómo?

Tabla 1. Los doce pilares de la salud.

PILAR DE LA SALUD	CÓMO ESTOY YO
1. Configuración corporal a) Peso b) Porcentaje de grasa	
2. Alimentación	
3. Emociones	
4. Movimiento a) Energía b) Habilidad y flexibilidad c) Capacidad respiratoria d) Capacidad cardiovascular	
5. Piel	
6. Metabolismo a) Niveles de glucemia b) Capacidad de ayuno	
7. Sistema inmunitario a) Alergias b) Infecciones c) Autoinmunidad d) Tumores	
8. Músculos y articulaciones	
9. Fertilidad y hormonas	
10. Sistema gastrointestinal a) Boca b) Digestiones	
11. Ambiente a) Baja exposición a toxinas b) Contacto con la naturaleza	
12. Longevidad	

2

Los hemos matado y eran nuestros amigos

ÉRASE UNA VEZ... LA VIDA

De qué hablamos cuando decimos la palabra microbiota

Lo sé. Esta parte te puede parecer *a priori* algo ardua. ¿Hablar de bichos? ¿Bacterias, virus, parásitos, hongos? ¿Microbiología a saco? Sí, vamos a descubrir lo apasionante que es nuestra vida interior... y la exterior: recuerda que en nuestra piel viven billones de microorganismos y estamos rodeados por una nube de ellos.

Había una serie de televisión de dibujos animados muy famosa en los ochenta, *Érase una vez... la vida*. Los virus se representaban como una especie de lombrices con la cara afilada, cara de malos y pelo rojo. Las bacterias malas de la boca eran unos fortachones azulados que con pico y pala generaban caries en los dientes. Las bacterias buenas eran como morcillitas con pelos y cara de buena gente.

La microbiología es mucho más complicada que esa simplificación, pero nos ayuda a sentar las bases del conocimiento de los microorganismos que componen nuestra microbiota. ¿Me permitirás que de vez en cuando los llame «bichos» o «bichillos»? Vale, sé que no suena nada científico, pero es agotador y cacofónico repetir «microorganismos» o «microbios» una y otra vez.

Micro viene del griego *micrós* que significa «pequeño». *Bíos* hace referencia a la vida. Así, un microbio es un ser vivo pequeño: un organismo unicelular que sólo se ve con microscopio. Microorganismo es sinónimo de microbio. En biología, una biota es el conjunto de la fauna y la flora de una región. Por ejemplo, en mis bosques y lagos natales de Finlandia los árboles, las demás plantas, los pájaros, los insectos y el resto de los animales constituyen la biota de esa zona.

De la misma manera, microbiota se refiere a la microflora y microfauna de una región concreta de nuestro cuerpo: es toda la vida microscópica del organismo. Aún hoy, muchas veces a la microbiota se la llama «flora», un término criticado por muchos puristas de la ciencia. Flora en Roma era la diosa de las flores, los jardines y la primavera; *flos* o *floris* en latín es lo mismo que en castellano. De ahí, se amplió la palabra «flora» para referirse a todo el conjunto de plantas de un ecosistema. Es verdad que científicamente no es riguroso hablar de flora para referirnos a la microbiota. ¡Nuestros microorganismos no son plantas! Sin embargo, el diccionario de la RAE aún acepta el término «flora» para hablar de microbiota. Mientras quede claro que nuestros microorganismos no son del reino vegetal, no debería ser un problema hablar de flora de vez en cuando para referirnos a la microbiota. Es agotador ser purista las veinticuatro horas del día, los siete días de la semana.

Los términos «metagenoma» y «microbioma» también se suelen utilizar mucho en las publicaciones científicas. En la tabla, tienes las definiciones, aunque, según la fuente que se consulte, pueden variar un poco.

Microbiota	Todos los microorganismos que viven en un ambiente determinado; por ejemplo, microbiota intestinal.
Metagenoma humano	Genes y genomas humanos y los de la microbiota.
Microbioma	Hace referencia a todo el genoma de la microbiota; otras veces se usa para incluir la microbiota, sus genomas y los productos que forman la microbiota y el medio ambiente analizado.
Holobionte	Entidad biológica que consiste de un hospedador y todos sus simbiontes internos y externos, sus repertorios génicos y sus funciones.

En este libro utilizaré de forma preferente el término microbiota, aunque podríamos hablar de microbioma para abarcar también los metabolitos y los genes de los microorganismos en un sentido más amplio.

Entonces, ya sea que los llamemos bichos o microbios, flora o microbiota, ¿cuáles son los microorganismos que constituyen nuestra microbiota? ¿Tienen que estar todos? ¿Qué hacen? ¿Cuántos son? ¿Por qué son tan importantes?

Clase de taxonomía: la clasificación de la vida

Esta parte no es necesaria para entender el resto del libro, así que puedes hacer una lectura en diagonal, o saltártela y volver aquí más adelante. Es una miniclase de biología y taxonomía; te servirá para jugar al Trivial y saber si hay que fijarse primero en la cara o el culo.

Todos tenemos bastante claro el concepto de vida. En biología, se refiere a aquellas entidades que tienen vida: animales, plantas, microorganismos y hongos. Los seres vivos, además de nacer, crecer, reproducirse y morir, tienen la capacidad de organizarse, realizar actividades metabólicas y de relacionarse con su entorno. Una entidad biológica que haga todo eso es un ser vivo.

La variedad de seres vivos que hay en la Tierra es extensa. Por eso, se han realizado esfuerzos importantes en los últimos siglos para clasificarlos. En 1735, el sueco Carlos Linneo fue el pionero de la taxonomía, que es como se llama a la disciplina que se dedica a esta tarea. Hablaba de «imperio» para denominar a toda la naturaleza. Este *Imperium Naturae* lo dividió en animales, vegetales y minerales. También estableció la forma en la que se llama a los seres vivos en la actualidad: por género y especie. Por ejemplo, el ser humano es un *Homo sapiens*. El lobo es un *Canis lupus*, al igual que el perro, sólo que el perro se considera una subespecie del lobo: *Canis lupus familiaris* (viene a ser como lobo doméstico). El gato montés o *Felis silvestris* es el ancestro del gato doméstico o *Felis silvestris catus* (lo de llamar familiar a un gato era demasiado, ellos son muy suyos).

En cuanto a plantas; las coles de Bruselas, el brócoli, la coliflor, el repollo, el colinabo y el kale son la misma especie, *Brassica oleracea*, lo que cambia es la variedad: *gemmifera*, *italica*, *botrytis*, *capitata*, *gongyloides* y *alboglabra*. Son de la misma especie la col silvestre, la berza, la lombarda...

Por cierto, que todos estos latinajos van en cursiva por una convención: el género y la especie siempre se debe escribir así.

Más allá de género y especie, la clasificación se complica. Por ejemplo, el ser humano pertenece a la tribu *Hominini*, como los chimpancés, y a la familia *Hominidae*, como los gorilas, cuya tribu es *Gorillini*. Los humanos y nuestros primos somos todos primates. En realidad, entre medias hay subclases, pero no vamos a liarlo tanto.

Los primates pertenecemos a la clase de los mamíferos, al igual que otros muchos animales con los que compartimos múltiples características. Todos los mamíferos, a su vez, somos del subfilo de los vertebrados y del filo de los cordados. Lo de cordado es un concepto un poco complejo, pero digamos que la característica común entre un humano y una jeringa de mar es que tenemos una cuerda dorsal en nuestro cuerpo; además de tubo neural, hendiduras branquiales y cola.

Vale, ya no tenemos branquias, pero sí se pueden observar en nuestro desarrollo embrionario. Luego, dan lugar a estructuras, sobre todo neuromusculares, de la zona del cuello. Si estos arcos branquiales no se desarrollan de forma correcta en el útero, pueden surgir trastornos como el labio leporino o los quistes branquiales.

Para acabar, los humanos y el resto de cordados pertenecemos a un superfilo que son los deuteróstomos, en los que primero se forma el ano y luego la boca. Cuando te pregunten qué se mira primero, si el culo o la cara, ya sabes: ¡el culo! Los deuteróstomos somos del reino animal. Y ya por fin, llegamos al dominio. Somos del dominio eucariota.

¡Menudo rollo te he metido! Lo sé, lo siento. Pero verás que es importante y curioso. El dominio eucariota hace referencia a todos los seres vivos que tenemos células con un núcleo de verdad. ¿Y qué hay dentro del núcleo? Exacto, el ADN, los cromosomas. Nuestro material genético, lo que determina cómo somos. Los ojos azules, el pelo rubio, y tener una fibra muscular más lenta o rápida viene programado en el ADN. Otra cosa es que luego la epigenética haga que el ADN se exprese de una manera u otra. Las plantas y los hongos también son eucariotas, además de los protozoos y todo tipo de parásitos.

Los otros dos dominios son las arqueas y las bacterias, y ambos forman parte de los procariotas. Los procariotas tienen el ADN libre en el citoplasma de la célula: no tienen núcleo. Esto es lo que más nos distingue de las bacterias a nivel celular: ellas no tienen núcleo (ni mitocondrias), nosotros sí.

En los microorganismos se aplican también las subdivisiones en especie, género, familia y demás; aunque en su caso se recurre a las características metabólicas o bioquímicas, que no son necesarias para clasificar a los animales o las plantas. Por ejemplo, pensemos en la ya famosa *Akkermansia* que nos va a acompañar a lo largo de todo el libro. Conozcámosla más a fondo.

La *Akkermansia* es una bacteria que se descubrió en 2004. En microbiología es frecuente que las bacterias se nombren por algún científico famoso; en este caso, el microbiólogo holandés Anton Akkermans. Éste falleció en 2006, así que no llegó a ver cómo la *Akkermansia* es toda una celebridad hoy en día.

Akkermansia muciniphila pertenece al género *Akkermansia*, que sólo tiene otra especie que sepamos: *A. glycaniphila*. Quizás haya más, pero no las conocemos todavía. *A. glycaniphila* se encontró en las cacas de un pitón reticulado en 2016. Sí, hay gente que se dedica a estudiar heces de serpientes y otros animales, y gracias a eso aprendemos cosas tan interesantes.

Nuestra *Akkermansia* se llama *muciniphila* porque ama el moco. Usa la mucina, la principal proteína del moco del intestino, como fuente de carbono y nitrógeno, como comida.

La *Akkermansia*, a su vez, pertenece al *phylum* Verrucomicrobia. Hay otras bacterias que pertenecen a este *phylum* pero, que se sepa, no suelen formar parte de la microbiota intestinal humana. Digo que se sepa, porque hay miles de especies de bacterias en nuestra microbiota que aún no sabemos qué son.

Como hay muchísima variedad bacteriana en la microbiota humana, hay que clasificarla de alguna manera. Por eso, es importante conocer estas nociones básicas de taxonomía.

En la figura 2 verás la taxonomía simplificada del humano y la completa de una bacteria superfamosa: *E. coli*.

Figura 2. Taxonomía del *Homo sapiens* y la *E. coli.*

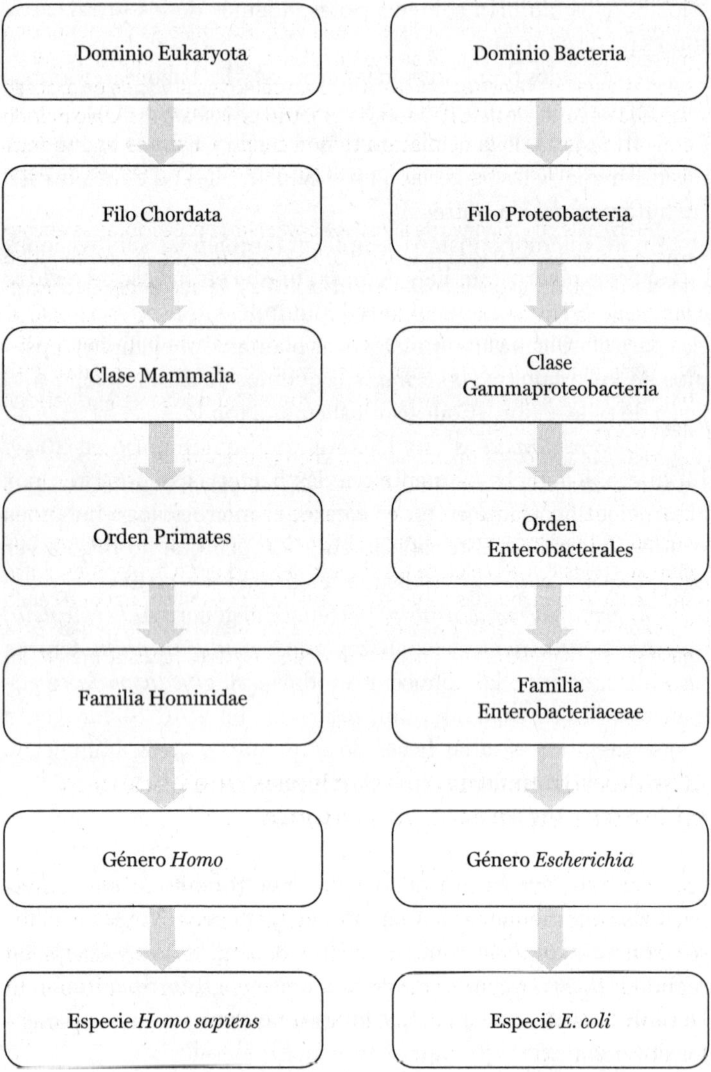

Una curiosidad

Llega el momento de descubrir algo que va mucho más allá de tener una microbiota, de estar lleno de bichos en la boca, la piel y el intestino. Verás, se considera que nuestras células surgieron como resultado de un proceso llamado endosimbiosis. Esta teoría la propuso Lynn Margulis, cuyo marido era Carl Sagan. Quizás él te suene más que ella, aunque se podría decir que ella fue mucho más revolucionaria en la ciencia. Es cuestión de perspectiva.

Hace miles de millones de años, dos organismos procariotas se encontraron y se molaron tanto que decidieron juntarse. Así que uno se metió dentro del otro, y estuvieron tan a gustito que así se quedaron. En concreto, se piensa que una protobacteria que utilizaba oxígeno para conseguir energía se metió dentro de otra y se convirtió en una mitocondria. ¡Sí! Nuestras mitocondrias, las fábricas de energía celular, en realidad eran bacterias hace millones de años. Por eso, las mitocondrias tienen material genético: en origen, eran bacterias con su propio ADN.

Así que no somos microbianos sólo en la parte de la microbiota; somos microbianos por completo, (casi) cada una de nuestras células. Digo casi porque hay alguna excepción para esto: los glóbulos rojos no tienen núcleo ni tampoco mitocondrias. Tampoco tienen otros orgánulos. Los glóbulos rojos son las células más numerosas del cuerpo humano, es curioso que no tengan muchas de las características que debe tener una célula humana. Algunos científicos piensan que no son células de verdad. Esto pasa en los mamíferos: en otros vertebrados, los eritrocitos sí tienen núcleo.

¿Cuáles son los microorganismos que podemos encontrar en nuestra microbiota?

Las bacterias, claro; son las más conocidas. También arqueas, unas bacterias ultrapequeñas llamadas CPR, protozoos, hongos e incluso pequeños animales como los ácaros de la piel. Estos ácaros, en realidad, no son microorganismos y no se consideran microbiota en sentido estricto; al igual que los gusanos, que suelen ser parásitos por definición.

Y los virus, ¿forman parte de la microbiota normal? Hasta ahora, siempre se ha incluido a los virus como parte de la microbiota, ya sean los virus humanos o los fagos, que son virus propios de las bacterias. Sin embargo, ya hay algún científico que considera que los virus no se deberían englobar dentro de la microbiota porque no son seres vivos, aunque sí entidades biológicas. Desde el punto de vista práctico, este tipo de puntualizaciones conceptuales no son muy útiles. De momento, mientras no se alce una mayoría de voces disonantes en este campo, hablaremos del viroma como una parte de la microbiota.

Vamos a conocer un poco más a fondo a los bichos que llevamos dentro y encima.

BACTERIAS, ARQUEAS Y CPR

Bacterias y humanos: una historia truculenta

Las bacterias son seres vivos unicelulares. Es decir, cada individuo bacteriano es una célula única. Ya hemos comentado que no tienen núcleo y su material genético está hecho un gurruño que se llama nucleoide. Por lo demás, una bacteria no tiene mucho más, aparte de algo que la rodea y la separa del entorno, que puede ser una pared o una cápsula.

Algunas bacterias tienen una especie de pelitos —muchos o pocos, largos o cortos— para moverse o relacionarse con otras células. Dentro hay, además del ADN principal, otras moléculas más pequeñas de ADN, vacuolas que contienen sustancias de reserva y las fábricas de proteínas (ribosomas). Poca cosa más. Todo empaquetado en un tamaño invisible a simple vista: entre los 0,5 micrómetros de diámetro hasta los 8 micrómetros de longitud en algunos bacilos.*

En gran parte gracias a su sencillez, las bacterias son los seres vivos más exitosos de la Tierra desde hace 3.500 millones de años. Hay bacterias por todas partes: en el teclado de mi ordenador mientras escribo estas palabras, en la piel de mis dedos, en mi nariz mientras respiro y, por supuesto, en la silla donde estoy sentada. Miro por la ventana y veo un naranjo de kumquats, casa de millones de bacterias. Los huracanes tienen unas bacterias distintas en el ojo a las de la periferia. En el fondo de la Fosa de las Marianas, el lugar más profundo de la superficie terrestre, hay un

* Un micrómetro es la milésima parte de un milímetro.

número de bacterias similar al de un pozo séptico. La superficie exterior de la Estación Espacial Internacional tiene bacterias, tanto llevadas desde la Tierra como otras que parece que han subido por corrientes de elevación desde la Tierra. Las encontramos bajo el hielo de la Antártida y en las nieves (ya no me atrevería a decir que perpetuas) del Himalaya.

Volvamos al ser humano. Tenemos bacterias en todas las superficies en contacto con el exterior: piel, tracto respiratorio y digestivo y, por supuesto, el área urogenital. Además, se han encontrado bacterias en el cerebro de personas sanas, en el semen y en la sangre. No están produciendo ninguna infección como tal, aunque esto no quiere decir que en conjunto no influyan en las enfermedades que puede padecer su portador. Esta situación en la que encontramos bacterias en lugares donde teóricamente no debería haberlas, al menos según nuestros conocimientos previos, se llama atopobiosis.

En la Edad Media, la medicina árabe estaba mucho más avanzada que la occidental. Avicena, el famoso médico y filósofo musulmán de Persia, pensaba que las secreciones del cuerpo podían tener cuerpos extraños infecciosos. En aquella época no había capacidad técnica para descubrir microorganismos. En el siglo XIV se pensaba que las infecciones se debían a algún tipo de partícula contagiosa como, de hecho, sucedía, por ejemplo, en la peste negra, provocada por la bacteria *Yersinia pestis*, que tantos millones de personas mató en Europa.

El primero en ver una bacteria fue el holandés Leeuwenhoek en 1676, a través de un microscopio que había diseñado él mismo. Él las llamó animálculos.* La palabra «bacteria», con el significado de bastón pequeño, surgió en 1828. En el siglo XIX, múltiples científicos describieron diversas bacterias, hasta que Pasteur y Koch postularon la teoría microbiana de la enfermedad. Estos avances fueron grandiosos en la historia de la medicina. Sin embargo, aunque se consideraba ya que las bacterias producían muchas enfermedades —como la tuberculosis que sufre el personaje de Nicole Kidman en *Moulin Rouge*—, no sabían qué hacer contra esos bichos.

* La etimología no se refiere a animales que dan por el orto, sino a «animales pequeños».

Esto último no es del todo cierto, ya en la medicina china se utilizaban algunos antibióticos sin conocer su mecanismo de acción. Por ejemplo, se sabía que la cuajada mohosa de la soja podía curar algunas infecciones. Los egipcios y los griegos también usaban algunos mohos como medicina. Incluso hace cincuenta mil años había neandertales que consumían algunos hongos contra flemones dentarios.

Todo el mundo piensa que el primero en descubrir la penicilina fue Alexander Fleming. En realidad, el médico francés Ernest Duchesne la descubrió con un método científico riguroso y lo comunicó al Instituto Pasteur. Pero le faltaba fama y le sobraba juventud, así que no le hicieron caso y el que se llevó el Nobel por el descubrimiento azaroso de la penicilina fue Fleming. Él fue justo y le reconoció el mérito a su joven predecesor, quien recibió un reconocimiento póstumo, pues, por desgracia, tanto Duchesne como su mujer fallecieron jóvenes por tuberculosis. El hoy casi desconocido costarricense Clodomiro Picado también había descubierto el efecto del *Penicillium* sobre diversas bacterias antes que Fleming. Lo comunicó en París, aunque no patentó su descubrimiento. Sin embargo, sí lo usó para el tratamiento de pacientes antes de que Fleming hiciera sus estudios de laboratorio con el hongo.

Ya antes de la penicilina se usaba el Salvarsán, la «bala mágica» contra la sífilis. La sífilis o lúes es una enfermedad de transmisión sexual que se puede cronificar y provocar horribles deformidades y demencia en las personas que la sufren. La literatura e historia universales están llenas de personajes que sufrieron de lúes: Byron, James Joyce, Schubert, Goya, Van Gogh, Al Capone, Catalina de Rusia, Mussolini... Y quizás: Lincoln, Hitler y Napoleón. Hay quien piensa que algunos de estos personajes pudieron tomar algunas de sus decisiones afectados por la demencia sifilítica. Menuda forma extrema en la que un microorganismo pudo influir en la historia de la humanidad.

La sífilis es una enfermedad curiosa, con un nombre distinto en cada país: en España se llamó mal portugués o morbo gálico; en Holanda y Portugal, enfermedad española; en Rusia, enfermedad polaca y en Polonia, enfermedad alemana. En Japón, lo denominaron el morbo chino. Es habitual en la historia de la humanidad culpar al extranjero de las enfermedades contagiosas y, de hecho, es una de las bases de la xenofobia. Lo cierto es que los microorganismos no entienden de patrias, nacionalidades, Estados ni fronteras, como se ha visto con la crisis de la COVID-19.

Mucha gente tampoco sabe que entre el Salvarsán y la penicilina existieron las sulfamidas, que se empezaron a utilizar antes que la penicilina. Con el inicio de la fabricación de ésta durante la segunda guerra mundial, comenzaron décadas de edad gloriosa de los antibióticos: el ser humano había conseguido vencer al enemigo invisible que nos enfermaba y mataba, las bacterias. En los albores de la era de los fármacos antimicrobianos, no había mucha conciencia de que, a la vez, se inducían cambios profundos en la microbiota de las personas que los tomaban. Tampoco es que en las primeras décadas del uso de los antibióticos éstos se dieran en exceso. Si la decisión entre morir de gangrena por una herida en la pierna o tener una disbiosis es fácil en el siglo XXI, imagina hace ochenta años.

A estas bacterias sí las querrás

Las bacterias son la parte más conocida de la microbiota. A poco que leas algunas noticias, más o menos detalladas, que aparecen en la prensa generalista sobre la microbiota, sobre todo intestinal, verás que se hace referencia a las bacterias. ¿Cómo las clasificamos? ¿Tiene alguna importancia esa clasificación? Como sí la tiene, te voy a desvelar el misterio que se esconde detrás de dos palabrejas como Firmicutes y Bacteroidetes.

Firmicutes

Los Firmicutes son un filo de bacterias (el equivalente en humanos a cordados). Se llaman así porque tienen la «piel» (cutis) o pared celular «fuerte» (del latín *firmus*). Casi siempre tienen forma de bacilo, es decir, de bastón; también pueden ser cocos, como bolitas. Muchas de las bacterias que pueden vivir en condiciones extremas, como las de la Estación Espacial, son Firmicutes, porque son capaces de producir esporas. Una espora es una forma muy resistente de algunas bacterias que puede persistir hasta millones de años.

Hay muchos tipos de Firmicutes: desde los *Clostridium* del tétanos y el botulismo hasta bacterias pequeñas como los *Mycoplasma* de transmisión sexual. En este grupo de los Firmicutes, tenemos bacterias tan dispares como la *Listeria* o los lactobacilos y enterococos, con los que se fermentan los yogures y la cerveza.

Los Firmicutes forman una parte muy importante de la microbiota intestinal. De hecho, en nuestra sociedad industrializada pueden suponer hasta un 60 u 80 por ciento de todas las bacterias identificadas de la microbiota intestinal. En los obesos, los Firmicutes están aumentados más allá de este porcentaje: los Firmicutes absorben más energía de los alimentos que comemos que otras bacterias. Así que, sí: puede ser que ese trozo de tarta que te comes en tu cumpleaños te engorde más a ti que a tu amigo que cumple años el mismo día, incluso aunque su trozo sea el doble de grande.

Esto quizás te haga pensar que los Firmicutes son malos, pero no es así: muchos de nuestros Firmicutes se consideran beneficiosos para la salud humana. Por ejemplo, los lactobacilos, que podemos encontrar en la mayoría de los probióticos, son Firmicutes. Enterococos, los hay «buenos» y «malos». Lo entrecomillo porque, aunque hay bacterias que van a ser fundamentalmente «malas» —con capacidad de producir enfermedad sin aportar nada bueno al que las lleva encima—, en general, en la microbiota la cosa va más de equilibrio. Dentro de los enterococos, por ejemplo, hay algunos que producen enfermedades, otros que nos permiten fabricar salchichas y queso, e incluso algunos que sirven para luchar contra los enterococos malos.

Uno de los Firmicutes es de las bacterias más famosas dentro del mundo de la microbiota. Se trata de *Faecalibacterium prausnitzii*: es una de las bacterias más abundantes en nuestro intestino y suele formar parte del *top* tres de las especies bacterianas de las personas sanas. Se piensa que tenemos como diez mil millones de este bichillo por cada mililitro de contenido intestinal, aunque esta cantidad está disminuida en personas que tienen enfermedades como la de Crohn, en la que se produce una inflamación grave del intestino. Se sabe que en otras muchas patologías puede aparecer por exceso o por defecto. Junto a la *Akkermansia* y algunos otros congéneres, forma parte de la llamada microbiota muconutritiva, constituida por aquellas bacterias que permiten mantener el moco intestinal en un estado saludable. Además, produce butirato a cascoporro, y más adelante veremos por qué esto es importante. Aún no existe en formato probiótico y habrá que ver si se comercializa, porque su exceso no parece que sea tampoco conveniente.

Bacteroidetes

La otra gran familia de bacterias que encontramos en el intestino son los Bacteroidetes. En general, suponen de un 10 a un 40 por ciento de las bacterias que se encuentran en un análisis de heces de las personas que vivimos en países industrializados. Éstas tienen un ADN bastante grande que les permite procesar todo tipo de hidratos de carbono y fibras. Dentro de este grupo, encontramos los *Bacteroides* y las *Prevotella*. Hace ya años, se vio que la gente que tenía muchos *Bacteroides* tenía poca *Prevotella* y viceversa. Incluso se llegó a clasificar a la población en tres enterotipos en función de esto, aunque esta teoría no se acepta del todo, pues parece que no se puede categorizar la microbiota intestinal sólo en base a un par de géneros.

En cualquier caso, en nuestra sociedad solemos tener menos Bacteroidetes en nuestro intestino que, por ejemplo, los cazadores-recolectores de las sociedades ancestrales como los hadzas o los masáis. Ellos llegan a tener incluso más Bacteroidetes que Firmicutes. En un estudio en Italia, examinaron las heces de un grupo de personas antes y después de una dieta evolutiva, eso que algunos llaman dieta paleo, y comprobaron que la relación entre Firmicutes y Bacteroidetes mejoró, pero no se llegó a asemejar a la de los cazadores-recolectores. Sin embargo, no todo está perdido, aún podemos mejorar nuestra ratio Firmicutes/Bacteroidetes.

El investigador Tim Spektor, del proyecto «Map my gut» y autor del libro *El mito de las dietas: lo que dice la ciencia sobre lo que comemos*, pasó tres días en Tanzania con una tribu de cazadores-recolectores: los hadzas. Se considera que son una de las reservas de microbiota de la especie humana: en nuestra sociedad industrial nos queda muy poca diversidad microbiómica. Tim convivió tres días con los hadzas, aunque durmió en una tienda cómoda en vez de cerca de la hoguera o en un chamizo de paja. Antes de la convivencia recogió una muestra de heces para analizar su microbiota.

Los hadzas siguen comiendo los mismos animales y plantas que los humanos han cazado y recolectado desde hace millones de años. El primer día, el desayuno de Tim fueron un montón de vainas de baobab: mogollón de vitaminas, grasas y mucha fibra. Le prepararon una especie de gachas, de las que tomó dos tazas. Después, recogieron algunas bayas cerca del poblado, como las bayas de Kongorobi. Si las vendieran aquí costarían decenas de euros el kilo y serían el superalimento de moda en todas las cuentas de Instagram de cualquier *influencer* de la salud que se precie. Para comer, recogieron unos tubérculos parecidos al apio que asaron al fuego. Más tarde, salieron a cazar un puercoespín, un animal de consumo habitual en muchos países africanos. Se comieron las vísceras al poco de haber cazado dos de estos animales, de unos veinte kilogramos cada uno, y llevaron el resto al campamento.

En los dos días siguientes, el menú fue parecido, con el añadido de una especie de conejillo de indias. De postre, panales de miel con las larvas incorporadas, es decir, grasas y proteínas con el azúcar. Como diría Torrente: «Más sustancia».

A lo largo del año, los hadzas comen hasta seiscientas especies de animales y plantas, y nunca les falta la comida. ¿Recuerdas haber comido tanta variedad de alimentos diferentes a lo largo de tu vida?

En sólo tres días aumentó de forma significativa la diversidad de los microorganismos de Tim, aunque tras algún tiempo su microbiota volvió al estado previo. La conclusión de este investigador es que deberíamos tener una dieta y un estilo de vida más salvajes y vivir más conectados con la naturaleza.

Desde luego, si queremos mantener un peso saludable a lo largo de nuestra vida, será muy conveniente saber cómo mantener el equilibrio entre Firmicutes y Bacteroidetes. Yo te lo cuento en los capítulos del final del libro.

Actinobacterias

Las Actinobacteria son otro filo de bacterias. Son fundamentales para tener unos suelos sanos donde puedan crecer las plantas y las setas. De hecho, suponen casi dos tercios de todas las bacterias del suelo. Otras muchas viven en diversos seres vivos.

Un ejemplo de actinobacterias malas es la bacteria que produce la tuberculosis y todas sus primas, como, por ejemplo, la que produce la lepra.

Por suerte, las actinobacterias más abundantes no son malas: son los *Streptomyces*, que producen antibióticos de origen natural como la estreptomicina. Es raro que éstos produzcan enfermedades. Algunas bacterias de este género se han identificado en el líquido amniótico de los humanos, por ejemplo. Los usamos para fabricar no sólo antibióticos, sino también algunos fármacos importantes para las personas que tienen un trasplante de órgano, como el tacrolimus.

Las actinobacterias más famosas son las bifidobacterias. Las bifidobacterias fermentan los azúcares y son bacterias usadas como probióticos tradicionales. Hasta la fecha se han descrito alrededor de cincuenta especies de bifidobacterias. ¡Esto no significa que no puedan aparecer más! Los niños pequeños tienen muchas bifidobacterias en su intestino pero, conforme cumplimos años, las perdemos de forma paulatina. Así, la disminución de las bifidobacterias se considera incluso un marcador de envejecimiento no saludable y, como vimos, los semisupercentenarios tienen muchas bifidobacterias. Las bifidobacterias hacen muchísimas funciones interesantes en el organismo, pero para los occidentales es difícil tener demasiadas bifidobacterias: son relativamente sensibles a las condiciones ambientales y es muy fácil perderlas, por ejemplo, por recibir un ciclo de antibióticos.

Al menos, esto es así en nuestra sociedad. En las sociedades con estilos de vida ancestrales, como los hadzas, no hay muchas bifidobacterias en los intestinos. Sin embargo, están sanos y no tienen, en general, enfermedades crónicas no transmisibles. Por lo tanto, podríamos decir que tener bifidobacterias está bien, pero no tenerlas no siempre es un problema.

Por ello, es importante conocer el tipo de alimentación y ambiente en el que vive una persona para sacar conclusiones del estado de su microbiota. En nuestro medio, las bifidobacterias iniciales proceden de la leche materna, pero después suelen adquirirse por comer sobre todo productos lácteos, aunque también parece que hay una relación con la ingesta de ciertas fibras de cereales. ¿Quiere decir que debemos comer trigo y lácteos para estar saludables? No necesariamente: los hadzas no lo hacen y gozan de excelente salud, pero ellos tienen una microbiota intestinal muy variada y rica, con una gran cantidad de diferentes especies bacterianas de las que nosotros carecemos. La microbiota se amolda a la alimentación y al ambiente. Por suerte, podemos tomar las bifidobacterias en formato probiótico si no tenemos suficientes.

Proteobacterias

Muchas de las bacterias que se suelen considerar malas pertenecen a este *phylum*. Son bacterias como *Escherichia coli*, las salmonelas o la *Shigella*. Como característica especial, tienen una molécula en su zona externa que se llama LPS (lipopolisacárido). Cuando el LPS entra en la circulación, nuestro sistema inmune lo reconoce como algo extraño que atacar. Nuestras defensas saben que a menudo esa LPS procede de bacterias que pueden fabricar toxinas.

En condiciones normales, este grupo de bacterias supone sólo un pequeño porcentaje de la microbiota intestinal. La disbiosis o desequilibrio de la microbiota consiste casi siempre en un aumento de estas bacterias, entre otros hallazgos.

La *Escherichia coli* es el ser vivo más conocido y estudiado del mundo. No todas las *E. coli* son malas, tenemos nuestras propias *E. coli* que cumplen una función determinada en el intestino. Pero ¡ay, como comamos una hamburguesa con una *E. coli* productora de ciertas toxinas! Puede dar lugar a cuadros muy graves, como en 2011. ¿Te acuerdas?

Entonces, hubo un brote de una enfermedad muy grave llamada síndrome urémico hemolítico. Este brote se debió a un serotipo específico de *E. coli*, el O104:H4, que produce una diarrea enterohemorrágica. Suena mal, y con razón. En Alemania murieron al menos cincuenta y tres personas, y hubo centenares de infectados. En ese momento, se les echó la culpa a unos pepinos de Almería y el pepino español al completo se llevó una mala fama inmerecida. De hecho, se llamó a los sucesos «la crisis del pepino», y así lo recuerda la mayoría de la gente. Sin embargo, parece que al final la causa de todo fue una plantación de soja alemana, o bien unos brotes de fenogreco de Egipto. En cualquier caso, en España hubo unas pérdidas multimillonarias en el sector agrícola pero sólo se indemnizó fuera de los tribunales a un par de empresas por una cantidad irrisoria. Como vemos de nuevo, es más fácil acusar a otros de la presencia de bichos malignos, al igual que con la sífilis.

No quiere decir que todas las proteobacterias sean malísimas: depende del equilibrio con el organismo humano o las otras bacterias. Por ejemplo, *Helicobacter pylori* es una bacteria muy famosa porque se asocia con úlceras de estómago e incluso cáncer gástrico. Sin embargo, hoy ya sabemos que esta bacteria forma parte de nuestra microbiota por lo menos desde hace cincuenta mil años, y que no es tanto ella la que produce los problemas como el ambiente en el que vive en el estómago. Si el ambiente gástrico no es el fisiológico, el *Helicobacter* se cabrea y nos da problemas.

Hoy en día, siempre que se encuentra esta bacteria se tiende a tratar con antibióticos y los mal llamados protectores gástricos, echándole la culpa de muchos de los problemas digestivos que tiene una persona. A menudo, después de un tratamiento de este tipo, la persona no sólo no se encuentra mejor, ¡sino incluso peor! También se ha visto que después de erradicar el *Helicobacter* con antibióticos, aumenta el riesgo de cáncer de esófago y de obesidad. Por otro lado, las personas sin *Helicobacter* es más probable que tengan asma, alergia o enfermedad celíaca. A veces es difícil tomar una decisión ante el *Helicobacter*: ¿antibióticos o no? Sin una enfermedad grave asociada, como una úlcera sangrante, se puede intentar tratarlo con antibióticos herbáceos y probióticos, además de cambiar el ambiente gástrico.

Hay otras proteobacterias aún no muy conocidas en cuanto a sus funciones, como, por ejemplo, las especies que reducen los sulfatos de la dieta. Y éstas también deben estar presentes, pero no en cantidades excesivas.

Otras

Hay bacterias en nuestra microbiota que no pertenecen a los filos mayoritarios expuestos. Un ejemplo es la *Akkermansia*, que ya te comentaba que es una Verrucomicrobia. *Fusobacterium nucleatum* es otro: se trata de una bacteria que pertenece a las Fusobacteria y que suele asociarse a muchos problemas de salud.

Busca el equilibrio

¿Podemos echarle la culpa de nuestros males a una única bacteria? En general, no. Es cierto que las enfermedades infecciosas, como una infección de orina o una neumonía, se suelen producir por una única bacteria. Pero a menudo, si una bacteria nos provoca una infección, es porque ya hay un desequilibrio previo de nuestra microbiota que no es capaz de defendernos de un exceso de bacterias malas.

A menudo, tampoco el sistema inmunitario está en las condiciones óptimas para evitar esa infección. Esto explica por qué algunas personas que se exponen a bacterias como *Listeria monocytogenes* (de nuevo, una crisis de productos alimentarios) no se enteran, mientras que a otros es capaz de enfermarlos o incluso matarlos.

Ahora, estamos en general poco expuestos a bacterias patógenas en los alimentos gracias a todo tipo de regulaciones en el sector de la industria alimentaria, el agua que nos permite lavar los alimentos, la cadena de frío en su transporte y conservación y todas las técnicas de cocinado.

Sin embargo, esterilizar todo lo que nos rodea es imposible. Es más, ni siquiera es deseable: necesitamos estar en contacto con las bacterias del entorno y de los alimentos. Una manzana se sabe que contiene cien millones de bacterias; y ya la puedes lavar, que seguirán ahí. De hecho, la piel es la parte de la manzana que menos bacterias tiene: es lógico, se suele lavar ya en origen y luego, de nuevo, antes de consumirla. La propia pulpa de la manzana tiene bacterias; en realidad, es la parte de la manzana que más bacterias tiene. Por cierto: se ha visto que el perfil de bacterias de una manzana ecológica es diferente al de una manzana ordinaria.

Así que no, no podemos —ni debemos— huir de las bacterias. Y es algo que hemos hecho a lo largo de las últimas décadas: hemos higienizado, desinfectado y esterilizado todo lo que se nos ocurría, incluidos nosotros mismos. Esto tiene su parte positiva: tener un quirófano limpio es fundamental y no tener bacterias patógenas en los alimentos o el agua salva millones de vidas cada año. Lo malo es que en el camino hemos perdido muchas bacterias que eran nuestras amigas: el ser humano de las sociedades occidentales sufre una extinción masiva de bacterias buenas, si nos comparamos con los humanos de las sociedades de cazadores-recolectores.

Desde hace unos años, hemos visto que haber hecho menguar nuestra diversidad bacteriana tiene unas consecuencias que, en su momento, eran imprevisibles. Enfermedades crónicas y trastornos del neurodesarrollo como cáncer, trastornos del espectro autista, demencia de Alzheimer, párkinson, obesidad, diabetes, hígado graso, enfermedades autoinmunes, alergias, problemas de la piel y cualquier otra patología crónica que podamos imaginar, ya sabemos que se asocia a alteraciones de la microbiota intestinal y a menudo de otros nichos. La microbiota de la piel, de la boca o de la vagina no se libran de la escabechina.

Las bacterias eran nuestras amigas pero nos hemos empeñado en matarlas. Y lo hemos conseguido. ¿Podemos hacer algo por recuperar a nuestros viejos amigos? Si no te pudiera decir que sí, no habría escrito este libro.

Arqueas: parecen bacterias, pero no lo son

Además de las bacterias normales, hay otros microorganismos que antes se consideraban bacterias: las arqueas. *Arquea* quiere decir antiguo. Éstas se parecen a las bacterias en que tampoco tienen núcleo ni orgánulos membranosos internos. Sin embargo, son diferentes de las bacterias en la forma en la que pasan el ADN a ARN: en eso, se parecen más a las células eucariotas. También se diferencian de las bacterias en algunas características de su bioquímica.

Las arqueas son muy abundantes en los océanos y forman parte del plancton. Son importantes en el ciclo del carbono y del nitrógeno. Las que tenemos nosotros en el intestino producen metano. De hecho, hay dos tipos de personas: gente que tiene muchas arqueas metanógenas y gente que no. Cada grupo supone la mitad de la población. En general, las personas que tienen muchos bichos metanógenos tienen un tránsito intestinal lento, hasta el punto de estreñirse. El propio estreñimiento, a su vez, favorece el crecimiento de estas arqueas.

Aunque las arqueas no se consideran patógenas, su exceso puede generar un cuadro llamado IMO o *Intestinal Methanogen Overgrowth* («Sobrecrecimiento Intestinal de Metanógenas»). Una gran cantidad de metano intestinal es fuente de muchos problemas, más allá del estreñimiento, como la obesidad.

Bacterias ultrapequeñas

Hace unos años, se descubrieron otros microorganismos en nuestro microbioma, antes hallados en muestras ambientales, que se llaman CPR o *Candidate Phyla Radiation*. Son bacterias ultrapequeñas que no pueden vivir por su cuenta: son simbiontes de otras bacterias. Éstas se han encontrado en océanos y también, por ejemplo, en la boca del ser humano. Se piensa que pueden suponer hasta la mitad de la diversidad bacteriana. Se ha tardado mucho en descubrirlas porque no es nada fácil cultivarlas. Están en el permafrost, las aguas subterráneas, la boca de los delfines y el suelo. ¡En todas partes! Incluso hay un meteorito de Marte que parece tener un rastro de CPR.

Un ejemplo de CPR encontrado en humanos es una bacteria que se llama TM7, *Saccharibacteria* para los amigos. En la boca vive en la superficie de otra bacteria en forma de bastón, el *Actinomyces*, y modifica la forma de actuar de ésta. TM7 se ha relacionado con periodontitis, dermatitis, vaginosis y enfermedad inflamatoria intestinal. Sin embargo, hoy aún no sabemos si hay que tratar de algún modo a las personas que la tienen o cómo hacerlo llegado el caso.

EUCARIOTAS: CASI COMO NOSOTROS

Son menos conocidos, pero constituyen una fracción muy importante en nuestra microbiota. Los microorganismos eucariotas tienen células como las humanas, con su núcleo, mitocondrias y otros orgánulos con membrana. En nuestra microbiota tenemos dos tipos de eucariotas.

Hongos

La fracción fúngica de la microbiota se llama micobiota. Los hongos son bichos como la *Candida albicans*. Sí, esa *Candida* que a veces provoca incómodas candidiasis en la vagina. También la *Malassezia furfur* es un hongo, es la responsable de la caspa. Si los champús anticaspa funcionan, es porque matan a este hongo. Aunque éstos sean de los más conocidos, en la boca, la piel y el intestino tenemos decenas de hongos diferentes que no nos generan problemas. Como siempre, es el desequilibrio global en la microbiota lo que puede ocasionar una enfermedad.

Se dice que los virus controlan a las bacterias, las bacterias a los hongos y los hongos a los virus. Es un dicho un tanto simplista, pero ilustra las interrelaciones que hay entre los diferentes habitantes de nuestra microbiota. Imagínatelos jugando al «piedra, papel o tijera».

Desde hace varias décadas, se habla mucho en los círculos de la medicina funcional y la naturopatía de la candidiasis intestinal. Es una entidad que aún no está del todo reconocida por la medicina habitual de los centros de salud y hospitales. Sí son conocidos el muguet, que es la presencia de la *Candida* en la boca en forma de una película blanca; la candidiasis esofágica, de los pliegues, o incluso la invasora en sangre en ciertas condiciones.

En un intestino sano se encuentran diversas especies de *Candida*. Lo particular de este hongo es que adopta diversas formas y puede sobrevivir dentro de algunas de nuestras células. Es un microorganismo muy adaptado a vivir en diferentes entornos y a esconderse de nuestro sistema inmunitario. Por eso, deshacerse de la *Candida* puede ser difícil: es la reina de la invasión, la autodefensa y el camuflaje.

Protozoos

Los protozoos son otro grupo de microorganismos que también forman parte de nuestra microbiota. Son bichillos como *Entamoeba* (no la *histolytica*, que ésa sí da problemas) o *Blastocystis*. No se conoce demasiado bien esta parte de nuestra microbiota, aunque parece que algunas especies son importantes para mantener el equilibrio de la salud intestinal.

En general, son más conocidos los que producen enfermedades, como, por ejemplo, la *Giardia lamblia*. La *Giardia* es un parásito que tiene flagelos, como unos pelos largos. Es muy fácil de transmitir en el ámbito familiar o, por ejemplo, si un infectado se baña en una piscina. Las escuelas infantiles son otro de los lugares donde el contagio es frecuente.

Se tiene la idea de que en España no hay casi parásitos intestinales. Esta creencia, junto a la dificultad de diagnosticar la presencia de una *Giardia*, hace que haya personas que tengan múltiples problemas por la cronificación de una giardiasis y pueden tardar, en ocasiones, años, en averiguar la causa de sus males. Como siempre, todo es cuestión de equilibrio: hay personas que tienen una infección por *Giardia*, ni se enteran y la eliminan sin mayor problema. Sin embargo, en los últimos años he atendido, por desgracia, a decenas de pacientes que no sólo tenían una *Giardia* que fue muy difícil de diagnosticar, sino que luego ha sido extraordinariamente difícil conseguir erradicarla. Además, existe un síndrome de intestino irritable pos-*Giardia* que requiere unos cuidados específicos, sin los cuales las molestias pueden persistir mucho tiempo.

Recuerdo ahora el caso de un paciente que atendí hace unos años en la consulta del hospital. Había peregrinado por múltiples consultas, hospitales y centros médicos, privados y públicos: se había realizado algunos análisis de heces e incluso en un sitio le habían dicho que todo estaba en su cabeza. Yo se los volví a solicitar y ¡bingo! Apareció la puñetera *Giardia*. Nos afanamos en matarla y en reparar el daño intestinal que se había ido produciendo a lo largo de varios años. Nos costó mucho —a mí diseñar las estrategias de tratamiento y a él tener la paciencia de llevarlas a cabo— comenzar a recuperar su salud intestinal.

En otras ocasiones, diagnostico a mis pacientes de giardiasis, pero los familiares o convivientes no son mis pacientes y éstos no siempre consiguen erradicar la *Giardia*. Se producen reinfecciones en el ámbito intrafamiliar y vuelta a empezar. Es frustrante. Además, puedes demostrar que la *Giardia* está, pero es muy difícil hacer lo contrario: ninguna prueba permite descartar su presencia con el cien por cien de seguridad.

Otros protozoos famosos son el *Toxoplasma,* que ya hemos comentado (sí, el de los gatos), y la *Trichomonas vaginalis*, que provoca una infección de transmisión sexual. Sin embargo, como también hemos comentado, muchos protozoos no son problemáticos. Es un campo de estudio apasionante y tiene impacto en nuestra salud; esperemos que pronto sepamos más sobre ellos.

El animal que hay en ti

Hay otros seres eucariotas que forman parte de nosotros, aunque no son estrictamente microbios. El ejemplo más contundente es el *Demodex folliculorom*, un ácaro que vive sobre todo en los poros de la piel y los folículos de los pelos. Le encanta estar en la cara. Sólo tiene un agujero, que es para comer, y se alimenta de secreciones y piel muerta. ¡Es como si nos hiciera una limpieza de cutis gratis! Por lo tanto, se puede considerar que es «bueno». Sin embargo, si se incrementa mucho en cantidad o por otros factores que no se conocen bien, puede producir rosácea en la piel, o conjuntivitis en los ojos si aumenta su presencia en la base de las pestañas.

Las lombrices y los gusanos parasitarios son animales que a veces tienen un tamaño impresionante, como la tenia. Ninguno querríamos tener uno de éstos dentro de nuestro intestino, aunque las personas que viven en zonas del mundo con una gran carga parasitaria de este tipo no suelen tener enfermedades autoinmunes ni alergias. En cambio, en las sociedades industriales no tenemos parásitos y sí enfermedades como las comentadas. Por supuesto que hay otros factores, pero la cosa es que nuestro sistema inmunitario sabe mejor qué hacer con un gusano que con la contaminación atmosférica, por poner un ejemplo.

Basándose en la teoría de que la exposición a ciertos parásitos puede ser incluso beneficiosa, se han realizado estudios en algunas personas con enfermedad inflamatoria intestinal: tragaban el huevo de un gusano y mejoraban. La idea no es muy apetecible, por lo que se está investigando la posibilidad de no tener que administrar el parásito entero, sino sólo aquellas partes que puedan desencadenar las reacciones del sistema inmune que nos interesen.

LOS VIRUS: MÁS BUENOS QUE MALOS

Los virus ahora son muy famosos. Bueno, no todos ellos: uno en particular que nos ha cambiado la vida en el año 2020. Con todo lo que ha pasado en este año, es fácil caer en la creencia de que todos los virus son malos.

¿Qué es un virus, en realidad? De forma simplificada, es material genético empaquetado que necesita de otras células para hacer copias de ese material genético.

Si no somos capaces de ver a simple vista bacterias y hongos, mucho menos a los virus: miden aproximadamente la cienmilésima parte de un milímetro. Es decir, son cien veces más pequeños que una bacteria estándar.

Antes, hemos comentado que nuestras células tienen dentro las mitocondrias que, en realidad, hace miles de millones de años fueron bacterias.

¿Y si te dijera que en realidad los seres humanos somos más virus que otra cosa? Es una exageración, pero tiene una parte de verdad.

Se ha comprobado que en nuestro ADN hay una parte que corresponde a los retrovirus endógenos. Es material genético que en el pasado pertenecía a virus que se integraron en nuestro genoma de forma definitiva. Además, en muchas de nuestras células hay material genético de virus patógenos, integrado de forma perenne, como, por ejemplo, sucede con los virus del grupo herpes.

Hay más: sólo una pequeña parte de nuestro ADN codifica proteínas, el resto se llama ADN basura. En la naturaleza pocas cosas hay en una entidad biológica que pueda considerarse inútil o basura. ¿Qué es ese ADN que no codifica, aparentemente, nada? Hay quien considera que mucho de ese ADN puede proceder también de genomas virales antiguos, de hace cientos de millones de años.

Muchas personas piensan que todos los virus son por definición malos y provocan enfermedades. Por fortuna, no es así: la mayoría de los virus que existen son virus de bacterias, los bacteriófagos. Otros muchos son virus de plantas. De hecho, el virus del mosaico del tabaco fue el primero que se descubrió. De los virus que tenemos en nuestro intestino y nuestra boca, muy pocos son patógenos.

La parte del viroma de nuestro microbioma es aún muy poco conocida. Sin embargo, ya se propone el uso de fagos específicos para modular la microbiota, por ejemplo, intestinal, o incluso para tratar enfermedades infecciosas.

En un estudio publicado en el año 2018, se exponía el caso de un paciente que tenía una prótesis en la arteria aorta. La aorta es la arteria más importante del cuerpo, la que lleva la sangre del corazón al resto del organismo, menos a la circulación pulmonar. En ciertos problemas de la aorta, como un aneurisma, a veces se coloca una especie de tubo para evitar una muerte segura; si esa prótesis se infecta, el paciente tiene un altísimo riesgo de fallecer. Y si esa infección se produce por una bacteria de los llamados superbichos, resistente a la mayoría de los antibióticos, queda poca esperanza. En este artículo nos cuentan cómo se trató al paciente de una infección en su prótesis aórtica por una bacteria bastante mala que se llama *Pseudomonas aeruginosa* y que no se curaba sólo con antibióticos: le aplicaron un virus específico que atacaba a esa bacteria y el paciente se curó.

Pensar en usar virus para tratar cualquier enfermedad puede sonar raro, pero si entendemos que la mayoría de los virus no son patógenos, sino que forman parte de nosotros de la misma manera que lo hacen nuestras bacterias, hongos, arqueas y protozoos, podremos avanzar de una forma significativa en el tratamiento de múltiples enfermedades.

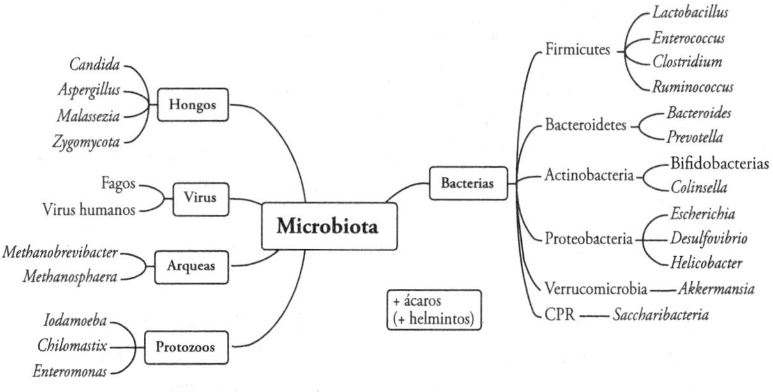

Figura 3. Taxonomía básica de la microbiota.

En la página anterior tienes un resumen gráfico de lo que hemos visto. No están todos los géneros y las especies que son, sólo algunos ejemplos de cada tipo de microorganismos.

3

Doscientos gramos que importan

LOS GRANDES NÚMEROS DE LO MICROSCÓPICO

El mito de los dos kilos

El universo es infinito. Estrellas, planetas, galaxias, cometas, agujeros negros y millones de años luz cúbicos de espacio expandiéndose en la eternidad.

No podemos decir que nuestra microbiota sea infinita, pero casi. No es que sepamos el número exacto de células que tenemos. Nadie ha contado una por una cada bacteria o virus que llevamos con nosotros. Ni siquiera conocemos todas las diferentes especies de microorganismos que tenemos en la boca, la piel, la vagina o el intestino.

Hay aproximaciones a estas cifras que con el tiempo se acercan cada vez más a la realidad. Quizás hayas oído que tenemos dos kilogramos de bacterias en el intestino. Lo que quizás no sepas es que esto es una exageración. ¿De dónde salió la idea de que tenemos dos kilos de bichos dentro?

En los años setenta, se pensaba que el volumen del tracto intestinal era de un litro, y que un gramo de contenido intestinal tenía cien mil millones de bacterias. Se llegó a la conclusión de que el intestino contenía unos dos kilos de bichos, a ojo de buen cubero. Hay quien dice que estos cálculos los hicieron dos amigos que echarían unas cuentas en una servilleta tomándose un café. A saber.

Sin embargo, en 2016 se realizaron unos cálculos más exactos: se comprobó que la cantidad de bacterias no es la misma en las diferentes partes del intestino. Por ejemplo, en el colon hay unas 10^{11} bacterias por mililitro de contenido, pero en el estómago sólo unas mil o diez mil.

También se ha dicho muchas veces que sólo somos humanos en un 10 por ciento. Esta aseveración tampoco es exacta: la mayoría de las células del cuerpo son glóbulos rojos, aunque hay quien ya casi no las considera células, como hemos comentado en otro capítulo. En cualquier caso, vamos a considerar que los eritrocitos sí son células. Se ha estimado que un ser humano estándar tiene unos 30×10^{12} células y un total de 38×10^{12} bacterias. Como el número de células y de bacterias depende de la edad y del tamaño del cuerpo, la conclusión es que tenemos —más o menos— entre 1,3 y 2,3 bacterias por cada célula humana y que la masa total de nuestras bacterias es de unos doscientos gramos. Esto no les quita ni un ápice de importancia, al contrario: pensar en todo lo que hacen en nuestro cuerpo pesando sólo doscientos gramos es más espectacular aún.

Una curiosidad

38×10^{12} son 38.000.000.000.000 bacterias. En castellano, diremos 38 billones o 38 millones de millones. En la literatura anglosajona son 38 trillones, porque utilizan la escala numérica larga: su billón es nuestro millardo, su trillón es nuestro billón y nuestro trillón es su quintillón. También los griegos, los turcos y los brasileños usan la terminología anglosajona. Este baile de cifras es fuente de errores, al igual que el uso del sistema imperial de medida en lugar del sistema internacional. Sea como fuere, hay un término muy descriptivo para la cantidad de microorganismos de nuestra microbiota: «trogollón». Lástima que la RAE no admita el término.

Genes y metabolitos

Ya hemos visto que no somos sólo bacterias. Hay discusión sobre el número de virus. Hay quien dice que tenemos cinco veces más virus que bacterias. Otros consideran que suponen el 5,8 por ciento del total del material genético de nuestro microbioma. Las arqueas suponen aproximadamente el 0,8 por ciento de la microbiota, y los hongos un 0,1 por ciento. No se sabe muy bien cuántos protozoos tenemos, pero se estima que pueden suponer un 0,2 por ciento del material genético global del microbioma de una persona (uso ahora el término microbioma, porque hablamos de genes).

¿Por qué es importante lo del material genético? El ser humano tiene algunas decenas de miles de genes;* aparte, está ese ADN no codificante que no sabemos del todo bien qué hace. El ADN codifica a las proteínas, que son fundamentales para la vida: constituyen una parte importantísima de los tejidos de todos los órganos. Los constituyentes básicos de las proteínas son los aminoácidos, con los que luego fabricamos nuestras propias proteínas. Éstas realizan funciones como:

- Transporte de oxígeno: hemoglobina.
- Regulación de la glucemia: insulina.
- Inmunomodulación y defensa: lactoferrina e inmunoglobulinas.
- Transporte de diversas sustancias: albúmina y proteínas transportadoras.
- Digestión de los alimentos: amilasa, lipasa o proteasa.

A pesar de nuestros propios genes, necesitamos del microbioma. ¿Para qué? De momento, se conocen unos dos mil géneros diferentes de bacterias y unas cinco mil especies que forman parte de nosotros. Entre todos ellos, hay unos 316 millones de genes diferentes. Además, hay muchas bacterias que no sabemos qué son: no tienen ni nombre. Muchas de las secuencias genéticas que se han encontrado en el microbioma no se sabe a qué tipo de microorganismo pertenecen ni qué hacen.

Esto no quiere decir que todas las personas tengan todos esos millones de genes microbianos: se estima que una persona puede tener entre tres y diez millones de genes diferentes en su microbioma. Si están ahí, es por algo. Cuando le das la mano a alguien o te fundes en un apasionado beso con tu pareja, estable o no, intercambiáis no sólo bichos, sino también genes. Esto a los microorganismos también les interesa: son capaces de adquirir nuevos genes de los

* No sólo codifican proteínas, también ARN reguladores y micro ARN. La genómica es una ciencia en ebullición y se realizan nuevos descubrimientos constantemente.

microbios que los rodean, lo que les da flexibilidad para amoldarse al ambiente. Recuerda: la flexibilidad es salud, también para nuestras bacterias.

El número de microorganismos o la cantidad de genes que contienen es importante porque fabrican sustancias, para eso los tenemos. A través de las sustancias que producen, llamadas metabolitos, ejercen sus múltiples funciones. Hay muchos metabolitos que pueden ser producidos por varios microorganismos, como los ácidos grasos de cadena corta, que ya veremos qué son. Otros metabolitos sólo los producen unas pocas especies microbianas. Nuestra microbiota produce miles de sustancias importantes para nuestra salud: según su perfil, nos ayudarán a estar sanos o nos enfermarán.

Todos estos números son difíciles de entender. No podemos ver todo lo que tenemos dentro. No podemos aprehender la complejidad y la inmensidad de nuestro microbioma. El estudio de los microorganismos, sus genes y las sustancias que producen o sus relaciones con nuestras células es muy complicada, precisamente por estas cifras astronómicas. Los microorganismos no están aislados dentro de nosotros, cada uno a su bola con sus cosas: se interrelacionan entre ellos. Por ejemplo, si comemos un alimento que lleva arabinosa, un *Streptococcus equinus* puede coger este azúcar y transformarlo en ácido láctico. Luego, llegará una *Veillonella* y transformará el ácido láctico en ácido acético. Además, el sistema inmunitario humano puede responder al metabolismo del *S. equinus* con una interleuquina que estimule a otras células de defensa para actuar de una manera determinada ante las bacterias o los hongos intestinales.

En toda esta mezcolanza de bichos, genes, metabolitos y células humanas, también influyen las características del moco intestinal, la presencia de virus humanos o bacterianos y el tipo de ácidos biliares que haya en ese momento en el intestino.

Por suerte, aunque el microbioma sea complejo, cada vez tenemos una mayor capacidad para estudiarlo. Y no necesitamos entenderlo en su totalidad para reconocer su importancia y saber cómo cuidarlo.

LAS FUNCIONES DE LA MICROBIOTA

Ya hemos dicho que la microbiota es muy importante porque hace muchas cosas. Pero decir esto y nada es lo mismo: es como si afirmara que «la microbiota es muy humana y mucho humana, hace muchas cosas, cosas muy importantes y, por eso, es importante, porque hace cosas». Habrá que concretar, ¿no?

Cada parte del cuerpo tiene su propia microbiota con funciones propias. Otras son comunes y similares en cada una de las localizaciones de nuestro organismo. Como la microbiota intestinal es la más conocida, empecemos por ella, porque se lo merece: hoy en día, ya se la considera todo un órgano. Hay quien afirma que los trasplantes de microbiota fecal son como trasplantes de órganos; afortunadamente, no exigen del uso de inmunosupresores. Hablaremos de los trasplantes fecales en el capítulo 11, así que no vayas aún a pedirle sus cacas al vecino guapo, sano y delgado para ponértelas. Bueno, después tampoco lo hagas...

Tu microbiota te ayuda en la digestión

La digestión comienza incluso antes de empezar a comer. En el momento que el cerebro sabe que pronto comeremos, comienza a enviar señales al aparato digestivo. Se pone en marcha la secreción de la saliva y de diversas sustancias neurotransmisoras, hormonales y enzimáticas para masticar, tragar, digerir y absorber los alimentos que nos metamos por la boca.

La microbiota de la boca por supuesto que tiene una cierta importancia en estas funciones, pero nada que ver con todo lo que hace la del intestino.

La cosa va más o menos así: vemos un plato de comida y le hacemos una foto para colgarla en Instagram, si es que el plato es «instagrameable». Luego, mordemos un trozo, lo masticamos —a menudo, no lo suficiente—, tragamos y la comida llega al estómago. En el estómago hay un ambiente muy ácido y es el que permite poner en marcha los primeros pasos de la digestión. El páncreas fabrica enzimas digestivas y la bilis se vierte para la emulsión de las grasas. Aquel plato que quedaba tan bien en Instagram se transforma en una especie de papilla de aspecto desagradable. ¿A que nadie le hace una foto a un vómito para subirlo a Instagram? Búscalo si quieres, pero te adelanto que, no, con el *hashtag* vómito no hay fotos del contenido del estómago o el intestino de nadie. Y menos mal. Sin embargo, generar ese bolo alimenticio (cuando pasa al intestino se llama quimo) es muy importante para que podamos hacer la digestión.

A partir del estómago y de la parte inicial del intestino delgado, un largo tubo que mide unos seis o siete metros, el quimo avanza y se absorben los nutrientes. Se supone que, en condiciones normales, un intestino sano absorbe lo que necesitamos para funcionar bien, y lo que no se puede absorber acaba en el colon para formar las heces que deberíamos expulsar en gran cantidad, como un zurullo bien formado, al menos una vez al día. Sin dolor, sin dificultad, sin dureza.

Lo siento, sé que son asuntos desagradables y escatológicos, pero es lo que hay: todos hacemos deposición. El señor que vive en la calle y que carece de lujos, como un inodoro propio donde defecar a gusto a diario mientras juega al *Candy Crush*; el presidente del Fondo Monetario Internacional, mientras reflexiona sobre cuál será la edad de jubilación más adecuada para la mayoría de la población; los hadzas, que en vez de sentarse en el inodoro hacen sus aguas mayores de la forma fisiológica, en cuclillas; y tú y yo, y todos los demás.

Por cierto, en múltiples encuestas se ha comprobado que del 70 al 80 por ciento de las personas se llevan el móvil al baño. Atrás quedó la época de leer la parte trasera de los botes de champú. Se han realizado estudios de los móviles de diferentes personas, incluido personal sanitario, y sí, nuestros móviles están llenitos de microorganismos de nuestra microbiota. Esto incluye bacterias que en condiciones normales están en la piel y la boca, pero también otras intestinales. Y no, nuestros móviles no suelen tener bacterias buenas que sea interesante dispersar. Es un fastidio, pero las malas y problemáticas suelen sobrevivir más y mejor que las buenas. Como la vida misma.

Así se nos enseñaba la digestión en el colegio o en la facultad, no se comentaba nada de la microbiota. Sin embargo, la microbiota intestinal es fundamental para la digestión.

Las bacterias intestinales se alimentan sobre todo de los hidratos de carbono de los alimentos. A menudo lo hacen por fermentación, que por sí no es mala, aunque la fama sea nefasta; lo que da problemas es el exceso de fermentación.

Hemos comentado que en el intestino delgado no hay tantas bacterias como en el intestino grueso. Tampoco hay tanta variedad. Por otro lado, la microbiota del intestino delgado es muy variable según el tipo de alimentos que comemos en cada momento. Por eso, puede ser de un tipo por la mañana y de otro por la tarde. Aquí encontramos bacterias de géneros como *Escherichia*, *Bacteroides*, *Clostridium*, *Lactobacillus*, *Streptococcus* y *Veillonella*. Se alimentan de los azúcares simples que pasan por el intestino o de metabolitos que generan otras bacterias. Y, conforme procesan los alimentos, producen diversas sustancias que pasan a la circulación. Además, la microbiota interacciona con los ácidos biliares y tiene un impacto importante en la digestión y absorción de las grasas. Algunos microorganismos también se alimentan de sustancias de origen proteico.

En el colon hay muchas más bacterias y en mayor variedad: las bifidobacterias, las enterobacterias, *Alistipes*, *Bacteroides*, *Eubacterium*, *Akkermansia*, *Roseburia*, *Ruminococcus*... Todo lo que no se haya digerido o absorbido en el intestino delgado llega al grueso para ellas. Al alimentarse, las bacterias del colon también producen muchas sustancias, como, por ejemplo, los ácidos grasos de cadena corta.

Tenemos una gran variedad de bacterias, como hemos visto. La complejidad de los procesos digestivos en los que se involucra la microbiota se entiende con el ejemplo de una única bacteria: *Bacteroides thetaiotamicron*, con un material genético que le permite fabricar más de 260 enzimas hidrolasas, más de lo que el mismo ser humano codifica. Estas hidrolasas permiten descomponer azúcares. Esta misma bacteria, ya que la hemos mencionado, aumenta también la eficacia de la descomposición de las grasas. Así, podríamos revisar una por una las enzimas de nuestras bacterias.

La composición de la microbiota del intestino influye en cómo hacemos la digestión y en cuánta medida digerimos y absorbemos los componentes de los alimentos. Incluso, según lo que comamos y las bacterias que tengamos, éstas pueden fabricar metabolitos tóxicos. Por ejemplo, las personas que tienen enfermedad de Parkinson pueden tener una alteración de la microbiota que provoca la producción del sulfato de indoxilo, un metabolito neurotóxico, cuando beben leche. Esto es importante: alguien con párkinson quizás quiera dejar de beber leche o bien modificar su microbiota para no producir esa sustancia.

Hay bacterias que son más eficientes que otras en procesar los alimentos, como ya hemos comentado: las personas que tienen un aumento de Firmicutes con respecto a Bacteroidetes es más probable que tengan sobrepeso u obesidad —y viceversa.

Otra función importante de la microbiota es la degradación de los polifenoles que se encuentran en los alimentos para que podamos aprovecharlos. Los polifenoles son sustancias que se encuentran en muchas plantas. Son sustancias con nombres como quercetina, miricetina, naringenina, epigalocatequinas, apigenina, o resveratrol. Quizás te suene alguna de estas sustancias, que se encuentran en alimentos como el té verde, el cacao, el café, los frutos del bosque, las uvas o la granada.

¿Te has fijado en las noticias de la prensa generalista sobre el efecto antienvejecimiento o anticancerígeno de un alimento? La mayoría de las veces es por la presencia de estas sustancias. Es verdad que son beneficiosas para nuestra salud, pero se encuentran de forma inactiva en los alimentos y necesitan ser transformadas por la microbiota para que podamos aprovecharlas. Por ejemplo, para conseguir todos los efectos beneficiosos de las catequinas presentes en el té verde, el cacao o la granada necesitamos del concurso de *Bifidobacterium infantis* y *Clostridium coccoides*. Para que los resinoles de las semillas de lino, las fresas y los albaricoques sean aprovechados, en el intestino debe haber ciertas especies de *Bacteroides* y *Eubacterium*. Hasta los beneficios del café dependen en parte de que las bifidobacterias, el *L. gasseri* y la *E. coli* estén donde tienen que estar.

Otro aspecto relacionado con la digestión y la microbiota tiene que ver con el funcionamiento de los ácidos biliares. De forma resumida: el hígado utiliza el colesterol para fabricar estas sustancias y verterlas en la bilis. La bilis se guarda en la vesícula biliar en espera de que realicemos una comida con grasas. Cuando comemos, esta bilis se vierte en el intestino delgado, donde emulsiona las grasas para que podamos digerirlas y absorberlas. Por un lado, los ácidos biliares tienen un impacto sobre la microbiota y, por otro, la microbiota transforma las sales biliares en sustancias que pueden ser reabsorbidas y reaprovechadas.

Si esto no funciona bien, se altera la absorción de las grasas o las vitaminas liposolubles. Hay personas que pueden tener diarrea crónica por un mal manejo de los ácidos biliares por parte de la microbiota. Además, hay un receptor en las células que se llama FXR, que se investiga en los últimos años junto con otro denominado GPR TGR5. La interacción de los ácidos biliares con estos receptores regula el metabolismo de los lípidos, la glucosa y el equilibrio de energía del organismo: la modulación de los ácidos biliares es una vía más por la que la microbiota influye en nuestro metabolismo y nuestro estado energético. Hay al menos otros cinco receptores celulares que se encuentran en órganos como el cerebro, el corazón o los músculos: ¿quién iba a imaginar que la bilis fuera a hacerle algo al *cuore*?

A ver si Hipócrates y los griegos tenían razón con su teoría de los humores y la bilis, y su composición es más importante de lo que nos hemos pensado en las últimas décadas.

Farmacomicrobiómica

La microbiota es importante no sólo para aprovechar al máximo las sustancias beneficiosas que ingerimos en los alimentos: que un fármaco nos haga efecto o no también puede depender del estado de la microbiota.

En los últimos años, se habla mucho de la inmunoterapia para ciertos tipos de cáncer: es un avance magnífico para el tratamiento del melanoma o algunos tipos de cáncer de pulmón. ¿Qué tiene que ver la microbiota? Se sabe que para que la inmunoterapia funcione de manera óptima necesitamos ciertas especies bacterianas en el intestino.

Otro ejemplo muy bien conocido es la inactivación de un fármaco que se utiliza desde hace siglos para algunos problemas cardíacos: la digoxina. La presencia de una bacteria intestinal, *Egger-*

thella lenta, inactiva la digoxina, que perderá eficacia. Antes de recetarle digoxina a un paciente, ¿no sería interesante saber si es portador de esta bacteria?

Por lo tanto, ya podemos hablar de una nueva rama de la farmacología: la farmacomicrobiómica. El efecto de un fármaco en una persona no depende sólo del tipo de enzimas que tiene una persona en el cuerpo y que afectan al metabolismo de los fármacos —esto se estudia por la farmacogenómica—; también el tipo de microbiota puede hacer que un fármaco no haga ningún efecto o que provoque más efectos secundarios de los esperados porque se generan metabolitos tóxicos.

Esto no sucede sólo con los fármacos, lo mismo es aplicable a diversas sustancias tóxicas. Hace algunos años hubo un escándalo en China por la contaminación con melamina de ciertas leches artificiales para bebés. Se ha descubierto que este efecto tóxico se media por ciertas bacterias intestinales. También, las micotoxinas presentes en cereales y frutos secos, aunque sea en pequeña cantidad, pueden ser dañinas si tenemos una microbiota que no es capaz de reducir la capacidad tóxica de estas sustancias.

Todo esto no se sabía hasta hace unos años. Incluso hoy, el metabolismo de los fármacos y los xenobióticos en función de la microbiota es un campo de estudio amplísimo y poco conocido. Aún no tenemos suficientes herramientas para individualizar el tratamiento farmacológico en función de la microbiota. Es cuestión de algunos años que esto sea una realidad.

Vitaminízate con tus bacterias

Se sabe desde hace más de cuarenta años que la microbiota intestinal produce vitaminas.

La vitamina K es una de ellas. Es fundamental, sobre todo para producir factores que promueven o evitan la coagulación de la sangre. Otra función de la vitamina K, quizás menos conocida, se relaciona con la salud ósea: si se comen pocas verduras de hoja verde, se fabrica menos vitamina K y los huesos sufren. Por suerte, la microbiota es muy agradecida y a poco que le des hojas verdes, tendrás una fábrica de vitamina K en tu intestino.

Además de la vitamina K, las bacterias del intestino producen vitaminas del grupo B: biotina, cobalamina, folato, niacina, pantotenato, piridoxina, riboflavina y tiamina. No todas las bacterias producen todas ellas. En condiciones normales, aproximadamente la cuarta parte de nuestras necesidades diarias de estas vitaminas nos la aportan nuestras bacterias.

Tu mejor defensa

A lo largo de nuestra historia evolutiva, los humanos hemos estado expuestos a todo tipo de microbios malos que nos entraban por la comida. Gracias al lavado y cocinado de los alimentos, los frigoríficos y los controles sanitarios de la industria alimentaria, este problema ya no es tan importante como en el pasado. A veces suceden excepciones, como los famosos episodios de la carne mechada y la listeriosis, u ocasionales brotes de salmonelosis.

No hemos desaparecido como especie, a pesar de todo lo que nos hemos metido en la boca, en gran parte gracias a nuestra microbiota, que nos protege de estos patógenos.

La primera barrera de protección contra los microorganismos malos es la capa de moco: en el colon hay una capa de moco doble y en el intestino delgado una capa de moco simple. En la capa de moco en contacto directo con el epitelio del intestino no hay microorganismos en condiciones normales. En esta capa encontramos los AMP: proteínas y péptidos antimicrobianos que se fabrican por las células del intestino, en parte gracias a la presencia de una microbiota saludable. Estas sustancias nos protegen y matan a las bacterias malas. Además, el propio moco actúa como una barrera contra la entrada de los microorganismos patógenos. El buen estado de este moco depende de que la microbiota esté bien; sobre todo, la parte muconutritiva, constituida por bacterias como la *Akkermansia* o *F. prausnitzii*, entre otras muchas.

No sólo nuestras propias células fabrican sustancias que nos protegen contra los microorganismos que nos pueden dar un disgusto, muchas bacterias buenas producen sustancias que también son capaces de matar a las bacterias malas. Por ejemplo, hay enterococos malos y otros buenos. La lucha entre estas dos clases de bacterias depende mucho del equilibrio entre ellas. Hay enterococos que son verdaderas fábricas de lantibióticos. Los lantibióticos son péptidos muy pequeños que actúan de forma muy específica contra las bacterias malas, pero no atacan a nuestras bacterias buenas, como las bifidobacterias. Son bacteriocinas: así se llama de forma genérica a las sustancias producidas por las bacterias que matan a otras bacterias o incluso hongos y protozoos.

Otra forma en la que nos protege la microbiota contra la entrada de infecciones por el intestino es estimulando la fabricación de inmunoglobulinas locales, proteínas de defensa producidas por nuestro sistema inmunitario. Forman una parte sustancial de la respuesta de nuestro sistema de defensas contra las infecciones.

Un mecanismo sencillo con el que nuestra microbiota nos protege contra un visitante indeseado es «quítate-tú-que-ya-estoy-yo-aquí». Una microbiota en buenas condiciones, con muchas bacterias buenas, se queda con los nutrientes y no dejará que cualquier bicho extraño venga y nos fastidie el sistema.

Por todo esto, no todo el mundo que toma una mayonesa contaminada con *Salmonella* enferma de la misma manera. La respuesta a la entrada de la bacteria de la *Salmonella* depende del equilibrio entre el sistema de defensas, la microbiota y la capacidad de virulencia del patógeno.

Educación de nuestro sistema inmune

Menciono muchas veces el sistema inmunitario porque con la microbiota forma un tándem en beneficio de nuestra salud; cuando aparece una enfermedad hay un desequilibrio de ambos componentes.

Imagínate que tienes una casa enorme con una parcela y que necesitas un vigilante para que te ayude a cuidarla y que no te entren a robar, o para que no te hagan una pintada en la valla. Quizás tengas incluso algunos árboles frutales y no quieras que nadie te robe las manzanas. Entonces, contratas a una empresa que te manda a unos vigilantes que, además, llevan perros guardianes.

Ahora, piensa qué pasa si te viene a visitar un familiar. O quizás te traen un paquete o viene el entrenador personal para tu sesión de los lunes. Si no le has explicado a la empresa de vigilancia quiénes pueden entrar, pudiera ser que los atacaran o que no les dejaran pasar. Si el perro no está adiestrado, puede hincarle los dientes al cartero. Para evitar problemas, tendrás que dar órdenes precisas a la empresa; ésta debe transmitírsela a los vigilantes y ellos controlar a los perros.

Nuestro sistema inmunitario nos defiende de aquello que nos puede dañar, pero necesitamos que sepa qué pertenece a nuestro propio cuerpo y qué alimentos no nos van a dañar. Si el sistema inmunitario se confunde y ataca estructuras propias puede surgir una enfermedad autoinmune. Otras veces está irritable de más y reacciona de forma exagerada ante cosas como el polen de las plantas, que no es dañino en sí y que, sin embargo, hay personas en las que genera alergia, de la misma manera que hay perros no adiestrados que muerden al cartero. No es culpa del perro, sino de su dueño, por no haberle enseñado que eso no se debe hacer.

La microbiota es una parte fundamental para el aprendizaje del sistema inmunitario. Le ayuda a saber qué es propio y qué es extraño, y de lo extraño qué es potencialmente dañino. Además, por múltiples mecanismos muy complejos mediados por las células del sistema inmunitario, las sustancias fabricadas por los propios microorganismos y las células intestinales, la microbiota participa en decirle al cuerpo si es conveniente que esté predispuesto para la batalla (estado inflamatorio) o para la diplomacia (estado antiinflamatorio).

El centro de control de otros órganos

Aunque la mencione al final, no es la menos importante de las funciones de la microbiota intestinal. La microbiota constituye una parte importantísima del eje intestino-cerebro. A menudo se dice que el intestino es nuestro segundo cerebro. Incluso se podría decir que nuestro intestino en sí es el segundo cerebro y la microbiota intestinal el tercero. Hay quién va más allá, como el médico y biólogo molecular Marco Ruggiero, que afirma que tenemos un cuarto cerebro: la microbiota de nuestro propio encéfalo.

El eje intestino-cerebro está muy de moda, aunque no es un

descubrimiento reciente: Hipócrates ya decía que todas las enfermedades empiezan en el intestino. Pero hablaremos más a fondo de este tema en el capítulo 6. Digamos, por ahora, que hay una comunicación bidireccional entre el intestino en su conjunto y el cerebro. Además, hay otros muchos ejes entre el intestino y diferentes órganos: podemos hablar de los ejes intestino-hígado, intestino-riñón, intestino-páncreas, intestino-tiroides, intestino-piel, intestino-corazón... ¡incluso, intestino-ojo!

Recuerdo que una vez en el chat de WhatsApp de mis compañeros de residencia mi colega oftalmólogo se reía ante mi insistencia sobre la importancia de la microbiota: no le veía mucho sentido a preguntarles a sus pacientes con glaucoma o cataratas por cómo cagaban. Sin embargo, ya hay evidencia sobre la disbiosis intestinal y patologías oftalmológicas como la retinopatía diabética, la degeneración macular asociada a la edad o las uveítis. También, se ha comenzado a estudiar la alteración de la microbiota intestinal y sus metabolitos en el glaucoma. Amigo oftalmólogo, acabarás preguntándoles por sus cacas a tus pacientes.

SOMOS UN TODO

¿Nos queda alguna excusa para tratar a las personas como una colección de órganos? A poco que te metas en el mundo de la medicina personalizada, lo verás claro: somos un todo, y ese todo incluye nuestra microbiota.

Hemos visto que la microbiota intestinal:

- Mantiene un intestino saludable para protegernos contra infecciones.
- Nos ayuda a digerir los alimentos y permite que nos aprovechemos de todos los beneficios de los micronutrientes.
- Fabrica vitaminas y otras sustancias que permiten a nuestro cuerpo un funcionamiento óptimo.
- Ayuda a mantener el sistema inmunitario en equilibrio.
- Se comunica con el resto del organismo.

Tabla 2. Metabolitos producidos por la microbiota y sus acciones.

Actividades microbianas beneficiosas	Beneficios	Actividades microbianas dañinas	Consecuencias
Producción de SCFA y vitaminas Recuperación de energía	Provisión de nutrientes y energía	Producción de LPS Inflamación	Obesidad Sd metabólico
Producción de butirato, fermentación de fibras no digeribles	Protección contra el cáncer	Producción de toxinas Inflamación	Procarcinogénesis
Producción de sustancias antimicrobianas (bacteriocinas, H_2O_2, ácidos), regulación de pH, competición por nicho ecológico	Inhibición de patógenos	Invasión tisular Inflamación Disrupción de la homeostasis y la barrera intestinales	Enfermedades infecciosas «Leaky gut»
Desarrollo de señales antiinflamatorias VS proinflamatorias	Función inmune gastrointestinal normal	Desarrollo de señales proinflamatorias	Enfermedad inflamatoria intestinal Trastornos inmunológicos
Metabolismo de carbohidratos no digeribles	Motilidad intestinal normal	Desequilibrio metabólico	Síndrome de intestino irritable Empeoramiento de patologías metabólicas
Producción de propionato	Gluconeogénesis Inhibición de síntesis de colesterol	Producción de acetato	Síntesis de colesterol Enfermedades cardiovasculares

A veces, se clasifica la microbiota intestinal por sus funciones en inmunoreguladora, protectora, muconutritiva, proteolítica, degradadora de fibra, neuroactiva, metabólica... Sin embargo, una bacteria puede ejercer funciones de varios tipos, y cada función es llevada a cabo por múltiples bacterias, sin olvidarnos de los virus y los hongos. ¡A los humanos nos encantan las clasificaciones! Si te haces un estudio de microbiota fecal, es posible que veas un análisis fraccional de este tipo.

Sobre la función metabólica no te he hablado de forma específica, porque el resto de las funciones de la microbiota depende de estas sustancias. En la tabla anterior verás cómo los metabolitos o las sustancias que produce la microbiota pueden ejercer funciones beneficiosas en una situación de eubiosis, o todo lo contrario en una de disbiosis. La eubiosis es el estado de equilibrio saludable de la microbiota, y la disbiosis es cómo se llama a la situación de desequilibrio.

Vaya si interesa tener una microbiota saludable, ¿no te parece?

Segunda parte

EL EQUILIBRIO LO ES TODO

4

El principio de Ana Karenina

TODO LO QUE HACES IMPORTA

Con las múltiples funciones que realiza la microbiota, es fácil entender que, para que las realice de una forma óptima, debe tener una composición adecuada. Hoy en día, no se conocen las proporciones óptimas exactas de cada una de las bacterias o sus familias. Por eso, se suele definir una microbiota saludable en términos funcionales: una microbiota sana es la que hace lo que debe en la parte del cuerpo en la que se encuentre.

Para mantener la microbiota en un estado óptimo es prioritario saber qué cosas de las que hacemos en el día a día influyen en su composición y cómo se llega a configurar la microbiota de forma inicial.

Si pudieras elegir la microbiota de tus padres

¿Cuándo adquirimos la microbiota por primera vez? Esta pregunta, en apariencia sencilla, no tiene aún una respuesta del todo unánime por parte de la comunidad científica. Durante muchos años se consideró que el bebé adquiere la microbiota al pasar por el canal del parto. Como lo natural es nacer por la vagina, y allí lo que encontramos son sobre todo lactobacilos, éstos son los primeros microorganismos que colonizan al bebé. Además, tiene contacto con la zona perianal de su madre, donde hay bacterias del intestino materno.

Este momento es crítico. Los niños que nacen por cesárea no reciben esas bacterias de su madre. En su lugar, se colonizarán por los microorganismos de los guantes del personal sanitario y otros del ambiente hospitalario: es imposible esterilizar al completo una sala de partos. Desde hace unos años, en algunos hospitales se empapan gasas en los flujos vaginales de la parturienta, para luego pasarlas por la piel del bebé nacido por cesárea, y que se lleve al menos algunas de las bacterias de su mamá.

Otra cosa que modifica de forma negativa la adquisición de la microbiota en el nacimiento es la administración de antibióticos a la madre. Si ésta recibe un antibiótico antes o durante el parto, las bacterias que recibe el bebé se modifican.

¿Qué sucede en el útero? ¿Es estéril? En 2009 se publicó el primer estudio que afirmaba que en la placenta se podían encontrar bifidobacterias y lactobacilos. Este descubrimiento generó la hipótesis de que en realidad el bebé comienza a adquirir bacterias de su madre dentro del útero. Múltiples estudios posteriores parecían confirmar este hallazgo. No todos los científicos se lo creían o bien no conocían estos estudios, y contaban en sus charlas y artículos que el bebé se coloniza al nacer. Aun así, se comenzó a aceptar que el útero no es estéril, sobre todo al encontrarse microorganismos en la sangre del cordón umbilical de bebés sanos.

En el verano de 2019, un día antes de irme de vacaciones a Finlandia, *Nature*, un conglomerado de revistas científicas muy prestigiosas, publicó un artículo con los resultados del análisis de más de quinientas placentas. En él, los autores concluían que en la placenta no había microbioma y afirmaban que cualquier estudio anterior donde se adjudicaran bichos a la placenta estaba mal hecho, con contaminación de las pruebas o los reactivos. Ellos sólo encontraron una bacteria de las llamadas malas* en un 5 por ciento de las placentas.

Este artículo me impactó, porque en esas fechas ya estaba bastante aceptado que comenzamos nuestra amistad con la microbiota desde antes de nacer. El debate no ha cesado desde entonces. Hay otros estudios en los que se compara el líquido amniótico, donde el

* Se trataba del *Streptococcus agalactiae*, que es por el que administran antibióticos intravenosos a muchas mujeres en el parto para evitar una sepsis neonatal por esta bacteria. Hay cierto debate sobre esta práctica, aunque las guías de atención al parto de muchos países la apoyan.

bebé flota plácidamente en el vientre de su madre, con el meconio, la primera caquita del bebé. Se ha visto que ambos tienen microbiota y que la composición de ambas microbiotas se parece.

¿Por qué es tan importante todo esto? En primer lugar, para optimizar los cuidados de la microbiota materna desde antes del embarazo. En los artículos donde describen el microbioma placentario, comentan que éste se parece al microbioma oral materno. Habría que ver por qué las supuestas «contaminaciones» de esos estudios se parecen a una microbiota oral. Así, si la madre tiene gingivitis, caries o, peor aún, enfermedad periodontal, las bacterias de la boca se irían a la placenta. Y muchas de ellas no son precisamente buenas. ¿Cómo te hubiera gustado que tuviera tu madre la boca cuando estaba embarazada de ti?

Además, se postula que desde el intestino también llegan bacterias a la placenta. ¿Cómo? Por un fenómeno que se llama traslocación intestinal por el aumento de la permeabilidad. Es decir, algunas bacterias pasan por la separación que hay entre las células intestinales y se trasladan a la sangre. No es una infección ni una sepsis: es atopobiosis.

La vagina está muy cerquita del útero y una parte de sus bacterias pasan también a él. ¿La bolsa amniótica no es una fortaleza inexpugnable? Pues parece que no. Los microorganismos encuentran su camino a todas partes, por lo que vemos.

Por otro lado, y ahora estoy especulando a modo de reflexión personal (aunque seguro que se le ha ocurrido a más gente antes): si el bebé no se colonizara en el útero, si su sistema inmunitario no tuviera un cierto entrenamiento y contacto previo con ningún microorganismo al nacer, ¿qué pasaría cuando sale al mundo? Se encontraría de golpe y porrazo con cientos de bacterias: del canal del parto, la piel de la madre, la leche de la madre...

Recibir semejante carga microbiana repentina, sin ningún tipo de información previa, ¿con qué lo podemos comparar? Sería como haber vivido solo en una playa tropical desierta toda la vida sin conocimiento sobre el resto de la humanidad y ser teletransportado de repente a Times Square de antes de la pandemia. Tal sobrecarga de estímulos y contacto con otros humanos sería difícil de soportar y podría provocar un colapso nervioso, con una respuesta exagerada de huida o lucha.

Aunque no pasaran bacterias completas de la madre al feto, se sabe que el sistema inmunitario de éste empieza a programarse de una forma determinada según el estado de la microbiota materna. Pasen o no microorganismos completos hacia el bebé, sí se sabe que hay cachitos de éstos que el bebé comienza a identificar como algo aceptable, algo «no extraño», que no es necesario atacar.

Es interesante cuidarse la microbiota y la salud desde antes de la gestación. Cierto es que muchos embarazos no son planificados, pero también merece la pena cuidársela por una misma.

Fíjate si es beneficioso cuidarse la microbiota en el embarazo y antes: se sabe que hay ciertos probióticos que, tomados durante el embarazo, protegen al niño, al menos hasta los once años, de la aparición de ciertas alergias, erupciones cutáneas e incluso asma. Cepas como *Lactobacillus rhamnosus* HN001 lo han demostrado. Es más, esa misma cepa protege a la madre de la diabetes gestacional durante el embarazo y de la depresión posparto después. En la gestación es conveniente tomar un suplemento de folato (que no de ácido fólico) para proteger el desarrollo del tubo neural del niño, yodo para el cerebro y la glándula tiroides y vitamina B12. A menudo, pueden ser necesarios el omega 3 y vitamina D3, con indicaciones individualizadas. Quizás en el futuro las madres gestantes reciban además un probiótico personalizado para sus necesidades y las de su bebé. Mientras tanto, ya sabes que algunos lactobacilos, y también muchas bifidobacterias, pueden prevenir problemas en las madres y sus retoños.

El futuro papá también se tiene que cuidar. El semen tiene su propia microbiota. En este caso, es más saludable no tener demasiada variedad de microorganismos. Los perfiles microbiómicos seminales se parecen mucho a la microbiota vaginal, lo cual tiene su sentido. Creo que no hace falta que te explique por qué.

Se piensa que la fisiología de los espermatozoides puede depender del ambiente microbiano en el que se desarrollan. El futuro papá es importante para la fertilidad. Dejar de fumar y empezar a comer sano antes de tener hijos es tarea de los dos miembros de la pareja. Cuidarse la microbiota también, entre otros motivos, porque la microbiota de las personas que viven juntas se parece. Si el papá no se cuida y tiene, por ejemplo, una disbiosis oral, cada vez que le dé un buen morreo a la mamá, ésta se coloniza por las bacterias chungas de la boca de su amorcito, con un posible impacto negativo para el curso del embarazo.

La leche materna es... ¡la leche!

De acuerdo, nace el bebé —probablemente con algo de microbiota previa— y recibe las bacterias de su madre. En condiciones normales, un bebé recién nacido debería ser puesto encima de su madre. Hay vídeos preciosos en internet de bebés que reptan hacia el pecho de su madre de forma instintiva y se agarran al pezón para comenzar a recibir el calostro, la primera leche rica en grasa. Además de grasa, muchísima lactoferrina* y miles de sustancias como la inmunoglobulina A o microRNAs, el calostro también contiene bacterias. Aunque no se sabe con seguridad absoluta de dónde procede la microbiota de la leche humana, se piensa que el origen fundamental es el intestino, junto al aparato reproductor y el sistema respiratorio. Por otro lado, el bebé pasa una parte de sus microbios de la boca al pecho de la madre: esos microbios se incorporan también a la leche, en una suerte de retroalimentación entre la madre y el bebé.

No hay una composición universal para la microbiota de la leche. La lactancia es un fenómeno biopsicosocial y hay múltiples factores que influyen en la lactancia en sí que tienen que ver con aspectos socioculturales, geoespaciales y las características individuales de bebé y mamá. Por ejemplo, se sabe que la leche de una madre que ha dado a luz por parto vaginal no es igual que la de una madre a la que le practicaron una cesárea. Las madres de España tienen más Bacteroidetes en su leche, mientras que las chinas abundan en Actinobacteria (es decir, bifidobacterias) y las finlandesas en Firmicutes, con menos Proteobacteria. En todas ellas, si habían sufrido una cesárea, tenían niveles más altos de gammaproteobacterias.

La leche materna tiene, que se sepa, al menos setecientas especies de bacterias. Para darles sustento, la madre produce más de

* Es una sustancia antiinfecciosa e inmunomoduladora que incluso se vende en forma de suplemento (procedente de la leche de vaca) por sus múltiples propiedades beneficiosas para la salud.

doscientas moléculas de azúcar diferentes: los HMO, oligosacáridos de leche humana *(Human Milk Oligosaccharides)*. En el calostro hay 20-23 g/litro de HMO y en la leche madura, 12-14 g/litro. Son un tipo de azúcares que el ser humano no es capaz de digerir. Están en la leche materna para darles de comer a los microorganismos. Tienen una diversidad enorme y, en parte, la composición se determina por la genética materna. Según el tipo de HMO de la leche, hay mayor protección contra unos patógenos u otros, como el cólera o algunos virus gastrointestinales.

Ni siquiera se conocen aún todos los mecanismos de acción beneficiosos de los múltiples componentes de la leche materna. Es imposible que una leche artificial tenga la composición y la complejidad de la leche materna. Por ejemplo, las leches artificiales no contienen HMO. Aun así, en los años setenta hubo un *boom* de la leche artificial: se nos hizo creer que la leche producida por la industria era mejor que la leche materna.

Comenzaron a surgir mitos interesados que les repetían a las madres: «Tu leche está aguada», «No tienes suficiente leche» o «Si el bebé quiere teta cada hora, es porque se queda con hambre». La incorporación progresiva de la mujer al mercado laboral con unas bajas maternales ridículas tuvo mucho que ver con la disminución de las díadas lactantes* y el acortamiento de las lactancias.

El mito de las tetas caídas quizás sea uno de los más dañinos. Ante la dicotomía de mantener un símbolo de belleza y sexualidad o dar de comer al bebé, nos han hecho creer que debe ganar la opción de tener unos pechos hermosos. La realidad es que ni siquiera se caen (las tetas) por la lactancia: es el paso del tiempo y los sucesivos embarazos los que provocan la tan temida caída de pecho. Ser mamífera no está reñido con la belleza.

También nos han contado que «el biberón es más cómodo». Llevar una botella, los polvos, calentar agua, mezclar, enfriar, consumir rápido... es difícil ver cómo esto es más cómodo que sacar la teta y colocarla en la boca del bebé. La otra excusa es que así «el papá participa». Señores, el padre puede hacer otras cosas. Las mujeres y los hombres no somos biológicamente iguales pero, aparte del embarazo, el parto y la lactancia, el padre puede hacer

* La díada lactante se refiere al binomio madre/bebé en la lactancia.

todo lo demás. Por otro lado, se pueden realizar extracciones de leche y dar esa maravilla de la naturaleza al bebé con un vasito o biberón al bebé, si es que la madre no está presente por el motivo que sea.

Sin pretenderlo, me ha salido un panegírico en defensa de la lactancia materna. No puedo evitarlo. Es ciencia pura. Aunque sea por la microbiota, a la leche artificial le quedan décadas o siglos de desarrollo antes de parecerse ni lo más mínimo a la leche de una madre.

Si los dientes de leche se empiezan a caer a los seis años es por algo. Una lactancia es prolongada si dura más allá de los seis o siete años de la criatura. Hasta ese momento, dar teta y tomar teta es lo normal y lo natural en nuestra especie. Aunque nos hayan hecho creer lo contrario. Las generaciones del biberón que se quedaron sin el alimento humano por excelencia, la leche materna, tienen unas tasas en aumento de alergias y enfermedades autoinmunes nunca vistas en las décadas precedentes. Hay otros factores, pero los sistemas inmunitario, nervioso y digestivo del bebé esperan leche materna para su óptima programación.

Si la lactancia materna es imposible, la leche artificial es una mejor opción que los sustitutos de la leche materna que había en el pasado, salvo una nodriza sana. En el siglo XIX fallecieron muchos bebés por el uso de biberones con una especie de tubo largo que nunca se lavaba y que se llenaba de bacterias malas. Esto se evita hoy en día. Cuando de verdad no se puede instaurar una lactancia, al menos los macro y micronutrientes básicos estarán presentes para el bebé. Pero decir que «la leche artificial es igual de buena que la materna» es una frase procedente del marketing, no de la ciencia ni del interés por los bebés.

La lactancia mixta supone recibir una parte de los beneficios de la lactancia materna, pero no es lo óptimo. Tanto es así que en los países en vías de desarrollo, cuando una madre tiene infección por el VIH y está con tratamiento antirretroviral, puede darle el pecho al bebé si es lo único que toma éste. En cuanto al bebé se le da cualquier otro alimento o bebida, no se continúa con la lactancia materna, porque se produce una inflamación pequeña en el intestino y aumenta su permeabilidad, con el riesgo de que se transmita el virus al bebé. El riesgo es bajo si la madre toma tratamiento antirretroviral, pero no nulo. Se ha optado por la lactancia materna inicial en las madres con VIH en estos países por los múltiples beneficios de la leche materna para esos bebés. Además, a menudo ni siquiera tienen disponible agua potable como para darles leche artificial. En nuestra sociedad a las mujeres con VIH no se les permite dar el pecho porque se considera que el pequeño riesgo de transmisión del virus no es admisible.

Recapitulemos pues:

- La microbiota de un niño es diferente según haya nacido por cesárea o por parto vaginal.
- La microbiota del bebé sufre cuando la madre recibe antibióticos durante el parto.
- La microbiota de los niños que reciben lactancia materna es distinta a la de aquellos que reciben lactancia artificial.
- La microbiota del bebé interactúa con el sistema inmunitario: una disbiosis en una edad temprana tiene efectos a largo plazo, incluso aunque la disbiosis se recupere más adelante.

Creciendo con bichos

La mamá llega a casa con su bebé. La mayoría de las veces con el papá. Si es el primer bebé, los papás están histéricos perdidos: el bienestar de ese minihumano de pocos kilos depende de ellos, que no tienen ni idea de qué hacer. Por muchos libros que hayan leído, por muchos vídeos y cursos de padres que hayan visto, están perdidos. La casa parece estar llena de peligros, como los bichos.

El bebé se expondrá a múltiples microorganismos y muchos se incorporan en su microbiota. Proceden de la madre, su leche y su piel. Papá también empieza a aportar su propia flora. De todos modos, es probable que mamá y papá tengan microbiotas parecidas: convivir en la misma casa y comer la misma comida, tener un estilo de vida parecido, vivir en el mismo código postal, salir a los mismos sitios —ya sea el parque de delante de casa o el monte de al lado— hace que sus microbiotas se asemejen.

Desde estos días iniciales y hasta el final de su vida, todo lo que hace el nuevo humano recién llegado influye sobre su microbiota: la alimentación, el aire que respira, los medicamentos que le dan, si tiene contacto con animales o no, el contacto con la naturaleza, incluso la actividad física. Y, por supuesto, el estrés. Además, la microbiota de cada parte del cuerpo tiene sus propios factores que la modulan.

La microbiota de la boca es muy dependiente de los mismos factores que la intestinal pero, además, la aparición progresiva de los dientes también influye mucho. Que los padres le den, por ejemplo, el chupete —cosa que el bebé en realidad no necesita— después de caerse y de limpiarlo con su propia boca, supone la adquisición de una parte de la microbiota de la boca de los padres. Además, el niño chupa todo lo que pille por el suelo. La limpieza frenética de la casa con lejía a menudo evita la exposición a muchos de los microorganismos a los que deberíamos estar expuestos. Cierto es que en las ciudades la microbiota del ambiente no es muy deseable, pero si el niño tiene la suerte de vivir en el campo y sus padres tienen una huerta, unas gallinas, algunos otros animales... En este caso, la exposición al ambiente natural del bosque y el campo es beneficioso: es un aprendizaje para el sistema inmunitario del bebé.

La microbiota de la piel depende muchísimo de la higiene, sobre todo de su exceso. Los bebés nacen cubiertos por una sustancia pegajosa: el vérnix caseoso. Se llama así porque se parece al queso. Por desgracia, se suele eliminar en el hospital al poco de nacer el bebé. No hay otros mamíferos terrestres cuyos bebés tengan esta capa al nacer y lo ideal sería mantenerla durante el máximo tiempo posible. Pensar que en el Paleolítico los humanos hubieran llevado al río a los bebés para quitarles el vérnix es absurdo. Esta capa tiene agua, grasa y proteínas. Además, contiene sustancias antimicrobianas que protegen al bebé de cualquier bacteria mala que le pudiera provocar una infección en la piel. Por otro lado, ayuda a programar el sistema inmune de la piel y apoya el establecimiento de una dermobiota saludable. Tiene sustancias como defensinas, catelicidinas, ubiquitina, ribonucleasa-7, vitamina E, anexina 1 y calprotectina, por mencionar algunas. Mantiene la piel hidratada, regula la temperatura corporal del bebé, tiene propiedades antioxidantes y ayuda a curar heridas. Se piensa que incluso contiene feromonas que contribuyen a que el apego con la madre se constituya de forma más eficiente.

No hay ninguna crema en el mercado que tenga las características beneficiosas del vérnix, aunque hay una que se llama así como reclamo publicitario y que cuesta cientos de dólares. Sin embargo, está muy lejos de parecerse al verdadero vérnix.

En algún momento, a alguien se le ocurrió que era buena idea lavar a los recién nacidos y quitarles algo de valor inestimable. Hoy en día, se ha hecho necesario realizar estudios científicos para demostrar que diferir el momento del primer baño es beneficioso. ¿A que no se hacen estudios para demostrar que salir vivo del salto desde un avión requiere de un paracaídas?

Mira bien qué comes

El código postal condiciona nuestra microbiota en parte, porque nuestro lugar de residencia determina nuestra alimentación. ¿Cómo sabemos que es el ambiente y no la genética?

Unos científicos, de nuevo en el bar: «Oye, ¿qué tal si miramos qué influye más en la microbiota, si la genética o el ambiente?». Otro le dice: «Buf, qué perezón. ¿Y eso cómo lo vamos a hacer? ¡La gente que se parece genéticamente vive en el mismo sitio!». Al final, se les ocurre la solución: deciden recoger cacas de varios tipos de personas.

- Residentes del Sudeste Asiático.
- Personas recién llegadas del Sudeste Asiático a Estados Unidos.
- Personas procedentes del Sudeste Asiático, con varios años de residencia en Estados Unidos.
- Descendientes nacidos en Estados Unidos de personas que habían venido del Sudeste Asiático.
- Estadounidenses de ascendencia europea.

Después de meses de recoger cacas, los afanosos investigadores analizaron los resultados. Descubrieron que la gente que vive en el Sudeste Asiático tiene una microbiota más diversa y rica, capaz de degradar muchos tipos de fibra. Cuanto más tiempo viven las personas en Estados Unidos, más se parece su flora a la de los locales de ascendencia europea, y más gordos están. Los hijos y los nietos de los inmigrantes tienen una microbiota igual a la de los estadounidenses de quinta o sexta generación: poco diversa y con pérdida de las cepas bacterianas con las enzimas que permiten digerir fibras variadas.

Claro que la genética influye, pero se estima que al menos un 80 por ciento de la configuración de la microbiota depende del ambiente.

La alimentación es el principal factor que impacta sobre la microbiota. Los cambios dietéticos pueden modificar la microbiota muy rápido: la microbiota del intestino delgado cambia de la noche a la mañana y la del colon en cuarenta y ocho horas ya muestra cambios significativos. Ya lo vio Tim Spektor con su estancia de tres días entre los hadzas. Si los nuevos hábitos dietéticos son persistentes en el tiempo, la microbiota puede cambiar para siempre. Si las modificaciones se introducen a lo largo de las generaciones, cambiará la microbiota de toda una población de un lugar. Esto se aplica tanto si los cambios son beneficiosos como si resultan perjudiciales.

Una causa por la que nuestra alimentación actual daña a la microbiota es la cantidad de aditivos que contienen los productos procesados y ultraprocesados. Por ejemplo, un emulsionante de uso muy frecuente, el polisorbato 80, promueve el crecimiento de bacterias que participan en la generación del cáncer de colon. La carboximetilcelulosa tiene el mismo efecto. No es que por sí solas estas sustancias produzcan un cáncer, pero su efecto es sumatorio con otros factores como la predisposición genética o la alimentación.

Recuerdo que hace un par de años me puse muy contenta cuando encontré en uno de los supermercados donde hago la compra una leche de coco en apariencia de buena calidad: sólo llevaba agua, leche de coco y un emulsionante. Al poco tiempo, me llegó un artículo científico sobre el efecto de ese emulsionante sobre la microbiota. Tenía cinco botes de ese producto en casa. Ya había pasado por aceptar a regañadientes la exposición al bisfenol del recubrimiento interior de la lata pero pensar que contenía una sustancia que podría alterar mi microbiota y favorecer la aparición de cáncer de colon... no sabía qué hacer. En mi familia paterna ha habido varios casos a edades no muy avanzadas por lo que, en teoría, tengo un riesgo algo aumentado de tener este tipo de tumor. Siempre he pensado que mi estilo de vida es más saludable que el de mi padre y mis tíos, y en algunas cosas es así, pero hay factores que no puedo controlar. Sin embargo, me han enseñado a no tirar comida. Debatí conmigo misma sobre si podía llamar *comida* a un producto que contiene semejante sustancia. Finalmente, acabé por usar los botes con cierta aprensión, pero no los volví a comprar nunca más. Hoy en día, se sigue vendiendo esa leche y, al verla, siempre compruebo si el emulsionante continúa entre los ingredientes. Sí, sigue allí.

Fármacos y tóxicos

Muchos medicamentos pueden producir efectos perjudiciales sobre la microbiota. Con «perjudicial» me refiero a que favorecen el crecimiento de especies que fabrican metabolitos tóxicos o que en grandes cantidades generan problemas de salud.

Hay mucha evidencia científica disponible sobre este tema. Por supuesto, los antibióticos y otros fármacos antiinfecciosos son el enemigo número uno de una microbiota saludable: matan bacterias malas que nos producen infecciones, pero en el camino quedan como víctimas colaterales muchas de las especies que nos protegen, como las bifidobacterias.

Los antibióticos no son los únicos fármacos que pueden provocarte una disbiosis: laxantes, benzodiacepinas, antihistamínicos, estatinas, antidepresivos, hormonas anticonceptivas, antihipertensivos, paracetamol... se ha demostrado que también pueden dañar la microbiota.

Los inhibidores de la bomba de protones son de los peores. Muchas personas toman durante años estos mal llamados protectores gástricos. Este grupo de fármacos (del tipo omeprazol) altera 24 familias de bacterias y hasta 133 vías metabólicas de la microbiota intestinal. En concreto, a menudo aumentan bacterias que son propias de la boca, como *Streptococcus parasanguinis* o *S. mutans*. Esto sucede porque se modifica la fisiología del ácido del estómago y estas bacterias, que no tendrían por qué aguantar el paso por ahí, llegan al intestino. El SIBO (Sobrecrecimiento

Bacteriano del Intestino Delgado), del que hablaremos en el capítulo siguiente, es una posible consecuencia de la toma inadecuada de estos fármacos.

Los antibióticos usados en la infancia pueden producir cambios en el sistema inmune y neuroendocrino que tendrán efectos en la edad adulta. Por ejemplo, en un gran estudio con niños de Estados Unidos, la exposición a antibióticos en los primeros seis meses de vida se asoció a un aumento del riesgo de tener asma a los seis años.

En múltiples estudios realizados en Finlandia, los antibióticos macrólidos* dados a niños de dos a siete años se asociaron a cambios en la microbiota comprobados en los estudios de heces. Pero no sólo eso: posteriormente, era más probable que estos niños tuvieran asma, sobrepeso u obesidad.

El consumo excesivo de antibióticos y otros fármacos en la infancia es muy preocupante, porque en esta época se programa el sistema inmunitario y de esa programación depende su funcionamiento futuro. Más de la mitad de los tratamientos antibióticos que reciben los niños en España son innecesarios. Noruega es el país donde menos antibióticos toman los niños: se prescriben 3,5 veces más antibióticos a los niños españoles que a los noruegos y un 50por ciento más que en Estados Unidos y Alemania. En Corea del Sur es aún peor: allí, los niños toman 7,5 veces más antibióticos que en Noruega. Estos datos provienen de un estudio de 2016, en el que se aprecia que los niños españoles reciben de media 1,5 ciclos de antibióticos; no en sus primeros años de vida, sino al año.

Lo que se aplica a los fármacos también se extiende a todo tipo de sustancias y contaminantes como los metales pesados, herbicidas, pesticidas o disruptores endocrinos. El bisfenol A, el glifosato o el mercurio son imposibles de evitar por completo en nuestra sociedad.

Por eso, para el consumo de pescado hay recomendaciones específicas para niños y embarazadas, pues son especialmente vulnerables al acúmulo de mercurio en el tejido graso y el cerebro. Pero el mercurio y otros metales pesados no son dañinos sólo para

* Se usan mucho en infecciones respiratorias, sobre todo en alérgicos a las penicilinas.

nuestro cuerpo, también lo son para la microbiota. La disbiosis intestinal facilita aún más la acción tóxica del mercurio. Una microbiota intestinal saludable, en cambio, ayuda a eliminar los metales pesados y otros xenobióticos a los que estamos expuestos.

El factor ambiental

El entorno es importante, no sólo por la alimentación y la contaminación. Lo que más ha cambiado en las últimas décadas en nuestras sociedades es la falta de exposición a la naturaleza, en general, y a otros animales, en particular. Los niños que viven en comunidades amish tienen muchas menos alergias y asma que los niños que viven en comunidades agrícolas con prácticas de agricultura masificada e industrial. Convivir con gallinas, vacas, caballos, perros... y tener el polvo de casa lleno de bacterias de todos estos animales, influye de forma positiva en la microbiota de los niños desde que nacen. Tener contacto con la suciedad natural nos protege, vivir en ciudades y granjas industrializadas nos hace débiles. Por eso, tener hermanos o un perro también protege frente a alergias.

El estrés, la falta de actividad física y la falta de sueño son otros factores que pueden destrozar a tus bichitos amigos. O puesto en positivo: controlar el estrés de la vida moderna, ser activo físicamente y dormir al menos siete u ocho horas cada noche ayuda a que tu microbiota esté en condiciones saludables. En el capítulo 12 profundizaremos más en estos aspectos del estilo de vida, para saber cómo proteger nuestra microbiota.

Algo tan ubicuo y consustancial a nuestra sociedad como la telefonía móvil, el wifi y los ordenadores puede tener un impacto negativo en la microbiota. Se ha comprobado que el tipo de frecuencias en las que funcionan estos dispositivos provoca que bacterias malas —como la *Listeria* o cepas patógenas de *E. coli*— proliferen con mayor facilidad y que incluso se hagan resistentes a antibióticos. En cambio, las mismas frecuencias tienen un impacto negativo en las bifidobacterias, nuestras amigas, que menguan con la edad y, por lo visto, con la proliferación de los móviles.

La disbiosis, el SIBO y sus consecuencias son cada vez más

frecuentes en gente cada vez más joven. Además, a menudo la respuesta a un tratamiento adecuado es poco satisfactoria. Lo que más ha cambiado en nuestra sociedad en los últimos años es la instalación de wifi en casi todos los domicilios. ¿Y quién no tiene un smartphone? Lo tenemos todos y lo llevamos a todas partes.

Sobre las radiaciones de los móviles y demás dispositivos, es frecuente la afirmación oficial de que «no hacen daño al ser humano». En realidad, es complicado demostrar que «no hacen daño». Pero lo contrario —probar que sí son dañinas— es también difícil y no se han financiado estudios a gran escala. Sin embargo, algunas investigaciones muestran que probablemente deberíamos aplicar el principio de precaución en este tema y seguir indagando.

Por ejemplo, en un estudio se comprobó que al exponer a la *E. coli* a un campo electromagnético 5G durante ocho horas, las bacterias conseguían aumentar su captación de glucosa y crecían en mayor cantidad. Sin embargo, si cogemos un *Lactiplantibacillus plantarum* (una especie que ayuda a nuestro intestino a mantenerse saludable) junto a un *Lacticaseibacillus rhamnosus* (que mejora alergias, problemas digestivos diversos y al sistema inmunitario) y los exponemos a radiaciones de 6,41-7,62 GHz, no se ponen contentos. Ambas bacterias, expuestas a radiaciones de esas frecuencias, disminuyen en cantidad y crecen peor. A mayor frecuencia, las bacterias se dañan aún más. Se piensa que este efecto se debe a una interferencia con la maquinaria celular que genera energía o bien a un efecto oxidante directo que aumenta los radicales libres y destruye el ADN de las bacterias.

En otra investigación sobre las bacterias de la piel, se observó el mismo efecto: la exposición a móviles hizo que aumentaran bacterias relacionadas con patologías como el acné o la dermatitis atópica. Este estudio se llevó a cabo tanto con bacterias en el laboratorio como en seres humanos.

La mayoría son investigaciones de laboratorio con placas de cultivo de bacterias pero piénsalo por un momento. ¿Qué somos los humanos sino verdaderas macetas gigantes de cultivo de microorganismos, como hemos visto? Sin embargo, en nuestra sociedad parece difícil permanecer en un ambiente libre de radiaciones electromagnéticas. Diríase que es inviable. Es más, no tener ordenador, internet ni móvil hoy en día podría dificultarnos mucho la vida. No se trata de volvernos paranoicos; más bien, de reconocer que no lo sabemos todo. Ojalá los científicos reciban financiación para realizar más estudios con las radiaciones que nos rodean, y así descubrir cómo impactan sobre nuestra microbiota. Y, de paso, que averigüen cómo hacer que no nos dañen, si es que lo hacen.

Hay solución

Quizás estés un poco desanimado después de leer esto. Puede que el mundo te parezca un lugar lleno de peligros para tus amigos: los bichitos buenos del intestino, la boca y la piel. Tal vez te entre el agobio al pensar que no hay escapatoria.

En cierta manera es así: hay muchos factores de los que no podemos huir si queremos vivir en la sociedad que hemos creado los humanos modernos del siglo XXI. Una sociedad que los sociólogos llaman WEIRD, que quiere decir «raro» en inglés. Es un acrónimo que procede de las palabras *Western Educated Industrialized Rich Democratic*. Nuestras sociedades occidentales, educadas, industrializadas, ricas y democráticas, nos han traído muchísimas cosas buenas. Hemos alcanzado un nivel de desarrollo humano y bienestar con un progreso científico y cultural que jamás hubieran imaginado nuestros ancestros. Claro que es un avance hablar por videoconferencia con nuestra familia y por supuesto que viajar miles de kilómetros a ver paisajes que no tenemos cerca es fabuloso. Sin embargo, todo en esta vida tiene un precio: el peaje que pagamos por nuestro desarrollo tiene mucho que ver con la pérdida de la salud física y mental. La desaparición de especies y géneros completos en nuestra microbiota depende de nuestro estilo de vida.

La cuestión es: ¿podemos mantener las ventajas de nuestra vida moderna y a la vez cuidarnos a nosotros mismos y a nuestra microbiota para estar más saludables tanto nosotros como nuestros descendientes?

La respuesta es: podemos y deberíamos proponérnoslo en serio. Cada persona puede cuidar de su microbiota y, a la vez, de sí mismo. Los profesionales de la salud no tenemos excusas: debemos conocer la importancia de la microbiota en la salud humana. Nos va la vida y el bienestar en ello.

El cambio de paradigma en la medicina suele ser lento, lleva de media diecisiete años. Recuerdo un compañero de una especialidad *a priori* muy relacionada con la microbiota que me decía: «Yo no creo en los probióticos».

Vamos a ver: no se trata de «creer». Esto no es una religión, es ciencia. Hay decenas de miles de artículos científicos que nos muestran la eficacia de los probióticos y la importancia de la microbiota en nuestra salud. Y más que se publicarán. Otro colega mío le dijo a Mago More, a propósito de los probióticos: «Es que no me gusta la homeopatía». Confundir la microbioterapia con la homeopatía supone un error conceptual grave por el que no sé si reír o llorar.

Si me los cruzara ahora, les diría: «¡Es la microbiota, idiota!».

Si escribo este libro es para contarte, al menos con unas pinceladas iniciales, todo esto. Ojalá que puedas transmitir luego ese conocimiento a tus amigos y familiares. Quizás ayudes a alguien que tiene un problema que no consigue solventar.

LA TEMIBLE DISBIOSIS

Cada intestino es infeliz a su manera

Hace un par de años, en el comedor del hospital donde trabajaba por aquel entonces, se me acercó una compañera dermatóloga. Ella sabe que soy una friki de los bichos. Venía entre excitada e incrédula a contarme el caso de una paciente. Se trataba de una señora que llevaba tiempo con problemas en la piel, además de una inflamación en el ojo de causa misteriosa y dolores articulares. La habían valorado compañeros de varias especialidades y habían probado múltiples fármacos, sin mucho éxito.

Hacía poco ella la había revisado y la paciente estaba fenomenal: tenía el ojo bien, los eczemas se habían ido y las articulaciones ya no estaban inflamadas. El dentista le había pautado un antibiótico por un flemón y, para contrarrestar algo el efecto pernicioso del antibiótico, su médico de familia le dijo que tomara un probiótico. A raíz de eso, había mejorado.

A mí no me pareció sorprendente: la alteración de la microbiota intestinal es omnipresente en múltiples enfermedades. El antibiótico, en este caso, habría atacado sin piedad a alguna bacteria intestinal que estuviera detrás del proceso inflamatorio que sufría la paciente. El probiótico, a continuación, ayudaría a establecer algunas cepas beneficiosas. En este caso, el antibiótico fue una ayuda para recobrar el equilibrio.

Hemos comentado cómo hay diferentes tipos de bacterias en el intestino. Esas bacterias en una persona sana están repartidas de una manera que denominamos eubiosis. Eu quiere decir «bueno». En la eubiosis la microbiota está en equilibrio.

No hay una única eubiosis universal para todo el mundo. En el mundo de la microbiota rige el principio de Ana Karenina. Tolstói comenzó su libro así: «Todas las familias felices se parecen unas a otras, pero cada familia infeliz lo es a su manera». De la misma manera, todas las microbiotas sanas se parecen en algunas cosas, pero hay muchísima variedad en la disbiosis.

Desde hace algunos años, es habitual que los pacientes que llegan a mi consulta se hayan realizado un estudio de la microbiota fecal. Las alteraciones casi siempre consisten en un exceso de proteobacterias: hay personas que llegan a tener, en vez de menos del 1-5 por ciento de éstas, hasta un 40 por ciento de sus bacterias pertenecientes a esta familia.

Otras alteraciones frecuentes son la disminución de las bifidobacterias y de la *Akkermansia muciniphila*. A veces hay un exceso de *Candida*, un hongo que puede formar parte de la microbiota intestinal saludable, pero que en exceso se considera que da lugar a todo tipo de problemas de salud. El resto de las alteraciones disbióticas varían muchísimo: algunas personas andan faltos de *E. coli*, otras no tienen lactobacilos suficientes, hay a quien le sobran clostridiales, los estresados van cortos de *Ruminococcus*... No hay un perfil único de disbiosis.

Sin embargo, sí que se conocen perfiles de disbiosis específicos por patologías. La microbiota fecal de las personas con una misma enfermedad tiene ciertas características propias que definen esa patología en concreto. Además, cada disbiosis tiene asociado un perfil de alteración metabolómica: es decir, las bacterias en desequilibrio fabrican sustancias en exceso o en defecto. Participan de esa manera en provocar los síntomas y los mecanismos de la enfermedad.

¿Cuál es el camino a la disbiosis?

¿Por qué se desequilibran en un principio los microorganismos en nuestro intestino? ¿Y en la boca, la piel, los pulmones o el tracto genital?

Imaginemos una mujer que se queda embarazada. Esta madre tiene gingivitis o incluso periodontitis, pero no lo sabe. De toda la vida le han sangrado las encías un poco al lavarse los dientes; piensa que es normal. Se hace las limpiezas ocasionales superficiales gratuitas y nunca le han dicho que tenga un problema en sus encías.

Durante el embarazo, las bacterias de su boca disbiótica pasan a la sangre y llegan a la placenta; otras tantas del intestino hacen lo mismo. El sistema inmunitario del bebé en este momento ya se puede programar de una manera proinflamatoria frente a esas bacterias. Incluso puede que algunas de ellas pasen al bebé, como hemos comentado.

Imaginemos ahora que la madre tiene problemas en el embarazo por una bacteria que se llama *Fusobacterium nucleatum*. Este bicho es malo con ganas: además de asociarse al cáncer de colon y la enfermedad inflamatoria intestinal, entre otros problemas, se relaciona con crecimiento intrauterino retardado, parto pretérmino y bajo peso al nacer. Así, nuestro bebé crece poquito y, además, lo sacan al mundo por cesárea. Tras nacer, el pequeñín necesita algunas maniobras para reanimarlo y es colonizado por las bacterias del ambiente del quirófano.

Cuando colocan a la criatura encima de su mamá parece que no se agarra bien y le enchufan un biberón. A pesar de los intentos de la madre durante un par de días, le da la impresión —y se lo dicen las visitas— de que su leche deja al bebé con hambre. Tras unos días de más en el hospital, salen de allí con biberón, tras una cesárea y con el antibiótico puesto a la madre durante la cesárea. Aquí, ya tenemos varios factores por los que la microbiota del recién nacido no es la óptima. Lo cierto es que los efectos de la cesárea y del antibiótico se podrían remediar en una parte importante con la lactancia materna, pero no será el caso para este bebé.

Es invierno y, a las pocas semanas de haber nacido, el bebé tiene una bronquiolitis que parece que no va bien. Le dan antibióticos y la poca flora que se había establecido es barrida como en un tsunami. Después del antibiótico, las bacterias que tiene el bebé son poco variadas y escasas en cantidad. El sistema inmunitario no se termina de espabilar por la falta de leche materna y de bacterias buenas, y el niño entra en una espiral de otitis con sucesivos ciclos de antibióticos. Por si fuera poco, parece que tiene reflujo y le dan fármacos para tratarlo que también producen alteración de la microbiota.

Al comenzar la escuela infantil, recibe algunas bacterias de los compañeros, pero también se infecta por la *Giardia* y tiene un episodio de diarrea prolongada que le deja el intestino devastado. El niño llega al colegio con alergias, varias bronquitis cada invierno, dolores de tripa ocasionales y algunas intolerancias alimentarias. Con fármacos y algunas restricciones llega a la adolescencia y la edad adulta. Sin embargo, como tiene una predisposición genética a la psoriasis, a los veintitantos desarrolla una artritis psoriásica. De nuevo, recibe más fármacos que predisponen a una mayor disbiosis que, a su vez, le provoca nuevos síntomas que son tratados con otros medicamentos.

Este caso, aunque puede parecer extremo, es característico. ¡No es culpa de la madre, desde luego! Además, la mayoría de los partos son vaginales y muchos niños reciben algún tiempo de lactancia materna. Las cesáreas salvan vidas de madres y de bebés, al igual que los antibióticos y la leche artificial. La ciencia lo que nos permite es conocer sus efectos negativos sobre la microbiota para contrarrestarlos en lo que podamos. A lo largo de toda la vida podemos vivir de una manera respetuosa con nuestra microbiota.

Existe un concepto que es la resiliencia: no todas las personas que toman antibióticos, por poner un ejemplo, desarrollan una disbiosis. Algunas bacterias buenas quedan escondidas en las criptas del intestino; cuando desaparece el efecto del antibiótico, repueblan el intestino. Esto es lo que sucedería en condiciones ideales.

El problema es que raras veces vivimos en condiciones ideales. A menudo, tenemos la microbiota en un estado precario: la alimentación de la mayoría de la población no es la más adecuada y hay una falta previa de abundancia y diversidad microbiana. Comer gusanitos, madalenas, galletas, leche de vaca a todas horas, refrescos, hamburguesas, escasa verdura y poco pescado hace que ya haya un predominio de bacterias malas frente a las buenas. Además, el escaso contacto con la naturaleza y la exposición a la contaminación también dañan a la microbiota. Entonces, si sobre una flora ya delicada aplicamos una bomba nuclear en forma de amoxicilina... *¡BOOM!* Adiós, bifidobacterias. Hola, proteobacterias y *Candida*.

Me han llegado muchas personas a la consulta que estaban perfectas de salud hasta que pasa algo: «Me tomé un antibiótico para una cosa del dentista y desde entonces voy en picado» o «Estuve de viaje en Cancún, cogí una diarrea y desde entonces se me hincha la tripa y todo me sienta mal». O incluso: «Tuve un disgusto familiar muy gordo y, a raíz de aquello, no sé qué me pasa que estoy hecho polvo».

Deberíamos tener una microbiota resistente a ese tipo de situaciones pero la triste realidad es que poca gente la tiene. Ésta es una de las causas que está detrás del creciente número de personas con intolerancias a alimentos que nuestros abuelos comían sin problemas, alergias a pólenes, ansiedad y depresión galopantes, acné, Hashimoto, obesidad o esclerosis múltiple, sólo por mencionar algunos de los problemas cuya incidencia está en aumento.

Es cuestión de equilibrio

Los postulados de Koch en su formato original fueron un avance en la microbiología. Decían que para que un microbio se pudiera considerar como la causa de una enfermedad, debían cumplirse una serie de criterios:

- El microorganismo debe estar presente en todos los casos de enfermedad.
- El microorganismo debe ser aislado del enfermo y poder cultivarse en el laboratorio.
- El microorganismo debe causar la misma enfermedad si se introduce en un nuevo sujeto.
- El microorganismo debería ser aislado del nuevo huésped.

Se ha propuesto que estos mismos postulados se podrían aplicar a las bacterias que promueven un estado de salud en los humanos, de la siguiente manera:

- La cepa comensal se asocia con la salud de su huésped y se identifica con regularidad en huéspedes sanos, pero con menos frecuencia en huéspedes enfermos.
- La cepa comensal se puede aislar en cultivo puro y hacerlo crecer en el laboratorio.
- La cepa comensal mejora o mitiga la enfermedad cuando se introduce en un nuevo huésped.
- La cepa comensal se puede detectar en el nuevo huésped una vez que se ha restaurado su salud.

Sin embargo, la microbiota es más una cuestión de equilibrio que de bacterias aisladas. Se piensa que incluso la *Akkermansia* puede llegar a estar presente en cantidades excesivas, como se ha visto al menos en algunos ratones, en los que algunos tipos de cáncer de colon se asociaban a un exceso de *Akkermansia*. Por ello, aunque es cierto que hay bacterias que «en general son buenas» y otras que «en general son malas», es preferible evitar este tipo de dicotomías y pensar en la microbiota más bien como un ecosistema natural, como un bosque viejo de Finlandia. La microbiota no es un jardín ordenado donde podamos decir «mira, en ese cuadrante falta un rosal, en aquel otro vamos a poner tulipanes y de allí cortaremos esa mala hierba».

En un ecosistema, cualquier pequeño cambio puede influir de forma perjudicial sobre todo el sistema. Si desaparece, por ejemplo, un determinado insecto, quizás se mueran los pájaros y las ranas o no se polinicen las plantas. O si se introduce un depredador que coma muchos conejos, no se controla la vegetación baja; si hay un exceso de vegetación y cae un rayo, puede que surja un incendio. Si llega un pirómano lo tendrá muy fácil para quemar el bosque entero. Solucionar semejante desastre necesita tiempo y esfuerzo: no por plantar un pino se recupera el bosque.

De la misma manera, la microbiota es un sistema complejo donde unos pequeños cambios negativos lo pueden llevar al desequilibrio. Sin embargo, una única intervención, como tomar un probiótico, no es suficiente para solucionar una disbiosis: se debe realizar una estrategia global que tenga en cuenta todos los factores que han llevado a la disbiosis para corregirla de forma progresiva e individualizada.

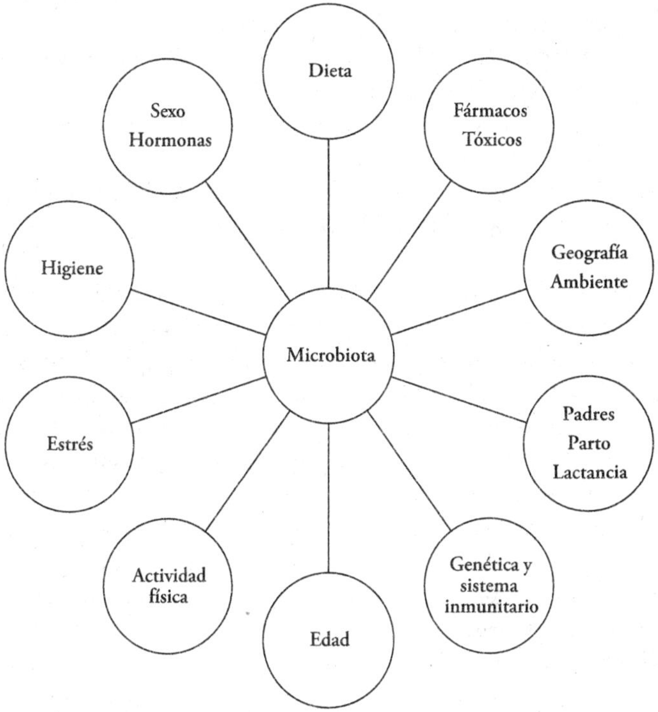

Figura 4. Factores que influyen en la composición de la microbiota.

Cómo nos enferma la disbiosis

Hemos visto que todo lo que nos hacemos a nosotros mismos, se lo hacemos a nuestra microbiota. Los factores que impactan sobre la microbiota están resumidos en la figura 4. Veamos cómo nos enferma la disbiosis.

Cuando se supera el punto de resiliencia o de aguante de la

microbiota, surge la disbiosis. Una de las consecuencias de la disbiosis es, a menudo, el aumento de la permeabilidad intestinal, en la que las sustancias o bacterias que están en el intestino pasan para dentro del cuerpo. Lo mismo puede suceder, en mayor o menor medida, en la boca, la piel o el aparato genitourinario. De forma global, esta situación se llama permeabilidad de barreras.

Por la permeabilidad de barreras y la disbiosis, el sistema inmunitario reacciona y genera un ambiente inflamatorio. Esto, a su vez, lleva a una situación de fabricación de citoquinas proinflamatorias (sustancias por las que se comunican las células, en este caso, diciendo: «inflámate») y activación de células de defensa que puede afectar a estructuras de nuestro propio cuerpo. ¿Y qué enfermedad será la que se genere? Depende de muchos factores, como:

- La predisposición genética.
- Las causas y el tipo de disbiosis.
- El tipo de sustancias tóxicas ambientales a las que se está expuesto.
- Las infecciones que se han padecido o que están latentes.
- Factores nutricionales, como, por ejemplo, el déficit de vitamina D.
- El estrés crónico: activa los circuitos psiconeuroendocrinoinmunológicos que mantienen una inflamación crónica, incluso aunque los otros factores que iniciaron la enfermedad se hayan retirado.

Muy por debajo de lo visible —los síntomas y las enfermedades— están las causas raíz de las patologías (figura 5)—. Una enfermedad o un síntoma no empieza el primer día que una persona se lo nota. Puede empezar años o décadas antes.

Se atribuye a Hipócrates la siguiente sentencia:

> Las enfermedades no nos llegan de la nada. Se desarrollan a partir de pequeños pecados diarios contra la Naturaleza. Cuando se hayan acumulado suficientes pecados, las enfermedades aparecerán de repente.

Esta frase tiene plena vigencia hoy en día: acumulamos múltiples factores predisponentes a la enfermedad; cuando cae la gota que colma el vaso y los factores de riesgo para enfermar sobrepasan a los que nos protegen, surge la patología. Ante un problema de salud, no está de más ver cómo surgió y tratar sus causas últimas.

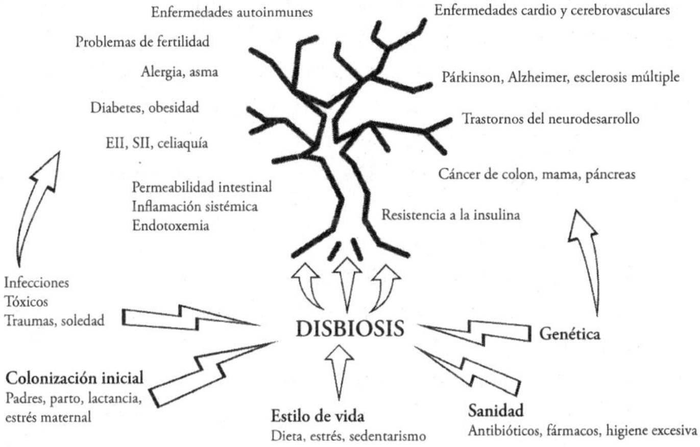

Figura 5. Causas y consecuencias de la disbiosis. Adaptado de Tungland.

5

De gases y otras molestias inconvenientes

¿QUÉ ES NORMAL?

¿Qué comían tus abuelos?

Piensa en tus abuelos cuando eran jóvenes. Quizás vivieran en el pueblo. Comían alimentos reales, nada de cosas envueltas y empaquetadas con colorines. Tomaban alimentos de proximidad, nada de aguacate, quinua ni *smoothie bowls*. El pan era pan, de trigo, y les sentaba estupendamente. La leche no estaría pasteurizada, y la desnatada era lo que quedaba después de retirar y comer la nata de la superficie de la leche recién ordeñada, no el aguachirri que venden ahora. De hecho, a lo mejor hasta tus padres pudieron probar la leche recién ordeñada, como lo hacían los míos.

Snack en el pasado era una palabra desconocida. Nuestros padres y abuelos no comían cinco veces al día: a lo sumo dos o tres veces. Las madalenas y las galletas no eran un desayuno: eran postres, muy ocasionales.

A nuestros padres y abuelos lo más probable es que toda la comida les sentara bien: pan con aceite para desayunar, para el almuerzo un plato de cuchara con una fruta de postre (si era temporada) y de cena una tortilla francesa, un pescado y algo de verdura.

En algún momento en los años setenta y ochenta, nos trajeron muchísimos avances, de Estados Unidos sobre todo. Vaya, al menos nos los vendieron como avances: *snacks* y galletas, zumos envasados y refrescos, comidas preparadas y precocinadas. Comenzaron a proliferar los supermercados y a desaparecer los mercados de abastos. Por ejemplo, donde vivo yo, una población de más de setenta mil habitantes, no hay ningún mercado de abastos y es difícil encontrar una pescadería.

Del 80 al 90 por ciento de la oferta de los supermercados consiste en productos, no alimentos reales que nuestras abuelas reconocerían como comida. Además, son establecimientos con un diseño específico para hacernos comprar más precisamente de lo menos saludable. Como dice Antonio Estrada, de sinAzucar.org:

> A mucha gente le gusta cuidar su alimentación, pero lo hace con un criterio confundido por el marketing de la industria alimentaria.

A principios de marzo de 2020, la gente asaltó los supermercados en busca de papel higiénico. También arramblaron con las pizzas, las patatas fritas y los refrescos, y dejaron un excedente de brócoli. Yo me acababa de incorporar al hospital. Al llegar al súper cerca de la hora de cierre, las estanterías estaban vaciadas de ultraprocesados. Me pareció delirante. ¿Nos iban a confinar durante no se sabía cuánto tiempo, sin poder salir a la calle a hacer deporte, y la gente se lanzaba a comer porquerías?

Así fue. Y es normal: la ansiedad ante un futuro incierto y una situación nueva amenazante nos lleva a buscar el consuelo de la comida hipercalórica e hiperpalatable, repleta de sal, azúcar y grasas malas.

Intolerantes a la vida

Es curioso: ahora, con más comida a nuestra disposición de la que nuestros abuelos hubieran soñado en su juventud y acceso a superalimentos como el trigo sarraceno, el açai, la kombucha o los arándanos, la gente tiene más intolerancias y alergias que nunca. Esta tendencia se ha acentuado en la última década: se estima que de un 25 a un 35 por ciento de la población tiene una intolerancia, alergia o sensibilidad alimentaria. Hay quien dice que esta cifra es incluso mayor, del 50 por ciento.

En las alergias, el sistema inmunitario reacciona de forma exagerada a una sustancia específica. Son situaciones que pueden ser incluso de riesgo vital. Un ejemplo es la alergia a los ca-

cahuetes, una de las más peligrosas: una mínima exposición al cacahuete puede desencadenar un cuadro muy grave: el *shock* anafiláctico. Las alergias, que en general no suelen tener consecuencias tan graves, son cada vez más frecuentes y se relacionan con la alteración de la microbiota intestinal. Ya hay estudios muy interesantes en los que mejoran estas peligrosas alergias con cierto tipo de probióticos para lograr una cierta tolerancia a los alimentos que las provocan. En general, las alergias no tienen por qué provocar síntomas digestivos.

En cambio, las intolerancias son situaciones en las que sí son frecuentes las molestias digestivas como hinchazón o distensión abdominal* excesiva con ciertos alimentos, exceso de gases, dolor de tripa, o diarrea. Otras veces aparecen síntomas generales como dolor de cabeza, cansancio, niebla mental, alteraciones del ciclo menstrual, molestias al orinar, incluso disminución de la libido. Hay personas que llegan a tener intolerancia a casi todo, incluso a la vida misma. Es muy difícil entenderlo desde fuera: una persona que sufre una situación así a menudo se enfrenta a la incomprensión de familia, amigos y médicos.

El problema es que esto le pasa cada vez a más gente. Gente que se desespera al no poder comer sin pasarlo mal. Entonces, comienza con un proceso de retirada de los alimentos que parece que no se toleran, ya sea por los síntomas al comerlos o por listados encontrados en internet. Las intolerancias más frecuentes tienen que ver con el gluten, el trigo, la lactosa, la fructosa, el sorbitol y la histamina. Otras sustancias menos conocidas como los salicilatos, los oxalatos o los sulfitos también pueden causar problemas. La historia que me cuentan en consulta a menudo va así: «Empecé a quitarme alimentos que me sentaban mal y mejoré, al principio; luego empeoré y me quité más alimentos, incluso algunos que no me caían mal pero que venían en una lista de FODMAP.** Mejoré, volví a empeorar y ahora sólo como pollo y arroz, pero me sigo

* La hinchazón es una percepción subjetiva y en la distensión hay un cambio real y objetivable de la circunferencia del abdomen.

** Los FODMAP son azúcares fermentables (Fermentable Oligosaccharides, Disaccharides, Monosaccharides and Polyols) que en ciertas situaciones se toleran mal.

encontrando mal». Cuando uno llega a esta situación e intenta comer de nuevo algo de lo que se había quitado, es frecuente que esos alimentos sienten incluso peor que al principio del proceso.

Lo del arroz y pollo es literal: por desgracia, he visto muchas personas que es lo único que pueden comer. E, incluso así, están fatal: con dolores por todo el cuerpo, la tripa hinchada y distendida, un cansancio extremo y ganas de echarse a llorar por no poder hacer algo tan básico en la vida como comer sin miedo.

Otro problema frecuente en la actualidad es el estreñimiento o la diarrea alternante con el estreñimiento. A menudo estas alteraciones se acompañan de unas heces que flotan o que tienen restos de alimentos. Otras veces, se termina de defecar con la sensación de no haber terminado: esto se llama tenesmo. Cuando dejas de cagar a gusto, estás jodido. Es así.

Cuando aún trabajaba en la planta de hospitalización de medicina interna, a menudo comentábamos entre los compañeros internistas que a las familias de los pacientes lo que más les preocupaba era que éstos no comían bien ni tampoco «hacían de vientre». Tenían toda la razón: si ni comes ni cagas bien, estás fastidiado, algo va muy mal. Dicho esto: cuando uno tiene una neumonía o está recién operado, lo normal es no tener mucho apetito. Es, o debería ser, una situación transitoria y tiene su explicación: el sistema inmunitario dedica sus energías a curar la neumonía o arreglar lo que sea que se haya operado y en esos momentos dedicarse a vigilar lo que entra por el intestino sería una mala gestión de los recursos energéticos del organismo.

Hinchados e irritados

¿Cómo, cuánto y cuántas veces debemos defecar para decir que estamos sanos?

Hay una ciudad en Gran Bretaña que se llama Bristol. Con la escala de Bristol podemos saber visualmente cómo son las caquitas de una persona. Se llama así porque dos investigadores, Heaton y Lewis, la desarrollaron en la Universidad de Bristol en los años noventa. Primero, en 1992, publicaron un artículo después de preguntar a 838 hombres y 1.059 mujeres qué tal hacían las deposiciones. Descubrieron que la mayoría de las personas tenían «intestinos irregulares». Los autores justificaron el estudio así:

> De todas las funciones corporales, la defecación es quizás la menos entendida y la menos estudiada.

En estudios previos, muchas personas tendían a exagerar su producción de heces en cuanto a cantidad y frecuencia. En 1997, tras años de arduo trabajo, publicaron la escala definitiva en base a sus observaciones y posteriores divagaciones sobre las heces de sus conciudadanos.

La escala va de uno a siete. El uno es la situación en la que las heces son las típicas bolitas de cabra, duras y separadas. Huelga decir que cuesta echarlas. En el dos, las heces tienen forma de salchicha dura llena de bultos. Tampoco sale muy bien. En el tres, la salchicha es más blanda y tiene algunas rajas en su superficie. El cuatro es como una culebrilla, suave y blanda. En el cinco, encontramos pedazos de cacas blandas con bordes claros que salen con facilidad. El seis es una plasta de trozos blandos deshechos, y el siete una deposición líquida, sin forma.

Lo normal es hacer deposiciones del tipo tres o cuatro al menos una vez al día, aunque pueden ser más. Las heces no deberían flotar, manchar mucho (lo que se llama «hacer un perfect») ni, desde luego, tener restos de alimentos sin digerir. Su expulsión no debe resultar dolorosa.

Hacer deposiciones duras, aunque sea a diario, es estreñimiento. Defecar cada tres o cuatro días también es estreñimiento (salvo en los bebés con lactancia materna exclusiva, que pueden estar días o incluso semanas sin defecar). Aunque te pase de toda la vida. Tener diarrea tampoco es normal.

¿Cómo nos tiene que sentar la comida para considerar que no tenemos ningún problema? Si te comes una olla de potaje puedes hincharte un poco y tener más gases de lo normal. La sobremesa de Navidad —sobre todo si estamos en casa de los suegros, por aquello del estrés que decíamos— después de una comilona pantagruélica puede ser durilla; no sólo por aguantar a tu cuñado, sino por la digestión. Pero son situaciones puntuales, lo normal es poder tomar comida de verdad sin que nada nos siente mal, sin dolor, sin eso que llaman «digestión pesada», acidez ni reflujo y sin gases dolorosos que nos dejan la tripa como en un embarazo de siete meses.

Si te pasa algo de lo que te he comentado, es porque la microbiota no estará muy allá. No sólo eso: puede que no tengas suficiente ácido gástrico para digerir bien los alimentos (es una causa muy frecuente de disbiosis y SIBO). Sobre todo, si tomas antiácidos es más probable que te pase esto, como comentábamos en el capítulo 4. Quizás el páncreas esté sufriendo y no segrega suficientes enzimas para que digieras la comida o la bilis no funcione como debe y te impide digerir y absorber bien las grasas. Otras veces, es el músculo intestinal el que no anda como debería y el tránsito está enlentecido. Si te pasa cualquiera de estas situaciones, la microbiota también estará alterada.

Puede que esto te suceda desde hace un tiempo a ti o a alguien que conoces. Hay gente que lo normaliza porque le ocurre desde siempre y piensa que las cosas son así o que a todo el mundo le pasa. Quizás, incluso hayas ido al médico. En estos casos, es muy frecuente acabar con la etiqueta de síndrome del intestino irritable. Puede que te buscaran un *Helicobacter pylori* y, al salir positivo, te dieron un tratamiento con antibióticos y omeprazol; con el tratamiento a lo mejor el *Helicobacter* se fue, pero los síntomas no sólo no desaparecieron, sino que se han visto acompañados por otros nuevos que no tenías antes.

Antes de decir que una persona tiene el intestino irritable hay que rebuscar otras posibles causas para este tipo de síntomas: es muy posible que en realidad la persona, en vez de tener un intestino que se irrita con facilidad, sufra de una celiaquía no diagnosticada o quizás de un parásito como la *Giardia*. Puede que se trate de un SIBO con sus intolerancias asociadas, una hipoclorhidria o una insuficiencia pancreática exocrina. Si lo que prima es el estreñimiento, es posible que sea un problema tiroideo. Otras veces, una diarrea será signo de una enfermedad inflamatoria intestinal: en ocasiones se diagnostica con mucho retraso. En todas estas situaciones, hay una disbiosis que acompaña al resto de los problemas.

Entonces, ¿existe el síndrome de intestino irritable? Sí, pero antes de ponerle a alguien esta etiqueta deberíamos descartar todas estas causas que he comentado —y otras como la gastroenteritis eosinofílica o la colitis linfocítica, por comentar algunas más— y solucionarlas. Si después persisten los problemas, de acuerdo: podemos hablar de un síndrome de intestino irritable. Incluso entonces, sabemos que detrás hay una disbiosis y alteraciones del sistema nervioso autónomo, del procesamiento central del dolor y una respuesta anormal a la distensión excesiva del intestino por el gas.

Así que, si a ti o a alguien que conoces os han dicho que tenéis el intestino irritable, yo os diría: ¿seguro? ¿No será la microbiota?

DIGESTIÓN POR PASOS

En el fondo, somos simples

El ser humano es un tubo: dos agujeros, un extremo y otro. Un cilindro hueco, por lo tanto. Es cierto que el trayecto entre los dos agujeros es tortuoso y largo, y que a su alrededor hay de todo. Por un agujero metemos comida y por el otro sacamos los restos que quedan tras su procesamiento.

Así era más o menos el primer ser vivo que tenía dos agujeros. Nosotros nos vemos como el culmen de la evolución, una creación magnífica, pero, en esencia, nos dedicamos a lo mismo que ese ser primitivo de dos orificios. A largo de nuestra vida, comemos entre 90.000 y 150.000 veces de media si vivimos ochenta años. Lo de descomer deberían ser unas 30.000 mil y 60.000 veces, aunque los estreñidos no llegan a esta asombrosa cifra.

Comer es uno de los grandes placeres del ser humano. Nuestro cerebro está muy bien programado para buscar comida, procesarla y comerla. Tenemos un aparato digestivo que, junto a los sistemas endocrino, inmunitario y nervioso, dedica muchísimos recursos a la tarea de digerir, absorber y aprovechar los alimentos.

Además, comer es un acto social. Nuestra vida gira alrededor de la comida: en nuestras reuniones sociales la comida está omnipresente. Casi siempre, aunque vayamos al cine o al teatro, antes, después o durante comemos. Instagram nos permite enseñarles a nuestros amigos, o a cientos o millones de seguidores anónimos, lo que comemos. De la misma manera, nuestros ancestros paleolíticos se jactaban de una pieza de caza recién cobrada y la pintaban en la pared de la cueva. La equivalencia fiesta = comida está estampada a fuego en nuestro cerebro.

Defecar es otro de los placeres de la vida. Para introducir este tema escatológico, ¿qué mejor que recordar a uno de los grandes de la literatura castellana? Quevedo en *Gracias y desgracias del ojo del culo* escribió:

> ¿Qué diremos si probamos este punto con texto del filósofo que dijo?:
>
> No hay contento en esta vida
> que se pueda comparar
> al contento que es cagar.
>
> Otro dijo lo descansado que quedaba el cuerpo después de haber cagado:
>
> No hay gusto más descansado
> que después de haber cagado.

Quevedo acabó en la cárcel: su poema sobre el pedo fue demasiado para los remilgos de la época.

Este placer solitario queda fatal reconocerlo como tal; incluso hablar de ello es de mal gusto. Qué le vamos a hacer. Yo me acojo a las palabras de Publio Terencio Africano (aunque no lo escribiera en ese sentido):

> *Homo sum, humani nihil a me alienum puto.* («Soy un hombre, nada humano me es ajeno»).

Otra forma de conceptualizar al ser humano es como un cilindro complejo coevolucionado para servir de transporte de nuestra microbiota, ser su hogar y proporcionales sustento. Más o menos como la tierra para el ser humano y el resto de los seres vivos que la habitan. Es insoportable para la mayoría de los egos pensar así, es más agradable creer que «soy especial y tengo un sentido cósmico que cumplir en la vida». Una cosa no quita la otra: ser el hogar para un montón de bichos no impide ser gente maja, tener un propósito elevado en la vida y vivirla de forma plena y consciente.

Mejor les irá a nuestros microorganismos.

Presta atención y mastica, mastica, mastica

Las funciones de nutrición, metabólica y eliminación son prioritarias para nuestra supervivencia. Sorprende cómo los seres humanos nos hemos complicado la vida de mala manera para alimentarnos y defecar, dos actividades básicas y naturales.

Empecemos por la alimentación. Las causas de nuestros problemas (en nuestra sociedad, otra cosa es que no haya recursos ni comida) son múltiples: desde una mala calidad de la comida hasta las prisas por comer absorbidos por la tele o las redes sociales. ¿Cuántas veces te conectas para ver Facebook mientras comes solo? Esta costumbre de comer con la televisión o internet es muy perniciosa para nuestra digestión: no prestamos atención a lo que comemos. Además, lo que vemos en la tele o el móvil puede ser estresante e interferir en el funcionamiento de la digestión, como veremos.

Para mejorar tus digestiones, el primer paso es comer sin hacer otra cosa que no sea hablar con la familia o los amigos. Si estás solo, es un momento perfecto para practicar el *mindful eating*: desconecta tu mente por un momento de internet, ese espacio virtual al que le damos tanto de nosotros mismos de continuo, y céntrate en masticar cada bocado hasta treinta veces. Si lo haces, ya no verás restos de alimentos sin digerir en tus cacas. A lo mejor, las heces dejan de flotar. Le das tiempo a la saliva para preparar los alimentos y formar un bolo que se traga fácil, listo para los siguientes pasos de la digestión.

Además, tu organismo captará mejor en qué momento ya no necesitas comer más. Muchos estudios demuestran que comer viendo la televisión inhibe la sensación de saciedad y es causa de sobrepeso y obesidad. Esto es aún más importante para los niños: no se los debe distraer mientras comen. Las comidas son momentos para el aprendizaje y un elemento socializador fundamental para el ser humano.

El vago es el rey

Es un buen momento para recordar cómo hacemos la digestión. Hay un capítulo de *Érase una vez... la vida* que lo explica muy bien; pero si no te apetece volver a los ochenta, te lo cuento aquí.

La digestión empieza cuando tu cerebro sabe que vas a comer, incluso antes de que lo sepas tú mismo. Al ver u oler la comida empieza la fase cefálica. El cerebro toma nota y se activa al grito de «¡Bien, vamos a comer!». Al cerebro le encanta que comas. La programación cerebral para alimentarte viene de una época en la que no engullíamos a todas horas. La corteza cerebral, esa parte moderna que nos hace superlistos, le dice a un núcleo del cerebro más profundo: «¡Eh, tú! Vamos a comer, prepara las cositas para ese entrecot que está haciéndose a la parrilla».

Ese núcleo es el del nervio vago, uno de los más importantes de nuestro cuerpo. El vago es el rey del componente parasimpático del sistema nervioso vegetativo. También se llama sistema nervioso autónomo, porque va a su bola para asegurar que nuestro cuerpo funcione, sin que nosotros conscientemente le tengamos que ordenar al estómago «Fabrica ácido» o a la vejiga «No te vacíes». Nos deja tiempo para dedicarnos a asuntos más elevados como montar bailes para TikTok o leer *El Quijote*.

El nervio vago regula la mayor parte de las funciones digestivas. La masticación sí es muy dependiente del control voluntario, aunque la hagamos en piloto automático. Deglutir tiene una parte voluntaria y otra involuntaria. Pero a partir de aquí nada depende de lo que quieras hacer. No puedes decirle al estómago: «Oye, digiere bien este filetito que en media hora quiero salir a correr», o al intestino: «Ya sabes que en noventa minutos quiero que todo pase del duodeno a la válvula ileocecal». Puedes ayudar a tu sistema nervioso y al aparato digestivo para que funcionen de modo óptimo, pero el proceso en sí no depende de lo que tú quieras.

En el estómago, la comida estimula reflejos tanto locales como vagales. La liberación del ácido clorhídrico es un paso crucial. Además, se inicia la fabricación en todo el aparato digestivo de un montón de hormonas y sustancias: gastrina, pepsinógeno, enzimas pancreáticas, secretina, insulina, acetilcolina, somatostatina, colecistoquinina, polipéptido pancreático... Unas tienen acción local en el intestino o sobre los alimentos, otras informan al cerebro y al resto del organismo de que estás comiendo para que colaboren en los procesos que siguen a la digestión.

En presencia de ácido gástrico, el pepsinógeno se transforma en pepsina, que empieza a degradar las proteínas de los alimentos. El bolo alimenticio se convierte en el estómago en el quimo, una masa pastosa que pasa al intestino, donde las enzimas pancreáticas y la bilis entran en acción. Las enzimas pancreáticas son como cuchillos que cortan los nutrientes en sus unidades más básicas. Los hidratos de carbono se transforman en un montón de oligosacáridos y azúcares simples. Las proteínas se convierten en péptidos y aminoácidos. Las grasas se descomponen en ácidos grasos y monoacilgliceroles, que luego se emulsionan y absorben con la ayuda de los ácidos biliares.

El ácido es básico

Volvamos a la parte del ácido. Ya hemos adelantado que el omeprazol y sus primos son una causa de SIBO y disbiosis. En España, un informe sobre consumo de medicamentos de 2014 recopila datos entre los años 2000 y 2012. En el año 2000, 33 de cada 1.000 personas consumían estos fármacos cada día. La cifra pasó a 140 personas de cada 1.000 en doce años. Es un consumo tres veces mayor que en el resto de Europa. No hay tanta gente con úlcera gástrica. En el informe se estima que más de la mitad de las personas que toman estos fármacos no deberían recibirlos. En la práctica clínica lo he comprobado junto a otros compañeros, aunque pensamos que la cifra es incluso mayor.

Estos fármacos y la disfunción del nervio vago, junto a la edad y la gastritis atrófica, son las causas principales de la hipoclorhidria, la falta de ácido en el estómago. Las molestias derivadas de esta falta de ácido a menudo se interpretan como causadas por un exceso de ácido y se prescribe un medicamento antiulceroso. ¡Imagínate! ¡Falta ácido y se inhibe aún más su secreción!

Otras causas para la hipoclorhidria son el hipotiroidismo, el déficit de algunos minerales como el zinc o el yodo, el síndrome de Sjögren y algunas enfermedades raras.

El estómago produce ácido por algo, no para fastidiarnos. El ácido es necesario para la digestión de las proteínas. De hecho, la aversión a la carne o las dificultades para su digestión son síntomas de la hipoclorhidria. Además, el estímulo ácido es fundamental para la secreción de los jugos gástricos y otras sustancias del aparato digestivo. ¿Y la microbiota? El ácido contribuye a mantener a raya las bacterias malas del intestino.

Una curiosidad

La bacteria *Helicobacter pylori* y su tratamiento también se han relacionado con el SIBO. Esta bacteria tiene un comportamiento muy complejo, y sus relaciones con el pH del estómago son bidireccionales y aún no del todo bien entendidas. Puede subir o bajar la producción de ácido según la zona del estómago en la que se encuentre, por ejemplo, o la fase de la infección. Así, puede ser causa de hipoclorhidria. De todos modos, el *Helicobacter*, como comentamos en el capítulo 2, incluso puede formar parte de la microbiota normal del ser humano; el problema es el ambiente que le otorgamos.

¿Quieres saber si tienes hipoclorhidria? Lo puedes hacer de forma casera con el test del bicarbonato: echa una cucharadita de bicarbonato en medio vaso de agua y bébetelo. Si a los dos o tres minutos eructas, es porque el ácido gástrico ha neutralizado al bicarbonato. Si tardas entre tres y cinco minutos, es posible que tengas hipoclorhidria. Si no eructas o tardas más de cinco minutos, es que falta ácido. Repítelo al menos tres días en ayunas para sacar la media.

Muchos terapeutas utilizan la prueba de la betaína HCl: si al tomarla mejoran los síntomas digestivos, es que hay hipoclorhidria. Que los síntomas empeoren con la betaína no siempre significa que haya un exceso de ácido: puede ser que la mucosa gástrica esté dañada o inflamada, así que es mejor que este test lo hagas cuando te lo indique un profesional. También se puede realizar una medida del pH gástrico con la prueba de Heidelberg, pero es cara y su uso no está muy extendido.

Si tienes malas digestiones, reflujo, SIBO o molestias en la boca del estómago, es posible que te falte ácido. Si en esta situación tomas omeprazol, empeorarás; este fármaco (como cualquier otro medicamento, por otra parte) tiene unas indicaciones muy concretas y se debe tomar sólo si de verdad se necesita, no por unos síntomas sin diagnóstico o como «protector gástrico universal». Por desgracia, la hipoclorhidria es una situación que no se suele diagnosticar y no hay ningún fármaco de prescripción médica para solucionarla. Muchas veces ni siquiera se piensa en este trastorno. Por eso, tampoco hay cifras fiables para saber a cuánta gente le pasa. Tras conocer la gravedad de sus consecuencias, ¿esto no te parece llamativo?

Peristaltismo y MMC

El contenido intestinal progresa por los movimientos de segmentación y peristálticos, que mezclan el quimo con todas las secreciones y lo avanzan en su camino hacia el colon. En el intestino grueso se forman las heces. Hay unos movimientos irregulares y complejos, además de contracciones amplias, que progresan las heces y provocan las ganas de defecar al estimular la ampolla rectal. Este mecanismo se puede estropear y provocar estreñimiento si se ignora muy a menudo el deseo de defecar. Mucha gente sólo puede hacer deposición en casa; sin embargo, pasamos mucho tiempo fuera del hogar. Por eso, los remilgos para realizar esta actividad fisiológica que hacemos todos es fuente de problemas. Los reyes y los príncipes defecan; también el jefe de la OMS, el presidente, tu jefe, Miss España y tus hijos. Sólo a los niños se les permite «cagar a gusto». A partir de la infancia tardía, hacer deposición se convierte en un gran tabú.

Muchas personas tienen estropeada una parte esencial del funcionamiento del intestino: los complejos motores migratorios interdigestivos o MMC. Son ondas eléctricas del intestino que tienen lugar cuando no hay contenido dentro. Hacen al intestino contraerse de diversas maneras por fases a lo largo de una hora y media o dos horas. Estos movimientos limpian el estómago y el intestino de los residuos de alimentos e impiden que las bacterias intestinales crezcan en exceso. Son los que hacen que te suenen las tripas cuando tienes hambre. ¡Estos movimientos son buenísimos! No hay que correr a calmarlos al empezar a sentirlos, es tu organismo que funciona como debe al hacer limpieza de los restos de la fiesta de la última comida: son los barrenderos de tus tripas.

Estos MMC se originan en el estómago y la parte inicial del intestino delgado; desde allí, viajan al final del íleon. Su regulación es compleja y dependiente del funcionamiento del sistema nervioso autónomo y la fabricación de sustancias como la motilina o la grelina. El vago estimula su generación a nivel gástrico.

Si no limpias tu casa nunca, ¿qué sucede? Que vivirás en el caos permanente. Si una tubería taponada no se vacía, se te inundará la casa; si no te lavas los dientes, te quedarás sin ellos; y si no dejas que los barrenderos MMC te limpien las tripas entre las comidas, es probable que te aparezca un SIBO.

Hoy en día mucha gente tiene a su brigada de limpieza intestinal fastidiada. Tenemos tantas cosas mal que una más, ¿qué importa? ¿Qué cosas son las que nos interrumpen los MMC? Comer, por supuesto, es la más importante. En cuanto comes, los MMC desaparecen durante tres o cuatro horas. Además, si comes muchas grasas e hidratos, los MMC se interrumpen durante más tiempo que con las proteínas.

Hay otras actividades o situaciones que interrumpen los MMC:

- Masticar chicle.
- El picoteo (porque es comer).
- Una mala posición de la lengua en la boca, por aspectos miofuncionales mediados sobre todo por el vago.
- Las alteraciones tiroideas.
- Los cambios bruscos de los niveles de azúcar en sangre.
- La disbiosis.
- La neuroinflamación o inflamación cerebral, que en este caso no tiene nada que ver con una meningitis y es mucho más frecuente de lo que nos creemos. En esta situación, lo que se inflama no son las neuronas en sí, sino las células que les dan soporte (que se llaman glía).
- Haber generado anticuerpos que dañan una parte del sistema nervioso intestinal por una infección previa.
- El estrés crónico.
- Todo lo que disminuya la función del nervio vago.

Comer cinco veces al día y estar estresado es el camino garantizado para sabotear a los barrenderos de tu intestino. Imagínate que son un montón de robots (o de personas si no te gusta que las máquinas nos quiten este tipo de trabajos) que limpian afanosos el interior de tus tripas: necesitan un jefe, el vago, que les diga qué tienen que hacer y cuándo. Piensa ahora qué pasaría si llegan unos vándalos (la disbiosis y las bacterias malas) que les pegan, si el jefe se olvida de decirles lo que tienen que hacer (el vago disfuncional) o si les echan pegamento en los pies (comida antes de tiempo). ¿Qué van a hacer en esas condiciones?

Lo bueno es que conocer las causas de los problemas nos acerca a las soluciones.

Mindful *pooping*

La última parte de nuestro procesamiento de la comida, la defecación, también trae de cabeza a mucha gente. Ya hemos hablado del estreñimiento. Una de las causas es la inhibición voluntaria que comento más arriba. Cuando tengas ganas de defecar, si te es posible, hazlo. No te inhibas. No actúes en contra de lo que te pide el cuerpo: es fisiología pura. Si no, el ano se acostumbra a estar contraído. Además, las heces se deshidratan y cuando quieras echarlas fuera, te va a costar más. La falta de fibra o una proporción insuficiente de grasas tampoco viene bien.

El sedentarismo, no moverse nada y estar todo el día sentado también facilita el estreñimiento. Un montón de fármacos analgésicos, el dichoso antiácido, los antidepresivos... están detrás de los problemas defecatorios de muchas personas.

Algo que le pasa a muchísima gente —se estima que entre el 50 y el 75 por ciento de la población— es la falta de magnesio. En estos casos, tomar un suplemento de magnesio a diario ya puede mejorar el hábito deposicional. ¿Qué más? El SIBO tipo metano se asocia a estreñimiento, porque el metano enlentece los movimientos intestinales.

Mucha gente no sabe que la inmensa mayoría de los occidentales cagamos mal. No adoptamos la postura correcta: el ser humano tiene una anatomía que nos pide defecar en cuclillas y, por eso, las letrinas de hoyo que se encuentran en países supuestamente menos desarrollados son mucho mejores para nuestra forma de hacer de vientre que nuestros tronos. A veces, tienen dos huellas para los pies a los lados de un agujero. Lo de estar sentado con la cadera y las rodillas a noventa grados no tiene ningún sentido. Cuando nos sentamos, el músculo puborrectal cierra, como una cincha, el canal anal. En cuclillas se relaja y las heces salen con mayor facilidad.

No es necesario que desinstales el inodoro. Puedes seguir usándolo, con un artilugio que en inglés se llama *squatty potty*. No es más que un taburete para subir las rodillas y simular la posición en cuclillas. Hay un vídeo muy cachondo con un unicornio donde lo explican fenomenal.

Pruébalo. Cuéntaselo a tus amigos. Una cosa tan sencilla y chorra como ésta te puede cambiar la vida. Por cierto, mejor no lleves el móvil al baño. Aprovecha este momento íntimo contigo mismo: se liberan endorfinas al hacer deposición. La expresión «cagar a gusto» se debe a eso. Es un momento perfecto para el *mindful pooping*: defecar con atención plena.

ALGUNAS VERDADES SOBRE EL GLUTEN Y LA CELIAQUÍA

Celiaquía: más allá del intestino

Hace unos años atendí en el hospital a una señora de ochenta y tres años. Ingresó por una infección de orina. Al preguntarle por otros problemas de salud, descubrí que llevaba toda la vida con diarreas. Resignada, me contaba que tenía «el colon irritable». Enseguida pensé en la celiaquía y solicité un estudio dirigido. ¡Bingo! Dio positivo. Me costó mucho hacerle entender que debía cambiar su alimentación. Tiré del hilo y en la misma familia diagnostiqué celiaquía a su hijo, que llevaba años inyectándose hierro intravenoso por una anemia ferropénica galopante. También a su nieta, con una tiroiditis de Hashimoto difícil de controlar.

Es importante la causa última de los síntomas digestivos atribuidos al síndrome de intestino irritable. Vamos a hablar de celiaquía, una enfermedad que aún hay gente que cree que afecta sólo al intestino.

Pues no: la celiaquía es una patología multisistémica autoinmune en la que el gluten, una proteína presente en los cereales TACC (trigo, avena, cebada, centeno), entra por el intestino y provoca una reacción exagerada del sistema inmunitario. Puede afectar no sólo al tubo digestivo, sino a prácticamente cualquier órgano. Por ejemplo, un síntoma frecuente en las personas que tienen problemas con el gluten es la migraña. Otros padecen de acné, dermatitis atópica o herpetiforme. Hay pacientes con fibromialgia que sufren de una celiaquía no diagnosticada. En múltiples enfermedades autoinmunes como la tiroiditis de Hashimoto, la psoriasis o la enfermedad inflamatoria intestinal, se debe descartar la celiaquía. La diabetes mellitus tipo 1 y el vitíligo son otras dos enfermedades que se asocian de forma muy característica a la celiaquía.

En las tablas 3, 4 y 5 figuran muchos de los síntomas y signos que pueden aparecer en la celiaquía en las diversas etapas de la vida. En la práctica clínica real, me he encontrado muchos más. En la tabla 6, se detallan las enfermedades, condiciones clínicas o grupos de riesgo en los que hay que descartar la presencia de celiaquía.

Tabla 3. Signos y síntomas que obligan a estudiar la celiaquía en los niños pequeños. Adaptado del Protocolo para el Diagnóstico Precoz de la enfermedad celíaca del Ministerio de Sanidad de España, 2018.

Síntomas	Signos o alteraciones analíticas
• Diarrea crónica • Falta de apetito • Náuseas, vómitos • Dolor abdominal recurrente • Fallo de medro, pérdida de peso, estancamiento en el crecimiento, talla corta • Laxitud • Irritabilidad • Apatía • Introversión, tristeza • Distensión abdominal • Estreñimiento	• Malnutrición/Malabsorción • Distensión abdominal • Hipotrofia muscular • Retraso póndero-estatural • Anemia ferropénica o déficit de hierro • Hipoproteinemia y/o hipocalcemia y/o hipoprotrombinemia • Hipertransaminasemia inexplicada • Otra bioquímica hepática anormal sin explicación • Pérdida de peso • Fatiga crónica • Fracturas de repetición/osteopenia/osteoporosis • Defectos en el esmalte dental

Tabla 4. Signos y síntomas que obligan a estudiar la celiaquía en los niños mayores y los adolescentes. Adaptado del Protocolo para el Diagnóstico Precoz de la enfermedad celíaca del Ministerio de Sanidad de España, 2018.

Síntomas	Signos o alteraciones analíticas
• Náuseas o vómitos • Astenia, fatiga crónica • Estreñimiento • Dolor abdominal • Menarquia retrasada y/o retraso puberal • Irregularidades menstruales o amenorrea • Cefalea • Artralgias • Hábito intestinal irregular • Distensión abdominal	• Anemia ferropénica • Talla baja • Aftas orales, hipoplasia del esmalte • Distensión abdominal • Debilidad muscular, calambres • Artritis • Queratosis folicular • Pérdida de peso • Fatiga crónica • Hipertransaminasemia inexplicada • Fracturas de repetición/osteopenia/ osteoporosis

Tabla 5. Signos y síntomas que obligan a estudiar la celiaquía en los adultos. Adaptado del Protocolo para el Diagnóstico Precoz de la enfermedad celíaca del Ministerio de Sanidad de España, 2018.

Síntomas	Signos o alteraciones analíticas
• Diarrea crónica • Dispepsia • Dolor abdominal recidivante posprandial • Pérdida de peso • Síntomas que simulan SII • Vómitos recidivantes sin causa aparente • Estreñimiento • Dolores óseos y articulares o historia de fracturas (ante traumatismos banales) • Parestesias, tetania • Infertilidad, abortos recurrentes, amenorrea • Irritabilidad • Astenia, fatiga crónica • Ansiedad, depresión, epilepsia, ataxia • Esteatorrea • Distensión abdominal	• Malnutrición con o sin pérdida de peso • Edemas periféricos • Talla baja • Neuropatía periférica • Miopatía proximal • Anemia ferropénica sin explicación • Hipoesplenismo • Osteopenia u osteoporosis (especialmente en el adulto joven) • Aftas bucales recidivantes • Descenso de albúmina sérica • Disminución del tiempo de protrombina • Deficiencia de ácido fólico o vitamina B12 (no explicada) • Hipertransaminasemia inexplicada

Tabla 6. Grupos de riesgo para la enfermedad celíaca.

Personas con un miembro de la familia con diagnóstico confirmado de enfermedad celíaca	Enfermedades autoinmunes y otras inmunopatias	Trastornos neurológicos y psiquiátricos	Otras asociaciones
• Padres • Hermanos • Hijos	• Diabetes mellitus tipo 1 • Tiroiditis autoinmune • Déficit selectivo de IgA • Enfermedad inflamatoria intestinal • Síndrome de Sjögren • Lupus eritematoso sistémico • Enfermedad de Addison • Nefropatía por IgA • Hepatitis crónica autoinmune • Cirrosis biliar primaria • Artritis reumatoide • Psoriasis, vitíligo y alopecia areata	• Encefalopatía progresiva • Síndromes cerebelosos • Demencia con atrofia cerebral • Leucoencefalopatía • Epilepsia con calcificaciones • Esquizofrenia • Neuropatía periférica o ataxia • Migraña	• Síndrome de Down (12%) • Síndrome de Williams • Síndrome de Turner • Fibrosis quística • Enfermedad de Hartnup • Cistinuria • Colitis microscópica • Cardiomiopatía • Fibromialgia

Puedes tener celiaquía y no saberlo

Se estima que del 1 al 2 por ciento de la población tiene celiaquía, pero un 75 a un 85 por ciento de los celíacos no están diagnosticados. ¿Cómo? ¿Una enfermedad multisistémica autoinmune cuya presencia desconoce la inmensa mayoría de los afectados? Me temo que sí. El retraso diagnóstico, de años o décadas, provoca un daño continuado al organismo y pueden aparecer otras enfermedades autoinmunes. Además, si una persona celíaca ingiere gluten de forma continuada aumenta su riesgo para desarrollar ciertos tipos de cáncer. Es todo un escándalo al que habría que ponerle remedio.

Muchas personas dejan de comer gluten sin un diagnóstico

previo de celiaquía. No es que necesitemos el gluten, ni tampoco el trigo, para estar sanos. Reducir el consumo de trigo suele ser una buena idea, siempre que no se sustituya por productos procesados sin gluten, que a menudo contienen más azúcares y grasas no saludables. La dieta sin gluten (DSG a partir de ahora), como cualquier otra, sólo es más saludable si se basa en comida de verdad, no productos. Asaltar la sección sin gluten del súper y atiborrarse a madalenas y galletas *gluten-free* es nefasto. Estos productos suelen contener maíz como harina base. Tiene un índice glucémico elevado que favorece la resistencia a la insulina y la obesidad, paso previo a la inflamación crónica de bajo grado que está detrás de muchas enfermedades de nuestra sociedad.

Sin embargo, dejar el gluten, aunque sea de forma parcial, sin el estudio diagnóstico tiene dos problemas:

1. Una persona que no sabe si es celíaca está menos motivada para una DSG estricta. Quizás cometa transgresiones ocasionales y lleve menos cuidado con la contaminación cruzada. Esto es fatal en la celiaquía: puede ser que los síntomas disminuyan lo suficiente como dejar de buscar un diagnóstico, pero el sistema inmunitario sigue activado. Se sigue produciendo el daño a largo plazo.
2. Con las pruebas disponibles en la actualidad, el diagnóstico de la celiaquía se dificulta mucho cuando se ha retirado el gluten. Hay gente desesperada porque se encuentra muy mal que deja el gluten. Entonces, mejoran. De repente, llega alguien que les mete miedo. Buscan de nuevo el diagnóstico; llegado ese momento, es habitual que su médico le indique volver a tomar gluten antes de hacer las pruebas, porque tanto los anticuerpos como la biopsia de duodeno estándar se normalizan con la DSG, incluso aunque no sea estricta.

La reintroducción del gluten en una persona celíaca tiene sus riesgos. Es como volver a clavarle un cuchillo a alguien al que apuñalaron y que ya estaba casi curado. Los síntomas que habían desaparecido pueden volver magnificados. Es como si el cuerpo dijera: «¡Oye! ¿No habíamos dicho que esto te sentaba mal?».

Por desgracia, he visto demasiados pacientes que se encontraban estupendos pero que al reintroducir el gluten recaen en sus síntomas. Después, al retomar la DSG, no siempre recuperan el nivel anterior.

Por otro lado, la reintroducción del gluten no garantiza el diagnóstico. Hay personas que tardan hasta dos años en desarrollar los cambios intestinales en la biopsia de duodeno: una biopsia negativa después de la reintroducción del gluten no permite excluir la celiaquía con un cien por cien de seguridad.

Entiendo que ahora puedas estar algo confundido. Entonces, ¿qué hacemos? ¿Comemos gluten? ¿No lo comemos? ¿Cómo podemos saber si somos celíacos?

Lorena Pérez, de Celicidad, es una periodista que recibió el diagnóstico de celiaquía hace años. Tiene una web excelente con mucha información sobre este tema. Me entrevistó para su pódcast en junio de 2020 y puedes encontrar esa entrevista en el siguiente enlace: <https://celicidad.net/oc016-sari-arponen-celiaquia/>.

Son dos horas de charla, porque el tema tiene chicha. De todos modos, voy a resumirte cuál debería ser el proceso para el diagnóstico, aunque a veces cuesta mucho concluir si un paciente es celíaco o no. En esos casos, la clínica manda. ¡Lo importante es la persona, no sus pruebas!

¿Cómo se diagnostica la celiaquía?

El primer paso es averiguar qué síntomas o signos tiene la persona o si padece alguna de las enfermedades de la tabla 6. Además, es necesario plantearse el estudio diagnóstico si hay un familiar cercano afectado.

Si hay algún síntoma, incluso sin aparentes problemas digestivos, se debe valorar la posibilidad de enfermedad celíaca. La celiaquía se manifiesta cada vez más con síntomas atípicos o extradigestivos. Muchos celíacos no tienen diarrea y otros están obesos. Ni el estreñimiento ni el sobrepeso permiten excluir la celiaquía. No hay forma de descartar la celiaquía sólo por la ausencia de los síntomas que se consideran típicos.

El siguiente paso consiste en la determinación en una analítica de sangre de los anticuerpos antitransglutaminasa IgA. Si aparecen altos, se procede a una gastroscopia con biopsias de duodeno; en los niños, los anticuerpos muy altos son suficientes para el diagnóstico. Supongamos que la biopsia es positiva: el diagnóstico se completa y la indicación será DSG de por vida. Como es una enfermedad autoinmune sistémica, probablemente sea conveniente solicitar algún estudio más: es fundamental evaluar el estado micronutricional, la salud ósea y descartar otras enfermedades autoinmunes como, por ejemplo, la tiroiditis de Hashimoto.

¿Y si la biopsia se informa como negativa? No siempre descarta la celiaquía, máxime con unos anticuerpos positivos. A menudo, se informa la biopsia como «normal» cuando nos deberían decir cuántos linfocitos hay dentro del epitelio. Esos linfocitos deberían ser menos de veinticinco por cada cien células epiteliales. Sin embargo, aún se informan muchas biopsias como normales por debajo de cuarenta LIE. Otras veces, sólo se han recogido tres fragmentos, pero deberían ser cinco o seis. En ocasiones, la técnica del corte de la biopsia no es adecuada. Así que, si los anticuerpos son positivos y una primera biopsia se informa como negativa, se debe insistir. Es preciso un estudio genético en muestra de sangre o saliva, y quizás una segunda biopsia con una técnica específica: la citometría de flujo. Otro criterio que se utiliza para el diagnóstico es la respuesta a la DSG después de seis meses o incluso a los dos años si hay síntomas neurológicos.

Si los anticuerpos son negativos, ¿no hay celiaquía? Ojalá fuera tan fácil. Una de las causas del infradiagnóstico de la celiaquía es que a menudo sólo se solicitan los anticuerpos y éstos, en la mayoría de los adultos celíacos de larga evolución, son negativos. Por eso, no podemos afirmar que una persona no es celíaca sólo porque los anticuerpos sean negativos. Si la sospecha clínica es alta por los síntomas, hay que realizar el estudio de predisposición genética. En realidad, no se examinan genes, sino un componente del sistema inmunitario, el HLA DQ2/DQ8. Si este estudio es compatible con un aumento del riesgo de celiaquía, se debe realizar la biopsia.

¿Y si el estudio genético también se informa como negativo? ¡Ay! Pues hay un pequeño porcentaje de celíacos que tienen determinantes genéticos menos frecuentes que aún no se conocen o quizás la interpretación no ha sido adecuada en el contexto clínico. En casos de alta sospecha, se debería realizar una biopsia; si es con citometría de flujo, mejor. Además, la gastroscopia con biopsia permite el diagnóstico de otras patologías.

Una vez completado el estudio, aunque todo sea negativo, puede ser recomendable una prueba de DSG estricta y valorar cómo evoluciona la persona.

Si la mejoría de los síntomas con una DSG no es completa puede ser por un SIBO o quizás una *Giardia*. O tal vez la DSG no se realice de forma adecuada. No se puede valorar la respuesta a la DSG antes de diagnosticar y tratar esas situaciones y evaluar lo que come el paciente.

Hay personas que tienen sensibilidad al gluten no celíaca (SGNC), que aún está, en cierto modo, en discusión por la comunidad científica. Son personas que no toleran el gluten sin que cumplan los criterios diagnósticos de celiaquía. Puede ser porque no toleren el trigo, por ejemplo, por sus fructanos o las antitripsinas, o quizás el estudio de celiaquía fue incompleto y sí que son celíacos. Tal vez tengan un SIBO o un exceso de permeabilidad intestinal, que a menudo mejoran con la dieta sin gluten.

En resumen, mi recomendación basada en lo que nos dice la ciencia en la actualidad es:

1. No dejes el gluten sin descartar primero la celiaquía. Si ya lo has dejado y te encuentras mejor, realiza de todos modos el estudio para saber si debes hacer la dieta de forma estricta. Quizás eres celíaco y no lo sabes. Además, si lo fueras, esta información es importante para tus familiares: donde hay un celíaco suele haber otros en la misma familia. Para esto, busca un profesional actualizado.
2. Si te hacen la biopsia de duodeno y te dicen que es normal,

averigua cuántos linfocitos intraepiteliales se observan y cuántos fragmentos te han cogido en la biopsia. Si no te lo saben decir, te dicen que la biopsia es «normal» o que eso no importa, la técnica quizás no esté bien hecha.

3. Si no te quieren solicitar el estudio genético, puedes hacértelo por tu cuenta en saliva. Es una prueba que se hace sólo una vez en la vida.
4. Si ya dejaste el gluten, una reintroducción puede tener consecuencias graves. En esta situación, se debería realizar el estudio genético, una biopsia con citometría de flujo o bien una técnica que con sólo tres días de reintroducción de gluten permite en un 86 por ciento de los casos llegar al diagnóstico.
5. Aunque todo el estudio sea negativo, puedes realizar una DSG durante seis meses —con comida de verdad, no ultraprocesados— y ver cómo te encuentras. De forma simultánea, cuida el resto de tus hábitos y restaura tu microbiota. Si a los seis meses te encuentras mejor y tu genética, biopsia y anticuerpos fueron negativos, puedes probar a introducir una ingesta hormética ocasional de gluten de un pan de masa madre de buena calidad o trigos ancestrales como la espelta o el kamut, y observar cómo te sienta. Si tienes alguna enfermedad autoinmune, quizás ni siquiera una ingesta mínima sea lo más indicado. Consulta con un profesional tu caso particular.

Si este tema te interesa, puedes leer libros como *Cerebro de pan* o *Trigo no, gracias* sobre el trigo y el gluten para obtener más información. Te recomiendo también la web de Celicidad.

A mí, en algún momento, me llegaron a llamar «la loca del gluten» en mi hospital. No me importaba: conseguí ayudar a un par de centenares de personas que no sabían que eran celíacos y que solventaron migrañas, anemias de décadas de evolución, supuestos síndromes de intestino irritable y otros problemas relacionados con el gluten.

> Es posible que ayudar a una persona no cambie el mundo entero, pero sí puede cambiar el mundo de una persona.
>
> ANÓNIMO

Genética y celiaquía

¿Qué tiene todo esto que ver con la microbiota intestinal? Mucho, en realidad. Verás, la predisposición genética para la celiaquía está presente en el 20-30 por ciento de la población. Eso es muchísimo. Cuando un polimorfismo* está presente en tanta gente es porque en algún momento de nuestra evolución supuso una ventaja para sobrevivir. En concreto, se piensa que las personas con esta predisposición genética tienen un sistema inmunitario más reactivo frente a microbios patógenos. Antiguamente, caíamos como moscas por infecciones, entre otras cosas relacionadas con la comida en mal estado: tiene sentido que nuestros ancestros sobrevivieran mejor con ese tipo de genética.

No todas las personas que tienen esa predisposición genética desarrollan celiaquía, aunque cada vez es más frecuente. **Los genes son como una pistola cargada; el estilo de vida y el ambiente son los que disparan la pistola.** La frase original es del genetista Francis Collins: «El genotipo pone la pistola y el ambiente aprieta el gatillo». La ingesta excesiva de gluten demasiado pronto y en mucha cantidad en los primeros años de vida puede disparar la celiaquía. También hay quien considera que el glifosato, cuya presencia es ubicua en muchos cultivos, puede actuar como desencadenante. Además, en 2019, Sergio Cajal publicó su tesis doctoral en la Universidad de Murcia sobre la celiaquía y los vasos sanguíneos de los celíacos: parece que también están alterados.

Poco antes de que comenzara la locura de la pandemia de la COVID, asistí a un *Summit* sobre microbiota en Madrid. Conocí allí a un joven biólogo, el doctor Alberto Caminero, que forma parte de esa fuga de cerebros que sufre España. Coincide, además, que es de una zona de España que me es de interés por motivos de familia política. Charlamos un rato sobre gluten y bichos.

El doctor Caminero ha realizado algunas de las investigaciones más interesantes en el campo de la celiaquía y la microbiota. Demuestra que ciertas bacterias del intestino descomponen los trozos de gluten de un modo que favorece la aparición de la celia-

* Un polimorfismo es una alteración en los genes que codifican ciertas proteínas, a menudo del sistema inmune.

quía. Y no son sólo las bacterias: la infección por reovirus puede poner en marcha la cascada de sucesos que desembocan en la enfermedad celíaca.

Leaky gut

No puedo acabar esta parte sin comentar los trabajos de Alessio Fasano, un científico que ha estudiado mucho la permeabilidad intestinal y su relación con el gluten. Ha escrito mucho sobre el *leaky gut* o intestino permeable, que ya mencioné. Es el momento oportuno para explicar qué es esto.

Las células intestinales se llaman enterocitos. En condiciones normales, están pegaditas unas a otras, aunque hay un mínimo espacio entre ellas para que pasen sodio, glucosa y agua. En ocasiones, esos espacios se abren para que estas sustancias pasen en mayor cantidad al interior del organismo para darnos energía con más facilidad. Por ejemplo, si tenemos estrés, esas uniones se abren. En el lateral de las células hay unos complejos, las uniones estrechas. Esas uniones tienen todo un aparato de proteínas por dentro de las células que tira de las uniones para separar los enterocitos en ciertas condiciones.

El gluten es uno de los estímulos más potentes para abrir las uniones estrechas y dejar abierto el paso entre las células; en algunos estudios, se ha visto que esa apertura puede persistir durante veinticuatro horas. También, los aditivos industriales de la comida ultraprocesada, el alcohol y el estrés aumentan esos espacios.

En la luz del intestino de una persona con exceso de permeabilidad suele haber bacterias malas que pueden pasar enteras por esos huecos. Y si la comida tiene mercurio u otros metales pesados, micotoxinas o cualquier otro componente no beneficioso, también pasará para dentro. Al final, se genera una endotoxemia, con una inflamación crónica de bajo grado que está detrás de muchísimos síntomas crónicos. También se asocia a enfermedades autoinmunes, neurodegenerativas o cardiovasculares crónicas, por mencionar algunas.

El trigo actual contiene más gluten inmunogénico que los trigos ancestrales. Además, se fermentaba la masa del pan, lo que descompone parcialmente el gluten y lo hace más digerible. Por si fuera poco, el trigo actual tiene mayor cantidad de sustancias que inhiben la producción de algunas enzimas pancreáticas.

Por último, como los cachitos de gluten pasan sin digerir por completo, pueden estimular al sistema inmunitario a actuar por un fenómeno de mimetismo molecular. Tenemos estructuras en las células que se parecen al gluten; cuando el sistema inmune responde frente al gluten, puede reaccionar también a esas partes de nuestro organismo. Esto sucede, por ejemplo, en la tiroiditis de Hashimoto y en algunas formas de afectación neurológica por el gluten.

Quizás con todo esto se te hayan quitado las ganas de comer gluten. Lo entiendo. Sin embargo, recuerda descartar la celiaquía primero. Si no eres celíaco y no tienes ninguna enfermedad autoinmune, prueba a reducir la ingesta de trigo y come productos de buena calidad, como un buen pan de masa madre.

Trigo a cascoporro y miedos inducidos

La prensa convencional publica a veces artículos con titulares alarmantes sobre los peligros de la dieta sin gluten. Efectivamente, una DSG mal ejecutada, llena de ultraprocesados sin gluten, puede tener consecuencias nefastas. Pero una DSG con el tipo de alimentación prebiótica y antiinflamatoria que comento en el capítulo 10 es muy saludable y no te va a provocar obesidad ni infartos.

Es conveniente recordar que no en todo el mundo se comen las cantidades industriales de trigo que ingerimos en Europa o Estados Unidos. Hablo sobre todo del trigo, porque la cebada y el centeno se consumen mucho menos. La avena, en realidad, no tiene gluten por sí misma, sino por contaminación cruzada. Sí que contiene avenina, que en personas muy sensibles a las prolaminas del gluten —esas proteínas difíciles de digerir— puede generar problemas. La buena noticia es que ya se vende avena sin avenina.

En muchos países asiáticos, se come mucho más arroz que trigo. En África, depende mucho del país que se coma un cereal o pseudocereal determinado. En América, se comen también maíz, yuca, arroz o plátano macho frito.

Hay quien dice que se consume cada vez menos pan y trigo, pero es falso. En todo el mundo nos echamos al coleto 720 millones de toneladas de trigo en 2015. En los años sucesivos la cifra ha subido hasta más de 750 millones de toneladas. Eso son 750.000.000.000 kilogramos de trigo ¡Tocamos a cien kilos de trigo por cada persona del planeta! Es una barbaridad comer tanto de un único alimento. No todo es para consumo humano: una parte es para la ganadería y algún otro uso, como la producción de bioetanol. En España se comen unos noventa y siete kilos de trigo por persona y año. Posiblemente, si no comiéramos tanto trigo —tres o cuatro veces al día todos los días—, no nos daría problemas: el ser humano se desarrolló comiendo mucha variedad de alimentos.

Sin embargo, somos tantos y comemos tanto que los cultivos monovarietales con campos gigantes de cereales son hoy la norma, no la excepción. Esto genera muchos problemas no sólo para la salud de las personas, sino también para la del planeta y la biodiversidad. Fue el trigo el que nos domesticó a nosotros, no al revés. El antropólogo Jared Diamond escribió:

> La agricultura fue el peor error de la historia humana. Una élite llegó a estar mejor, pero para la mayoría de la gente el cambio fue a peor. Deberíamos preguntarnos cómo fuimos atrapados por ella a pesar de sus inconvenientes.

¿Cómo es la microbiota de las personas celíacas?

No se ha identificado una alteración típica, existen muchos tipos diferentes de disbiosis. Se suele observar una disminución de los lactobacilos y las bifidobacterias, junto a un aumento de bacterias Gram-negativas tipo proteobacterias malas. En otros estudios se aprecia un incremento de *Bacteroides* y *Prevotella*, o de especies patógenas de estafilococos. Sin embargo, no hay homogeneidad entre los estudios, por lo que aún no se ha identificado un perfil de disbiosis único para la celiaquía.

Con la DSG mejora una parte de las alteraciones. El problema con los estudios de microbiota en estos casos es que hay diversas maneras de llevar a cabo la DSG.

En algunas personas se vio que las bifidobacterias subían, en otras bajaban. En unos estudios, disminuían las bacterias malas y en otros subían. Y, claro, el efecto de la dieta también depende de las alteraciones previas de la microbiota.

La DSG no siempre es suficiente

A menudo, los celíacos que abandonan el gluten mejoran de muchos síntomas. Sin embargo, una parte mantiene diversas molestias. Un motivo frecuente es la presencia de SIBO, que se debe tratar de forma específica. Otra causa es que la dieta sea inadecuada, con ese consumo de ultraprocesados tan perjudiciales para la microbiota.

Por eso, en una persona celíaca, hacer DSG no siempre es suficiente. Se debería valorar de forma global su situación de salud intestinal y del sistema inmunitario, además de tratar el SIBO si lo hay. Pautar probióticos y nutracéuticos ayuda a reparar el intestino, por un lado, y equilibrar la microbiota, por el otro.

Otra causa por la que un celíaco no se termina de encontrar bien del todo es que quizás ingiera trazas de gluten en algún producto que coma o por contaminación cruzada a la hora de cocinar. En otras ocasiones, el problema es la ingesta de cereales o pseudocereales que contienen esas prolaminas que se parecen al gluten: la avenina de la avena, la zeína del maíz o la orzeína del arroz. Algunas variantes de la quinua también contienen prolaminas similares al trigo, y a menudo no se sabe si la quinua que compramos contiene estas prolaminas o no.

Quizás te estés drogando sin saberlo

La caseína, la proteína de los lácteos, se parece mucho a la gliadina. Tanto el gluten como la caseína pueden actuar como exorfinas, literalmente «morfinas de fuera». Son sustancias que se parecen a los opioides: morfina, heroína y metadona son de los más conocidos. La oxicodona es otro, responsable de la crisis de los opioides que mata a decenas de miles de personas en Estados Unidos.

¿Sabes ese vaso de leche con galletas que te tomabas antaño antes de acostarte? ¿El sueñecito tan rico que te entraba luego? En parte, tiene que ver con esa capacidad de las proteínas del trigo y de la leche para simular a los opioides: en el cerebro actúan sobre sus receptores. Por eso mismo, el queso resulta tan adictivo, y al dejar de repente el gluten y los lácteos se puede sufrir un leve síndrome de abstinencia.

En algunos niños muy sensibles con un trastorno del espectro autista, este efecto es llamativo. En ellos, una estrategia dietética sin gluten ni caseína puede ayudar a mejorar su salud intestinal, sobre todo al disminuir el exceso de permeabilidad. Además, desaparece ese efecto de las exorfinas en el cerebro. Esto no quiere decir que se cure el autismo, y no todos los niños responden de la misma manera. Son niños que a menudo tienen una alimentación restringida y es difícil retirar alimentos, pero merece la pena consultar con un profesional actualizado para diseñar una estrategia nutricional individualizada, siempre previo descarte de la celiaquía.

Veredicto sobre el gluten y el trigo

El gluten —y por extensión, el trigo— es uno de los componentes más debatidos de la alimentación actual. Están los que lo demonizan y consideran que está detrás de todos los males y enfermedades que puede tener una persona. En el otro extremo, están los que creen que si no comes trigo, te morirás estreñido y gordo por un infarto más pronto que tarde.

Muchos celíacos ven con malos ojos que haya personas que no quieran consumir gluten sin ser celíacos. Tienen su parte de razón. Si en un restaurante rechazas los platos con gluten, pero luego te comes un postre que sí lo lleva, generas confusión en el restaurador. Esto perjudica a los celíacos, que no toleran ni una pizca de gluten.

Es cierto que muchísimas personas tienen problemas con los cereales que contienen trigo, y la mayoría no están diagnosticadas. También es verdad que una dieta sin gluten mal llevada puede ser muy problemática. Sin embargo, por encima de todo esto está, o así debería ser, la libertad y los derechos individuales de las personas. Tenemos derecho a decidir si queremos comer o no trigo o gluten. Las personas celíacas tienen derecho a salir a comer fuera sin miedo a contaminarse. Y tenemos derecho, o deberíamos tenerlo, a que se realice un diagnóstico adecuado de las personas celíacas.

Por eso este asunto es tan complicado. De forma simplificada, podríamos resumirlo así:

- Si eres celíaco: no debes comer nada de gluten nunca y debes evitar la contaminación cruzada.
- Si tienes sensibilidad al gluten no celíaca: tampoco debes comer nada de gluten.
- Si tienes una enfermedad autoinmune, como tiroiditis de Hashimoto, es muy probable que te puedas beneficiar de una dieta sin gluten incluso sin ser celíaco. Recuerda que antes hay que descartar la celiaquía. Después, si no eres celíaco, se debe individualizar la estrategia nutricional óptima para tu caso.
- Si no eres celíaco y no tienes ningún otro problema clínico diagnosticado pero te encuentras mejor sin comer cereales, no estás obligado a comerlos. No te va a pasar nada por no comerlos. El ser humano tiene muchísima flexibilidad para alimentarse. Aun así, tomar algo de cereal o pseudocereal de buena calidad de vez en cuando entra dentro de la vida normal y la flexibilidad. Si vas a la boda de tu primo y te ponen un trozo de tarta, comértelo no va a arruinar tu estrategia nutricional a largo plazo. Ahora, si no te apetece, no te lo comas. La presión social sobre lo que comemos o lo que dejamos de comer no debería importarte.

SIBO: UNA EPIDEMIA SILENCIOSA

Una historia frecuente

Hace año y pico me escribió un conocido-amigo. Yo, por aquel entonces, ya estaba cuasisepultada bajo una avalancha de pacientes con SIBO, *Giardia*, problemas con el gluten, Hashimoto y supuestos síndromes de intestino irritable.

Él nunca había tenido problemas hasta ese momento. Sin embargo, de repente todo lo que comía le sentaba mal. En particular, el ajo, la cebolla y algunas frutas. Después de comer se le hinchaba la tripa como si estuviera embarazado, cosa complicada para un varón. Estaba cansado y tenía niebla mental.

Había ido al médico y, por suerte, le habían diagnosticado SIBO. Como sabía de mi interés por estos temas, me contactó. Su prueba del aliento era compatible con un SIBO como la copa de un pino. Le habían propuesto un tratamiento, pero sin buscar la causa. Por experiencia, yo sabía que el tratamiento propuesto no era el idóneo.

No atiendo a familiares, amigos ni conocidos como pacientes, pero tampoco iba a dejar que mi amigo siguiera con su problema por un tratamiento subóptimo. Lo primero que hicimos fue buscar la causa: en su caso, descubrimos la presencia de la *Giardia lamblia*, de la que ya te he hablado. Es un parásito que mucha gente no cree que tengamos en España y, sin embargo, aquí está. A menudo se encuentra en niños pequeños. Muchos padres reciben este parásito de sus adorables pequeñuelos. Es un bichito muy contagioso; en las heces se expulsan sus quistes y trofozoítos, que es fácil que se queden debajo de las uñas, aunque la higiene de manos tras un cambio de pañal o una limpieza de culete sea exquisita. Otra vía de contagio son las piscinas.

La *Giardia* no es fácil de diagnosticar. En primer lugar, no siempre provoca diarrea: en más de la mitad de los casos cronificados el afectado pasa por fases de estreñimiento. Puede provocar síntomas como alergias, asma y problemas cutáneos. Incluso he atendido a pacientes que tenían aumento de las transaminasas hepáticas, evento poco descrito en la literatura científica.

Al buscar un parásito, se examinan las heces con un microscopio. A menudo sólo se solicita una muestra pero lo ideal son al menos tres: si hay *Giardia* en el intestino, sólo se descubre en el 30 por ciento de los casos con una muestra y en el 70 por ciento de los casos al examinar tres. Posiblemente las cifras reales sean menores, porque si la carga parasitaria es baja es fácil que no se encuentre la *Giardia*. Por suerte, hay técnicas como la determinación de un antígeno (una proteína del bicho) o la PCR (que detecta el material genético) que permiten diagnosticar la giardiasis hasta en el 95-98 por ciento de los casos.

En el caso que te cuento, también solicité pruebas para ver qué tal andaba la función tiroidea (bastante bien) y si era celíaco (no tenía datos de ello).

Le puse tratamiento para la *Giardia*. Luego tratamos el SIBO; no con fármacos, sino con aceites esenciales y probióticos. Revisamos la alimentación y añadí algún suplemento más. Este tipo de tratamientos no son superrápidos; se trata de cambiar el ecosistema intestinal y lograr resultados persistentes.

Además, le expliqué toda la historia del gluten. Él mismo había observado que si no comía trigo se encontraba mejor, en general, de energía y de sus molestias digestivas, a pesar de no ser celíaco.

Hoy en día, se encuentra bien y mantiene un estilo de alimentación evolutivo, prebiótico y antiinflamatorio, como el que te cuento en el capítulo 10.

¡Una solución quiero!

¿Qué es esto del SIBO? ¿De verdad es tan frecuente o importante?

Que se lo pregunten a Blas López Rueda. Este urólogo, ya jubilado, tenía un familiar con problemas de salud. Acabó en la consulta de un psicólogo —esto lo cuenta él en varias entrevistas en la red— cuando lo que tenía era una intolerancia a la fructosa secundaria a SIBO. A raíz de esta experiencia con un ser querido, el doctor López comenzó a estudiar el SIBO y la salud intestinal. Se encontró con que este problema lo tiene muchísima gente, y que la mayoría de ellos no encuentran solución a sus síntomas. Es un cuadro aún muy mal conocido por muchos médicos; en muchos hospitales ni siquiera están disponibles las pruebas para su diagnóstico. El tratamiento clásico se basa en el uso de antibióticos farmacológicos, como si fuera una enfermedad infecciosa. No se suele buscar la causa del SIBO y el éxito de los tratamientos con los antibióticos suele ser poco satisfactorio: aunque haya una respuesta inicial, es muy frecuente una recaída posterior.

Ante este panorama, el doctor López se indignó. Se implicó

tanto, que acabó siendo el administrador de un grupo de Facebook que se llama «Intolerancia a la fructosa/sorbitol/lactosa/DAO (Gluten, SIBO, PARÁSITOS)», con más de veintitrés mil miembros en el momento de escribir estas palabras. Es un grupo muy activo, con decenas de publicaciones diarias y algunas de ellas con cientos de comentarios. Además, el doctor López se ha dedicado a dar charlas por toda España y entrevistas en medios de comunicación para visibilizar este problema. Se acompaña de otros profesionales y afectados que lo ayudan en la gestión del grupo e incluso han fundado una asociación.

¿Cómo será la desesperación de una persona que no puede comer sin enfermar? Tanta que, ante la falta de atención adecuada, necesita consultar en un grupo de Facebook, que sirve de soporte y ayuda a miles de personas. Aunque el número de profesionales actualizados en SIBO y los temas relacionados está en aumento, aún son insuficientes para el gran número de afectados que sufren estos problemas.

Incluso los profesionales que conocemos este tema vamos por detrás de la realidad. No se conoce lo suficiente sobre el SIBO. Por suerte cada vez se investiga más sobre la microbiota, aunque la del intestino delgado es particularmente difícil de estudiar.

¿Qué sucede en el SIBO?

Como nos indica su nombre, el SIBO o *Small Intestinal Bacterial Overgrowth* consiste en un crecimiento excesivo de bacterias en el intestino delgado, donde tiene que haber bacterias pero no demasiadas. Sobre todo, como en cualquier otra localización, deben estar en equilibrio. Hay personas que tienen síntomas de SIBO pero en un cultivo del contenido de su intestino delgado no hay muchas bacterias en números totales. Sin embargo, en estos casos sí suele haber un exceso relativo de bacterias malas como *E. coli*, *Klebsiella* o *Pseudomonas*. También, hay casos en los que la persona sí tiene un número excesivo de bacterias pero están en equilibrio: las que hay son buenas o hay muy pocas de las malas. Lo que importa es la presencia o no de síntomas y el perfil de la microbiota.

El SIBO se conoce desde hace casi cien años. Al principio, se describió en niños que tenían el intestino corto y en personas con antecedentes de alguna operación quirúrgica abdominal. En los últimos años, se ha comprobado que este problema aparece en muchas más situaciones. Casi es más fácil tener SIBO que no tenerlo. Parece una exageración pero, en vista de la cantidad de gente que sufre este trastorno, no lo es.

Los síntomas clásicos del SIBO son el dolor y la distensión abdominal (la tripa está muy hinchada). Es típico tener muchísimos gases, flatulencias y eructos. Las digestiones pesadas y el ardor en la boca del estómago también son muy frecuentes. Puede haber tanto diarrea como estreñimiento, según el tipo de SIBO que tenga la persona. La intolerancia a la lactosa, el sorbitol y la fructosa son frecuentes en el SIBO. Retirar los alimentos con estos componentes es un parche que no llega al fondo del problema y a largo plazo puede incluso ser contraproducente.

Por desgracia, los síntomas no se limitan al aparato digestivo, aunque éstos por sí solos ya pueden fastidiarte mucho la existencia. La niebla mental, problemas cutáneos como eczemas o picores, dolores articulares, dolores horribles con la menstruación, cefaleas tremendas que no responden a nada... son sólo algunas de las manifestaciones del SIBO. Otra consecuencia es la malabsorción de algunos nutrientes. El peso corporal puede sufrir cambios de difícil solución. Por si fuera poco, la falta de energía y los dolores musculares a menudo forman parte del día a día de estas personas.

Uno de los problemas del SIBO es que las pruebas médicas habituales pueden ser anodinas. La analítica de sangre básica no aporta mucha información. En la ecografía abdominal o el escáner, si acaso, se verá mucho aire pero nada más. El análisis básico de heces tampoco arroja luz sobre el asunto; si acaso, con mucha suerte, quizás encontremos un parásito y al menos se trate la causa, aunque sea insuficiente para una mejoría global.

A menudo, se tilda a las personas que tienen SIBO de síndrome de intestino irritable. A veces, en esta situación se recomienda una dieta baja en FODMAP o bien se pautan ciclos recurrentes de rifaximina. Algunas personas obtienen una mejoría parcial con estas medidas. Sin embargo, si no se han examinado y tratado las posibles causas del SIBO, el problema suele persistir con fluctuaciones de mayor o menor gravedad.

En busca de la raíz del problema

Las posibles causas del SIBO son múltiples. A veces, es difícil saber a qué se debe. Vamos a enumerar las más frecuentes. ¿Tienes alguna de ellas?

- La toma de antiácidos y la hipoclorhidria. Ya hemos explicado que el estómago necesita ácido para funcionar bien. Muchas personas toman omeprazol al creer que sus molestias digestivas son por exceso de ácido, cuando en realidad tienen un SIBO que empeora cuantos más antiácidos toman. El propio reflujo gastroesofágico a menudo se debe a un exceso de presión dentro del abdomen por culpa del SIBO; esta presión abre el esfínter que separa el esófago y el estómago, y permite que el ácido del estómago suba hacia arriba. El tratamiento con el omeprazol interfiere en la fisiología gástrica, provoca disbiosis y cronifica el problema. El omeprazol (y sus primos) no es que sea un mal fármaco *per se*: sirve para las úlceras gástricas y otros problemas. Sin embargo, su uso generalizado como supuesto protector gástrico es una verdadera epidemia. Otra consecuencia del uso excesivo de estos fármacos es la malabsorción de algunos nutrientes como el magnesio o la vitamina B12.
- Enfermedades y trastornos digestivos como la celiaquía, la enfermedad inflamatoria intestinal, la insuficiencia pancreática exocrina o la cirrosis hepática.
- Los antecedentes de cirugía abdominal, sobre todo si hay presencia de bridas, alteración de algún segmento del intestino delgado, pérdida de la válvula ileocecal o un baipás gástrico.
- Infecciones intestinales por parásitos o bacterias: pueden producir un SIBO por un desequilibrio en la microbiota o un daño en los complejos motores migratorios.
- Problemas endocrinológicos como las enfermedades tiroideas o la diabetes.
- Alteraciones del sistema nervioso: la enfermedad de Parkinson o los traumatismos craneoencefálicos.
- Trastornos inmunitarios: infección por VIH o déficit de inmunoglobulina A.

- La endometriosis.
- Alteraciones estructurales del intestino delgado por diverticulosis, enfermedades del tejido conectivo como la esclerodermia o por efectos secundarios de la radioterapia.
- Todo lo que interfiere en los MMC (recuerda, son los barrenderos del intestino), como la toma de opioides y otros fármacos.
- El estrés crónico y las disfunciones del nervio vago.
- La edad: el simple hecho de cumplir años hace que aumente el riesgo de tener SIBO por múltiples factores como la toma de ciertas medicaciones, la disminución progresiva del ácido gástrico o el daño en esos complejos motores que hemos comentado.

Mecanismos de protección contra el SIBO

Si todo funciona como debe, el intestino delgado se mantiene en un estado de eubiosis. Las causas del SIBO inciden en uno o varios de estos mecanismos que, en condiciones normales, permiten que todo vaya como la seda:

- Las secreciones: tanto el ácido gástrico como las secreciones biliares y pancreáticas son importantes. La bilis en particular es fundamental para suprimir a los microorganismos que producen metano.
- El moco del intestino delgado contiene las sustancias que comentábamos en otro capítulo: los AMP (péptidos antimicrobianos), además de la inmunoglobulina A secretora. Ésta se produce en todas las superficies mucosas del organismo y es fundamental para protegernos de los microorganismos patógenos. El sistema inmunitario tiene que funcionar de forma óptima para que la microbiota se mantenga en equilibrio, y una microbiota equilibrada regula al sistema inmunitario. Es un círculo virtuoso. El problema surge cuando algo falla tanto como para que los mecanismos de protección no puedan arreglarlo: entonces, el círculo se convierte en vicioso. Ya ves, un paso en falso y pasamos de la virtud al vicio. Igualito que las personas.

- La peristalsis anterógrada y los MMC que comentábamos hace varias páginas en la sección «Digestión por pasos».
- La válvula ileocecal o VIC. Quizás no la conozcas de antes, es lo que separa el intestino delgado del grueso, como una puerta de ésas que hay en los aeropuertos para salir de la zona de llegada de los pasajeros: una vez que sales, ya no puedes entrar. Es decir, el contenido del intestino delgado pasará al colon, pero no debe ocurrir lo contrario. Si esta válvula no funciona bien, las bacterias del colon van hacia atrás y pueden generar un SIBO de bacterias coliformes como *Escherichia*, *Klebsiella*, *Enterobacter* o *Citrobacter*. No es que tengan forma de col, sino de «coli», que significa «bacteria intestinal». Las llamó así Escher, el que descubrió la *Escherichia coli*, en una época en la que aún no se imaginaban todas las bacterias que llevamos dentro.

  ¿Por qué iba a fallar esta válvula? Sorpresa: por déficit de ácido en el estómago. También, por una intolerancia alimentaria, un exceso de consumo de hidratos de carbono o los problemas con la bilis y la digestión de las grasas. El estrés crónico o cosas como comer demasiado rápido, masticar mal o los trastornos de la articulación temporomandibular pueden conducir a una disfunción de la válvula ileocecal. El propio SIBO fastidia la válvula, con lo que se produce una retroalimentación: cuanto peor va la válvula, más SIBO y a más SIBO, peor funciona la válvula.

  Sabemos de la importancia de la VIC por estudios funcionales y en quirófano en humanos y animales. No tenemos aún una prueba complementaria que permita medir de rutina su funcionamiento. Se podrían medir sus presiones durante una colonoscopia. No es algo que yo haya solicitado nunca ni he visto ningún informe de colonoscopia con la medida de las presiones de la VIC.

  Tengo muchos amigos fisioterapeutas osteópatas y ellos sí valoran y tratan la función de esta válvula. Dicho sea de paso, sus tratamientos craneales y viscerales suelen ser un complemento eficaz para las personas que sufren de SIBO.

¿Ves por qué digo que es más fácil tener SIBO que no tenerlo?

¿Por qué el SIBO provoca tantos problemas?

Parece mentira que las bacterias del intestino delgado nos puedan dar tanto la lata. No todas las personas tienen todos los síntomas, pero el SIBO mengua la calidad de vida del afectado. Imagina no poder comer lo que quieras y que elimines los alimentos que te sientan mal y, después de un tiempo, de nuevo tengas los mismos síntomas, que nunca se fueron del todo. Retiras más comidas, hasta llegar a eso de comer sólo arroz y pollo y, sin embargo, sigues hecho polvo. Piensa ahora cómo es ir al médico, que te digan que todo está en tu cabeza y que te relajes. Relajarse ayuda por potenciar la función del nervio vago, pero si no se busca la causa del SIBO y se trata éste de forma integral, la espiral de intolerancias y síntomas no tiene fin.

El SIBO genera sus síntomas por diferentes mecanismos:

En primer lugar, como suele haber muchas bacterias, los hidratos de carbono se fermentan en mayor cantidad y se produce mucho más gas de lo habitual; también puede haber un exceso de agua, lo que provoca diarrea. Además, esas bacterias tienen que comer, así que le quitan la comida al pobre sufridor de SIBO. Esto genera una desnutrición tanto de macro como de micronutrientes. El problema empeora por la pérdida o el sufrimiento de las vellosidades intestinales, lo que contribuye aún más a una mala absorción de los hidratos de carbono, cuya fermentación produce cada vez más gas.

Los ácidos biliares necesarios para absorber las grasas no se conjugan bien por la alteración de las bacterias intestinales. Nos encontramos con que las vitaminas liposolubles no se absorben bien: habrá déficit de vitaminas A, E y K, y quizás de la D (aunque ésta se obtiene sobre todo del sol). La absorción insuficiente de las grasas hace que se expulsen en forma de esteatorrea: son unas cacas brillantes que flotan por la presencia de la grasa en ellas.

Por si esto no fuera suficiente, en el SIBO aumentan la permeabilidad y la inflamación intestinal. El exceso de permeabilidad intestinal con un perfil de microbiota inadecuado provoca la situación que ya hemos explicado de endotoxemia e inflamación sistémica. Además, una microbiota que no funciona bien hace que disminuya la producción de ácidos grasos de cadena corta, que son una parte crucial para que se lleve a cabo la función metabólica de la microbiota. Por otro lado, las bacterias sobrecrecidas en el SIBO pueden producir metabolitos tóxicos y generar síntomas sistémicos.

El SIBO tipo metano también se llama IMO, *Intestinal Methanogen Overgrowth*; puede acompañarse de un SIBO de bacterias. En el IMO nos encontramos un exceso de arqueas que producen metano, que enlentece el tránsito intestinal. En lugar de diarrea, el afectado suele tener estreñimiento. En el IMO puede haber sobrepeso o incluso obesidad.

Diagnóstico del SIBO

Se sospecha SIBO por los síntomas, pero su confirmación requiere de algunas pruebas complementarias. La forma perfecta de diagnosticar el SIBO sería con un aspirado del contenido del intestino delgado para cultivar ese líquido y observar cuántas bacterias crecen. Se define como SIBO la presencia de más de mil unidades formadoras de colonias por mililitro de aspirado intestinal. El problema es que sólo se detectarían las bacterias cultivables y, aunque en muchos estudios se ha comprobado que las bacterias responsables del SIBO suelen ser enterobacterias que se pueden cultivar, no siempre es así.

Sin embargo, esta prueba es costosa, desagradable y no se puede realizar con tanta facilidad como otras pruebas menos invasivas. Bien es cierto que la realización de una endoscopia digestiva alta permitiría de forma simultánea realizar biopsias del estómago y del duodeno, y así encontrar alguna pista sobre la causa del SIBO como la celiaquía, una giardiasis o problemas gástricos.

En general, la prueba que se solicita para diagnosticar el SIBO es un test del aliento con toma previa de lactulosa, un azúcar que se utiliza como laxante. El ser humano no fabrica hidrógeno ni metano en sus células, pero nuestros microorganismos sí lo hacen. Si tomamos lactulosa, las bacterias y arqueas del intestino la procesan y producen estos gases como metabolitos que después pasan a la sangre. La circulación los transporta a los pulmones y se expulsan fuera con la respiración. Se miden los gases del aliento antes de tomar la lactulosa y luego cada quince minutos. Según los niveles de los gases en cada momento, se podría decir si hay o no hay SIBO.

Una persona que tiene SIBO o IMO y toma lactulosa expulsará gran cantidad de hidrógeno o metano cuando este producto llegue al intestino delgado. En condiciones normales, las bacterias del colon producen hidrógeno, pero en el intestino delgado la producción debería ser más bien escasa. Esta prueba es imperfecta y tiene bastantes falsos negativos: es decir, a menudo pasa que la persona sí tiene un SIBO, pero no aparece el exceso de gas en la prueba.

Por si no fuera lo bastante complicado, hay un tercer tipo de SIBO cuya prueba diagnóstica aún no es de uso extendido. Consiste en el exceso de bacterias reductoras de sulfato que producen sulfuro de hidrógeno; en condiciones normales, sólo tenemos una pequeña cantidad de estas bacterias. Hay quien piensa que este tercer SIBO aparece para echarnos una mano si nuestro cuerpo ha perdido su capacidad de reducir los sulfatos de los alimentos. El ciclo del azufre es un asunto complejo que se excede de lo que te quiero contar pero, de forma resumida, la teoría dice que, por la falta de algunos micronutrientes y el glifosato de los alimentos, el organismo pierde la capacidad de metabolizar ciertos compuestos azufrados como el huevo, el brócoli y la carne. Entonces, estas bacterias aumentarían para ocuparse ellas de esos compuestos. Sin embargo, el resultado final no es muy beneficioso, porque el sulfuro de hidrógeno es un gas que irrita el intestino y aumenta la sensibilidad visceral al dolor. También se ha relacionado con la enfermedad inflamatoria intestinal.

Si ya es difícil conseguir un diagnóstico de SIBO de hidrógeno, más complicado aún es el de SIBO metano. El tercer SIBO parece casi ciencia ficción. No en todos los hospitales se hacen las pruebas del aliento para diagnosticar el SIBO, o si se hacen, quizás sólo se mide el hidrógeno. Por otro lado, a menudo sucede que pesa más la prueba que los síntomas del paciente.

Si mi paciente tiene síntomas compatibles con SIBO y se encuentra mal, yo le explico todo esto. Sí, nos tiramos un buen rato, qué le vamos a hacer. Como he comentado antes, no sólo el exceso de bacterias genera problemas, sino también su desequilibrio. Esa disbiosis de la microbiota del intestino delgado se debe tratar para mejorar la hinchazón, el cansancio, los gases y los dolores de cabeza. Así que, si los síntomas son compatibles con SIBO, aunque el resultado del test del aliento sea negativo, habrá que actuar en consecuencia. La clínica manda.

En general, ofrezco varias posibilidades de tratamiento, que comentaré en el capítulo 11. Un enfoque integral para que el paciente mejore suele requerir cambios en la alimentación, controlar el estrés, hacer ejercicio físico, mejorar el ritmo circadiano y, sobre todo, erradicar las causas de forma definitiva. No es fácil. Se atribuye a Hipócrates la siguiente frase:

> A quien desee la salud, primero hay que preguntarle si está dispuesto a suprimir las causas de su enfermedad; sólo entonces será posible ayudarle.

Por último, se debe tener en cuenta que suele existir un componente psiconeuroendocrinoinmunológico en todos los procesos patológicos. Que el cerebro, las emociones y el mal manejo del estrés nos puedan enfermar no es ni pseudociencia ni ciencia ficción; hay muchísima literatura científica al respecto.

¡Por supuesto que no nos generamos los síntomas físicos de forma consciente ni voluntaria! Y tampoco sólo con la fuerza de la mente y deseándolo mucho el SIBO va a desaparecer. Sin embargo, el aspecto psiconeurológico se debe tener en cuenta, explorar y tratar de forma específica. A veces es demasiado difícil aceptar que tu vida es una mierda, que tu infancia lo fue o que la pareja con la que estás te hace desgraciado. Para muchos nos puede resultar más fácil andar por la vida con la tripa hinchada y otros síntomas físicos antes que mirarnos de verdad en el espejo y decir: «¿Quién soy, de dónde vengo y qué carajo estoy haciendo con mi vida?».

No pretendo decir que todas las personas tengan problemas en este ámbito. Mejor, entonces el tratamiento suele resultar más sencillo y puramente biomédico.

Lo bueno del SIBO —si es que tiene algo de bueno— es que no es una enfermedad, en realidad: es un trastorno, una disfunción o un síntoma. Se puede tratar y solucionar. Es algo tangible, sabemos más o menos qué sucede. Lo malo: aún no es lo bastante conocido y muchos lo sufren en silencio. Ojalá que esto que te he contado aquí te ayude a ti o a alguien que conozcas.

ENFERMEDAD INFLAMATORIA INTESTINAL

Cuando los brotes no son verdes

La enfermedad inflamatoria intestinal (EII) es más que una disfunción o un síntoma: se trata de una enfermedad con nombre y apellidos.

Recuerdo una paciente que tuve una vez ingresada en el hospital: era una muchacha joven, de veintipocos años, y estaba en los huesos. Tenía la zona última del intestino destrozada, con fístulas y abscesos por todas partes. Había recibido todo tipo de medicamentos, pero su enfermedad de Crohn se la estaba comiendo viva. Estuvo meses ingresada con nutrición parenteral. Le perdí la pista cuando se trasladó de ciudad para estar más cerca de su familia. Me impactó muchísimo. En ocasiones, a los pacientes les extirpan una parte del intestino. A menudo, se recurre a fármacos inmunosupresores superpotentes, con efectos secundarios no siempre bien tolerados.

Estos dos hermanos, la colitis ulcerosa (CU) y la enfermedad de Crohn (EC), son procesos crónicos en los que se suceden los brotes de enfermedad, con mayor o menor gravedad. El dolor abdominal, la diarrea y la fiebre son los síntomas típicos de los brotes.

En la colitis ulcerosa se inflama «sólo» una parte del intestino grueso y el ano puede estar afectado. En los brotes hay sangrado y pérdida de algunos kilos. La inflamación es superficial: afecta sólo a la mucosa, la capa más cercana a la luz intestinal.

En cambio, en la enfermedad de Crohn se puede inflamar cualquier parte del tubo digestivo: desde la boca hasta el final del intestino grueso, aunque el ano se respeta. La inflamación es profunda: puede llegar incluso al músculo del intestino. Por eso, a veces se forman esas fístulas o túneles hacia la piel o la vejiga, por ejemplo, como le pasaba a mi paciente. Es muy típico que el cuadro debute con una ileítis terminal. Esta inflamación de la parte final del intestino delgado en ocasiones se confunde con una apendicitis.

En una de mis guardias, hace algunos años, ingresó un chaval que estaba estudiando las oposiciones para ser bombero. Llevaba un tiempo con dolores de tripa, a los que se habían sumado diarrea y fiebre. Él quería comer para aumentar la masa muscular y rendir en sus entrenamientos pero no tenía apetito y estaba perdiendo muchísimo peso. Cuando le dimos el diagnóstico de enfermedad de Crohn, se derrumbó. Su sueño de ser bombero se desvaneció: las «colitis crónicas» se consideran un criterio de exclusión. Llevaba un par de años preparándose, era su vocación. ¿Qué le dices a una persona a la que de un plumazo le arrebatan su propósito vital, lo que hace que se levante de la cama por la mañana?

Es verdad que el ser humano puede ser muy resiliente: él podría buscar otro propósito vital. Pero es fácil decirlo cuando no te toca semejante jugarreta del destino.

Lo chungo de estas enfermedades, por si fuera poco el problema intestinal, es la posible afectación de otros órganos como los ojos, el hígado, los riñones o las articulaciones. Además, la colitis ulcerosa aumenta el riesgo de cáncer de colon, motivo por el que hay ocasiones en las que se extirpa el colon para prevenir esta eventualidad. Tremendo, ¿no?

La pistola se dispara

En los textos médicos aún se lee que la causa de estas enfermedades es desconocida, pero ya sabemos que son enfermedades de origen multifactorial: sobre una predisposición genética actúan factores ambientales como la alimentación, la microbiota, ciertas deficiencias nutricionales, las experiencias adversas en la infancia... ¡Todo!

Los ancestros africanos de las personas con predisposición genética para desarrollar EII (abreviatura de enfermedad inflamatoria intestinal) se beneficiaron de esa misma genética para defenderse mejor de los patógenos ambientales bacterianos. Por otro lado, los niveles adecuados de vitamina D y la presencia de gusanos intestinales aseguraban que el sistema inmunitario no se pasara de rosca. Esta protección está ausente en las personas que sufren EII en el siglo XXI.

Si miramos un mapa del mundo con los países donde hay gusanos intestinales en grandes cantidades y otro con los países donde hay mucha gente con EII, veríamos que los colores están invertidos: sin gusanos, hay EII; con gusanos, habrá otros problemas pero es mucho menos probable sufrir una enfermedad de Crohn (EC) o una colitis ulcerosa (CU).

Esto no pasa sólo por los gusanos, hay otros factores que diferencian a los países con mucha EII de los países con poca incidencia de EII. El ambiente dispara los genes en la inmensa mayoría de las enfermedades crónicas de este tipo y la EII no es una excepción. ¿Cuáles son esos factores ambientales? Atiende:

- El uso de antibióticos en la infancia aumenta el riesgo de EC y CU en los caucásicos.
- La lactancia materna protege de la aparición de ambas enfermedades: cuanto más prolongada, mejor. El colecho también es protector.
- Los anticonceptivos orales aumentan el riesgo de CU en las mujeres caucásicas.
- El déficit de vitamina D aumenta el riesgo de las dos enfermedades.
- El café y el té protegen a los asiáticos.
- Algún fumador empedernido recurre a un estudio antiguo que afirmaba que el tabaco protegía de la CU, aunque aumentaba el riesgo de EC. Sin embargo, la ciencia actual nos dice que el tabaco es malo para todo. En una revisión de diciembre de 2019 se comentan todos los aspectos negativos del tabaco para el intestino en general y la EII en particular. Dejar de fumar disminuye el riesgo de recaídas. El tabaco modifica las citoquinas —sustancias señalizadoras producidas por el sistema inmunitario— en un sentido proinflamatorio, altera la inmunidad, disminuye la diversidad bacteriana de la microbiota intestinal y modifica su composición para mal.
- La vida en la naturaleza o en una granja, con contacto con animales en la infancia en el seno de familias grandes, y beber leche no pasteurizada son factores que protegen de las dos enfermedades.

- Los productos ultraprocesados, el exceso de azúcar, de grasas trans, la falta de fibra, el uso de antibióticos en los animales que comemos y los aditivos químicos (sacarina, sucralosa, carboximetilcelulosa y polisorbato-80) aumentan el riesgo de EII.
- La actividad física protege de la EC.
- La alteración de los ritmos circadianos tiene un impacto muy negativo sobre la EII: trabajar de noche, cenar o acostarse muy tarde o el *jet lag* (social o por viajes) alteran los ritmos circadianos de nuestras células y de la microbiota. La función digestiva sufre bastante en estas situaciones. Se puede desencadenar un brote o que la respuesta al tratamiento de la EII sea incompleta si los ritmos están alterados. Además, la propia enfermedad afecta al tiempo de sueño y su eficiencia. Uno anda hecho polvo por la vida, y se entra en un círculo vicioso a veces difícil de romper. En el capítulo 12 te explico qué puedes hacer para mejorar esto.

Microbiota y EII

Verás que muchos de estos factores afectan a la composición de la microbiota junto a nuestra propia función celular. En la EII hay algunos cambios en la microbiota que son bastante característicos. Además, el efecto de la microbiota depende de la genética. ¿Cómo funciona? Las bacterias* de la mucosa y todos esos factores predisponentes a la disbiosis y el *leaky gut* provocan la apertura y la rotura de las uniones estrechas y el paso al interior del organismo de las bacterias. Entonces, se recluta un tipo de células de defensa que provocan inflamación. Por otro lado, hay un gen que puede estar mutado de manera que genere una respuesta proinflamatoria; en otras personas la mutación puede favorecer un perfil antiinflamatorio. Así, ante la misma situación, hay gente que desarrolla EII y habrá otros que sería raro que la sufrieran. Si tienes la genética que predispone a esta enfermedad, piensa que sin ella quizás no

* Lo que mejor conocemos es el efecto de las bacterias, aunque cada vez se entiende mejor el papel de algunos hongos, como la *Candida*, en la EII.

estuvieras aquí: la tienes porque tus ancestros sobrevivieron gracias a ella.

En cuanto a los cambios de la microbiota en sí, lo característico en la EII es el aumento de las enterobacterias (como cepas patógenas de *E. coli* y otras muchas) y las fusobacterias, además de las *Pasterellaceae*, las *Pseudomonas* y las *Veillonellaceae*. En cambio, bajan los Bacteroidales, los Clostridiales del grupo XIVa y los —agárrate, viene nombrecito— Erysipelotrichales. Las *Roseburia*, las bifidobacterias y los lactobacilos disminuyen. Además, se ha visto que hay algunos hongos, como diversas especias de *Candida*, la *Malassezia restricta* o *Xylariales genus*, que aumentan. El *Saccharomyces* disminuye; éste en realidad lo recibimos de los alimentos y los probióticos, pero suele venirnos muy bien. De los virus se sabe —de momento— que se amplifican los caudovirales. Además, se activan algunos fagos que estaban latentes y que rompen a las bacterias a las que infectan, lo que provoca más inflamación. También, hay estudios muy interesantes que hablan de la relación de *Mycobacterium avium paratuberculosis*, una micobacteria bastante ubicua en el ambiente, con la EII en algunas personas.

Si conoces a alguien con EII, te dirá: «Oye, pues a mí nunca me hablaron de la microbiota». Es normal: los análisis de microbiota aún son muy costosos y en una sanidad pública en la que (en España) un médico de atención primaria no tiene ni cinco minutos por paciente, no hay recursos para ese tipo de análisis. Además, son hallazgos recientes. En 2019, se publicó un artículo en *Nature* con un estudio de complejidad extrema del Human Microbiome Project. En este consorcio llamado iHMP (Integrative Human Microbiome Project) Research Network Consortium se recogen múltiples muestras del intestino, la piel, la nariz, la boca y la vagina de miles de individuos para analizar su microbioma, además de la genética de las personas a las que se recogen las muestras. Los datos recogidos se publican en abierto en <https://www.hmpdacc.org>.

En este proyecto se examinó de forma ultradetallada a personas con prediabetes, mujeres y niños con parto pretérmino, y sujetos con EII. Les midieron no sólo la composición de la microbiota, sino también las vías metabólicas del microbioma, los perfiles del viroma, los anticuerpos, el genoma del huésped humano, los perfiles epigenéticos, las citoquinas, la (meta)transcriptómica, la (meta)proteómica y la metabolómica. Todo eso, para caracterizar tanto al humano como a su microbioma de forma dinámica en el tiempo. Estos estudios en conjunto se llaman *multi-omics*: se trata de medir todo lo medible con las técnicas más avanzadas de la genética y la biología molecular.

No es factible evaluar de esta manera a cada uno de los pacientes que llega a una consulta. Primero, se necesita estudiar a cientos o miles de sujetos con múltiples enfermedades y aprender lo suficiente como para que el día de mañana podamos incorporar la multiómica en la práctica clínica. Además, se tiene que enseñar a los ordenadores a interpretar los resultados y generar informes comprensibles para el clínico: el artículo donde se publican los resultados de los estudios multiómicos de la enfermedad inflamatoria intestinal es difícil de entender. Yo me paso los días buceando en este tipo de artículos y leer los de ciencia básica es como jugar al ajedrez mientras recitas *El Quijote*.

En cualquier caso, la información obtenida es oro puro: nos permitió saber que las personas con enfermedad de Crohn no tienen casi *Prevotella copri* y sí muchos *Bacteroides ovatus* y *B. uniformis*. En la CU, la *E. rectale* está disparada. Se observaron otros datos como la disminución durante la enfermedad activa de *F. prausnitzii*, *Alistipes*, *Roseburia*, *Subdoligranolum* y el aumento de *Blautia* y *Lachnoclostridium*.

En otros estudios, se ha comprobado que los cambios de la microbiota en la CU y la EC se parecen bastante en algunas cosas, aunque cada una tiene ciertas características propias. Otro hallazgo interesante es que hay alteraciones que son idénticas a las que se producen en algunas enfermedades como la artritis reumatoide o las espondiloartropatías. ¿Recuerdas que en la EII puede haber manifestaciones articulares? La microbiota tiene mucho que ver.

Resumen de la película de la EII

Se piensa que en la EII sucede lo siguiente, de forma muy simplificada: en una persona con una predisposición genética determinada (que permitió a sus ancestros sobrevivir y tener descendencia), que come porquerías, toma ciertos fármacos como antibióticos (ya desde pequeño), pasa mucho tiempo en interiores, está estresado y duerme mal se produce una disbiosis.

En la disbiosis, aumentan las bacterias «malas» y bajan las «buenas». Se modifica, de esta manera, la producción de metabolitos por la microbiota y se le dice al intestino: «Ábrete Sésamo», ergo, aumenta la permeabilidad intestinal. Toda esta situación es una señal gigante para el sistema inmune: «¡Inflámate!». El sistema inmunitario obedece: algo tiene que andar mal en el intestino para que le digan que se inflame. Esto lo hace para defendernos de un supuesto ataque. Aparecen sustancias del sistema inmunitario como el factor de necrosis tumoral alfa. Suena mal, ¿verdad? Está en el centro de muchas enfermedades inflamatorias crónicas de este tipo. Disminuye la producción de otras sustancias como el factor de crecimiento transformante beta o la interleuquina-10, una citoquina de buen rollito, de tolerancia, antialérgica y antiinflamatoria. *Voilà!* Ya tenemos montada la inflamación intestinal, que a su vez genera más disbiosis y más permeabilidad intestinal.

Como verás, es una película de la enfermedad que comenzó mucho antes del primer síntoma. La medicina farmacológica trata uno de los últimos pasos: el TNF-alfa. ¿Qué tal si tratamos también las causas? ¿Y la microbiota, con todo lo que nos dice la ciencia?

Si a alguien le clavan un cuchillo, el primer paso es quitar el cuchillo. De lo contrario, la herida jamás sanará.

Empoderarse es salud

Muchas personas con EII preguntan: «¿Qué tengo que comer?». A menudo, se les dice que «dieta sana», sin especificar más, o incluso «la comida no tiene nada que ver con esto, come lo que quieras/lo que te siente bien».

Veamos qué hizo Jordi Paleo. No se llama Paleo de apellido, sino Síscar Escrivá, pero en las redes se lo conoce como Jordi Paleo. Jordi es ingeniero superior en telecomunicaciones. Como describe en su web, en 2009 se le diagnosticó una colitis ulcerosa. Perdió veinte kilos de peso y estaba hecho un trapito.

Él quiso buscar una solución, más allá de lo que se le ofrecía en ese momento: se puso a estudiar sobre la enfermedad inflamatoria intestinal, el sistema inmunitario, la alimentación, el estilo de vida y todo lo que él podía hacer para cuidarse. Escribió un libro que se llama *Cómo tratar la colitis ulcerosa y la enfermedad de Crohn*. Lo puedes comprar en papel, pero también está disponible gratis en PDF en su web.

No sólo consiguió ayudarse a sí mismo: apoya e informa a otras personas que pasan por una situación como la suya.

En medicina, se habla ahora mucho del empoderamiento del paciente. El empoderamiento en atención a la salud se divide en cinco niveles. Piensa en qué nivel sueles estar en tus contactos con el sistema sanitario.

En el primer nivel, el profesional sanitario (PS) decide: «Pepe (o Pepa), tómate esta pastilla».

En el segundo nivel, el PS decide, aunque explica su decisión: «Pepe, tómate esta pastilla que te bajará el colesterol».

En el tercer nivel, el PS decide y consulta con el paciente: «Pepe, mira: tienes el colesterol alto, deberías tomarte esta pastilla. ¿Qué te parece?» (la traducción a menudo es «me da igual lo que te parezca, tómatela»).

En el cuarto nivel, el PS y el paciente negocian:

—Pepe, tienes el colesterol alto.

—Ah, vaya, ¿y eso es grave?

—No es grave ahora, y si te tomas esta pastilla evitarás problemas en el futuro.

—¿Seguro que necesito tomarme la pastilla? Preferiría no tomar pastillas...

—Bueno, claro, también tienes que hacer dieta y ejercicio, pero además deberías tomarte la pastilla.

—¿Podemos esperar a la próxima consulta?

—Vale, pero haz ejercicio y come más sano.

En el quinto nivel, la persona se autocuida. Es el *top* del empoderamiento. Es posible que no se haga análisis del colesterol; o sí, pero luego dedicará horas a buscar información sobre su significado. Incluso puede que le lleve un artículo a su médico si lo visita. A menudo este tipo de pacientes pueden resultar incómodos para un médico. Yo he tenido pacientes que sabían más de alguna cosa en concreto que yo. Qué le vamos a hacer; pues se lo digo, me lo estudio y no pasa nada. Para mí como médico es muy liberador reconocer mi ignorancia y los enormes límites de mis conocimientos. Esto no siempre está bien visto y el ego quizás proteste, pero es la única forma de seguir aprendiendo.

Y yo añadiría un sexto nivel para las personas como Jordi: no sólo se empoderan y toman las riendas de su salud a tope. Además, ayudan a otras personas. Otro ejemplo es Montse Reus: de ser una paciente con un Hashimoto que le robaba la energía y la salud, pasó a graduarse como nutricionista y crear el programa Reshape con dos compañeros. Ha ayudado a cientos de personas con este programa, específico para la tiroiditis autoinmune y lleno de evidencia científica para cuidarse con un cambio del estilo de vida.

No quiero ser injusta: los profesionales sanitarios somos gente vocacional y queremos todo lo mejor para nuestros pacientes. Se supone que ya no somos paternalistas. Antes se actuaba con el lema «Todo por el paciente, pero sin el paciente» y ahora debería ser «Todo por el paciente, con el paciente». Sin embargo, no es tan fácil: los tiempos de atención cortos, la escasez de recursos humanos y materiales y la tecnificación de la medicina son algunas de las causas que nos llevan a una medicina que en el siglo XXI es fármacocentrista y tecnocentrista en muchos aspectos. Tiene sus ventajas: se consiguen salvar muchísimas vidas gracias a ello.

Sin embargo, también tiene una contrapartida negativa: hay partes olvidadas por la medicina y la atención sanitaria como la importancia del estilo de vida y de los aspectos psicoemocionales de las personas; se ha perdido la visión integral del ser humano en su contexto biopsicosocial. Todo esto se sale un poco del tema de este libro (y tengo un límite de páginas que no debo sobrepasar para que mi editor no se enfade). Aun así, no quería dejar de contarte que, ya sea una enfermedad inflamatoria intestinal u otro problema de salud, siempre siempre, se puede hacer mucho más que tomar un fármaco. De ti depende irte al nivel cinco o seis de empoderamiento.

Este tema me apasiona lo suficiente como para haber montado un proyecto divulgativo con dos compañeras médicas que piensan como yo: la doctora África Villarroel, de <https://comoentenderatuendocrino.wordpress.com/>, y la doctora Susan Judas, de <www.medicinasolohayuna.com>. Nuestro proyecto se llama Slow Medicine Revolution y puedes escuchar nuestro pódcast en las plataformas habituales si quieres aprender más.

DE VUELTA AL INTESTINO IRRITABLE

Volvamos de nuevo al punto por el que comenzamos este capítulo de las tripas: el síndrome del intestino irritable (SII). Si buscas información sobre él en alguna página de información médica para pacientes, leerás cosas como:

- El SII es un trastorno común (por frecuente) que afecta al sistema digestivo.
- El SII causa síntomas como dolores de estómago o tripas, hinchazón, diarrea y estreñimiento. Estos síntomas tienden a ir y venir a lo largo del tiempo, y pueden durar días, semanas o meses de seguido.
- Suele ser un problema de por vida. Puede ser muy frustrante vivir con este problema y tener un impacto muy grande en tu vida diaria.
- No hay cura, pero los cambios en la dieta y los fármacos pueden ayudar a controlar los síntomas.
- No se conoce la causa exacta, pero se piensa que tiene que ver con cosas como un tránsito intestinal demasiado lento o rápido, unos nervios excesivamente sensibles en tu intestino, el estrés o los antecedentes familiares de SII.

¿Cómo se queda una persona ante esto? «Mira, lo que te pasa es muy frecuente, no sabemos por qué te pasa, te pasará siempre, estarás frustrado y jodido cada día, unos días más que otros, pero es lo que hay; total, tu abuela y tu prima la del pueblo también lo tienen. Tómate esta pastilla, relájate y come esto de esta hoja que tengo en el cajón; no hace falta que vuelvas, porque no tengo más que ofrecerte y de esto no te mueres.»

Algo así escucha un paciente cuando le dicen que tiene un síndrome de intestino irritable. ¡Venga ya, que estamos en el siglo XXI! ¿No tenemos algo mejor que ofrecer?

La WGO (Organización Mundial de Gastroenterología) define el SII como «un trastorno intestinal funcional en el que aparece dolor o molestia abdominal asociado con la defecación y/o cambios en los hábitos intestinales. Las sensaciones de malestar, distensión (hinchazón) y trastornos de la defecación son características que se presentan frecuentemente. En algunos idiomas, como el español, la diferencia entre las palabras hinchazón y distensión no están claramente definidas». Luego, lo dividen en el SII-E (si hay más estreñimiento), en el SII-D (más diarrea), en el mixto (lo mismo diarrea que estreñimiento) y en los que tienen el mal gusto de no entrar en un subtipo concreto. A los médicos nos encanta inventarnos clasificaciones para ponerles una etiqueta a los pacientes; qué te voy a contar que no sepas ya.

Se piensa que el SII, en nuestras sociedades modernas guays que llamábamos WEIRD, afecta al 10-15 por ciento de las personas. En sitios como Taiwán el 22 por ciento de la gente anda con el intestino irritado. En América del Sur lo sufre entre el 5 y el 18 por ciento de la población. Se comenta que en África quizás haya mucha gente con SII, pero no hay demasiados estudios.

¿Sabes cuál es el problema? Que muchas de estas personas tienen alguna causa para sus síntomas. A menudo, puede ser el SIBO, que a su vez tendrá alguna causa también. Quizás se trate de una celiaquía o un parásito. Pero no siempre es fácil encontrar el origen inicial de los problemas, como te contaba con el SIBO y la *Giardia*.

Un gastroenterólogo de Estados Unidos es el pope mundial del SII y el SIBO. Para el doctor Pimentel, (casi) todos los que tienen SII es porque tienen SIBO. Además, ha formulado una teoría superchula y la ha demostrado como cierta para muchos casos.

Viene a decir lo siguiente: llega un bicho malo al intestino, tipo *Campylobacter* o *Salmonella*, y produce una gastroenteritis. A resultas de esa infección, el sistema inmunitario fabrica unos anticuerpos, los anti-CdtB (*anti-citoletal distending toxin B*), en respuesta a la toxina de la bacteria. Luego, va el sistema inmune, se confunde, y a la vez genera otro anticuerpo que se llama antivinculina. ¿Qué hace la antivinculina? La muy cabrona ataca a los nervios que están en la pared del intestino: esto disminuye las células intersticiales de Cajal, necesarias para que funcionen los MMC (los barrenderos del intestino delgado). ¡BOOM! Se monta un SIBO, que sería la causa del SII en la mayoría de las personas, según el doctor Pimental.

La verdad es que hay muchas personas que tienen SII y SIBO o disbiosis del intestino delgado. Los anticuerpos antivinculina y anti-CdtB se pueden medir en laboratorio, aunque de momento es una prueba cara. Y tampoco es que modifique mucho el tratamiento, en realidad.

Ya ves: si rascamos lo suficiente, encontramos de todo detrás del SII. Aun así, como comentan las asociaciones de medicina digestiva de todo el mundo, el estrés va mal para el SII. No te lo tomes a mal si tu médico te dice que tienes SII y que te tienes que relajar. Es verdad, como hemos visto, que el estrés es fatal para lo del ácido del estómago, los MMC, la válvula ileocecal, los ritmos circadianos... ¡para todo, en realidad!

Me acuerdo ahora de un meme que vi hace unos días: salen dos amigas y le dice una a la otra (que está deprimida, por lo que parece): «Anímate, no te deprimas, la vida es hermosa». La otra le contesta: «No seas asmática, no te asfixies, hay mucho aire».

Lo de relajarse, igual: no conozco a nadie que se haya relajado y calmado porque le digan: «Cálmate». Habrá que ver cómo.

Y a la vez, tratar la disbiosis. Si tienes un SII, sea lo que sea eso en tu caso, tienes disbiosis. El ser humano no es una colección de órganos sueltos. Tú tampoco lo eres, y para mejorar necesitarás un tratamiento completo que busque las causas de lo que te pasa.

De forma muy resumida, si te han dicho que tienes un síndrome de intestino irritable, ¿qué puedes hacer?

- Lo primero: busca los informes que te hayan dado y las pruebas que te has hecho. ¿Te han descartado la celiaquía como se debe? Si sólo te han hecho los anticuerpos antitransglutaminasa la respuesta es no. ¿Te han mirado si tienes parásitos, aunque no tengas diarrea? Si no, o si sólo han recogido muestras (una o tres) para microscopía: no sabes si tienes parásitos. ¿Te han preguntado lo que comes, cuántas veces, cómo haces las deposiciones —si flotan o no—, cómo te sienta un filete, si se te hincha la tripa, cómo duermes, cómo vas de energía? Pues es probable que no haya suficiente información para saber cómo te funciona el intestino. ¿Te han hecho un test de SIBO o unas pruebas de intolerancias a la lactosa o la fructosa? Si es que no, el estudio no está completo. ¿Se ha valorado la posibilidad de una EII?

- Si llegas a la conclusión de que la evaluación fue incompleta, habría que seguir indagando. No digo que el médico lo haya hecho «mal». Los médicos siguen —seguimos— una cosa que se llama «Guías de Práctica Clínica». Existen muchísimas enfermedades y la atención debe estandarizarse para que todo el mundo haga lo mismo. Es imposible mantenerse al día y actualizado en la ciencia básica de todo lo que sale de una especialidad en todo momento. Las guías son una ayuda para mejorar la calidad de la atención al paciente. El problema es que van por detrás del avance de la ciencia. Las guías indican qué pruebas se deben hacer, pero no tienen en cuenta la individualidad de cada paciente. Por otro lado, en una consulta con pocos minutos por paciente, no da tiempo a preguntar todo lo que se necesita. ¡A mí se me queda a veces corta una consulta de hora y media!
- Bien, llegados a este punto, lo suyo sería buscar un profesional actualizado que te ayude. Es preferible esta opción antes que empezar a hacerte pruebas sin una clara indicación. Otra opción es volverte un paciente empoderado de nivel cinco o seis y estudiar fuentes contrastadas divulgativas sobre salud intestinal y microbiota. Aun así, necesitarás casi seguro a un profesional de la salud que te sirva de guía.

Lo siento, no me ha salido resumido, lo voy a intentar de nuevo: «Infórmate y actúa».

Aun así, si sigues las recomendaciones que te doy en los capítulos 10, 11 y 12, es muy probable que consigas mejorar tus problemas intestinales. Pero recuerda: al menos se debe descartar la celiaquía, bien descartada. Es básico y vital. Sé que soy pesada con esto. Te recomiendo de nuevo escuchar el pódcast de Celicidad, tanto el mío como el de otros divulgadores.

6

¿No te sientes tú mismo?

EJE INTESTINO-CEREBRO: NADA NUEVO BAJO EL SOL

Tristeza en Venecia

Hace un par de años estuve de vacaciones con mi familia en un complejo termal en Terme Olimia. Está en Eslovenia, un país pequeño que se recorre en coche de punta a punta o de lado a lado en tan sólo un par de horas. Verde, con cursos de agua, montañas, playas y el lago Bled con su isla en medio. Precioso.

El complejo termal estaba en un pueblo idílico, justo en la frontera con Croacia. Tenía muchos tipos diferentes de saunas, piscinas y un parque acuático cerca para regocijo de nuestra hija. Estuvimos casi una semana disfrutando del lugar. El precio incluía media pensión.

Cuando uno empieza a hacer ayuno intermitente, del que te hablo en el capítulo 10, suele reducir el número de comidas al día. En mi caso particular, habitualmente des-ayuno —es decir, rompo el ayuno nocturno— entre las once de la mañana y las tres de la tarde. Es mi desayuno/almuerzo/comida a la vez. Esta mezcla de *breakfast* y *lunch* en los restaurantes de moda los fines de semana se sirve como *brunch*. Ceno a eso de las ocho de la tarde. Si se me hace más tarde, prefiero no tomar nada. La cena tardía no es ideal para mis células ni para mi microbiota.

En los viajes me encuentro con un problema. Vaya, no es un trastorno grave, sino un FWP *(First World Problem)*. Es decir, un problema que ya lo quisieran para sí los refugiados de los campos de Grecia o Sudán del Sur. Si tenéis curiosidad, el ilustrador sueco

Nils Sjöberg ha dibujado más de 250 de estos problemas del primer mundo en su blog: <https://nilsfirstworldproblems.tumblr.com>. Le pediré que me pinte el mío.

Me encuentro con una elección al alojarme en un hotel: ¿aprovecho el desayuno incluido en el precio o hago lo de siempre, ayuno hasta desayunar a la hora de comer?

Sí, puedes decírmelo: «¡Vaya gilipollez!». Lo sé. No sólo porque es un FWP, sino porque deberíamos tener flexibilidad suficiente para comer cuando hay alimentos disponibles. Sin embargo, en mi caso, el desayuno matutino a menudo me estropea el día. Me entra hambre al poco rato, cosa que no me pasa si no desayuno por la mañana, sobre todo si hago ejercicio en ayunas, e incluso a veces me entra modorra. El organismo se acostumbra al ayuno intermitente.

Desde el punto de vista económico, sin embargo, no desayunar si lo tienes pagado es poco inteligente. Así que en nuestro viaje a Eslovenia desayunaba y cenaba. El bufé libre constaba de comidas preparadas, huevos, quesos, embutidos, verduras cocinadas, carne, panes, pasteles... La mayoría, cosas que no como de forma habitual. En las vacaciones me permito alguna licencia. Tengo ciertos problemas de salud que controlo con alimentación evolutiva, suplementación y todo lo demás que cuento en los capítulos 10-12, pero procuro introducir cierta flexibilidad ocasional. Hay alimentos que no pruebo casi nunca porque me enferman de verdad, como el gluten, el azúcar o los lácteos.

Después de una semana de horarios y comidas raros para mí, llegamos a Venecia. Pasamos allí un par de días antes de coger el vuelo de vuelta. Recuerdo como si fuera ayer contemplar la puesta de sol desde el Campanile de San Marcos. Maravilloso, ¿no?

Sí, pero yo estaba hundida en la miseria. Deprimida, triste y agobiada. Una migraña gigantesca de días de duración me apretaba la cabeza. Estaba de vacaciones con mi familia, de relax, en sitios maravillosos. Nos habían alojado en plena plaza de San Marcos a un coste ridículo, porque el edificio de nuestro hotel estaba lleno. Y yo, con el ánimo por los suelos y el coco a punto de reventar de dolor.

¿Cómo es posible?

No era yo, era mi microbiota. Se había alterado en pocos días tras variar mi alimentación y añadir productos que no formaban parte de mi rutina: mucha carne de mamífero, algunos cereales, lácteos, incluso algún dulce. No me sentía yo misma.

¿Conoces la famosa depresión posvacacional? En parte, es responsabilidad de tu microbiota y lo que le haya pasado en las vacaciones. Aunque volver a un trabajo que quizás no es el que uno soñó de pequeño, las rutinas agobiantes y los atascos de por la mañana no ayudan.

En mi caso, después del viaje volví a mis hábitos, tomé algunos probióticos de cepas específicas y recuperé mi ser.

Mister Stomach, Miss Brain y Cachitología

Lo que te acabo de contar es un ejemplo del funcionamiento del famosísimo eje intestino-cerebro. En los últimos años habrás leído o escuchado decenas de noticias sobre él. El intestino es nuestro segundo cerebro. Y ya te he contado que hay quien afirma que el microbioma es el tercero y la atopobiosis cerebral el cuarto. Sea como fuere, el intestino se conecta con el cerebro de forma bidireccional por múltiples vías.

Quizás hayas leído que la serotonina, «el neurotransmisor de la felicidad», se fabrica en su mayoría en el intestino. Es verdad. Pero no siempre cuentan que esa serotonina no llega al cerebro: no atraviesa la barrera hematoencefálica, salvo que esa barrera falle. Al cerebro no le debe entrar todo lo que circula por la sangre. La serotonina del cerebro se fabrica *in situ* a partir del aminoácido triptófano, con un paso intermedio por el 5-HTP (5-hidroxitriptófano).

Sin embargo, el intestino y su microbiota sí influyen en el cerebro, aunque ese neurotransmisor u otros procedentes del intestino no penetren al cerebro. ¿Cómo lo hacen? ¿Cuáles son las vías de comunicación entre el cerebro y el intestino? ¿Cómo las bacterias, los hongos y los virus que portamos influyen en nuestro centro de control?

Decía Hipócrates:

Toda enfermedad comienza en el intestino.

Este conocimiento sobre la relación entre las tripas y el cerebro no es nuevo. Después de los griegos, muchos médicos británicos de la Ilustración sabían que los problemas intestinales afectaban al estado de ánimo y viceversa.

El escocés Robert Whytt, a finales del siglo XVIII, observó que el intestino tenía muchísimas terminaciones nerviosas que según él le otorgaban «energía nerviosa» al resto del cuerpo. En su época, el concepto de «simpatía nerviosa» era de uso común. Estaba de moda escribir sobre el intestino y el estómago. Es el eterno retorno: sucede lo mismo en el siglo XXI. Se publicaron muchos libros sobre la salud intestinal, tanto para público general como para médicos. Se hablaba del intestino como «el gran cerebro abdominal». De hecho, ¡el estómago se consideraba el órgano más importante!

A principios del siglo XIX, John Abernethy consideraba que todos los problemas de salud del cuerpo y la mente se debían al «trastorno mental gástrico». El estómago y el cerebro tenían una relación estrecha; una digestión viciada era la causa del insomnio, el cansancio y la fatiga.

Su mensaje era que las personas debían comer «alimentos simples y naturales en lugar de las comidas refinadas, artificiales y adulteradas que se consumen en la Gran Bretaña industrializada». Yo, al leer esto, alucinaba pepinillos: ¿comida adulterada hace doscientos años? Si este médico hubiera entrado en un supermercado de hoy, quizás le habría prendido fuego, espantado de encontrarse pocos alimentos y muchos productos ultraprocesados. Si le hubieran contado que en el Bronx plantan huertos urbanos para que niños de ocho años sepan cómo es un tomate de verdad, se habría echado las manos a la cabeza.

Un par de décadas más tarde, Sidney Whiting escribió *Me-*

moirs of a Stomach, «Memorias de un estómago». Mr Stomach —el señor Estómago— describe las miserias de su vida en detalle. Cuenta cómo le obligan a comer alimentos adulterados, fumar y comer dulces desde joven. En la universidad padecía de molestias continuas por los excesos de su dueño humano. Cuando éste se enamoró, el señor Estómago sufrió una ola de emociones porque el galán alteró sus ritmos circadianos para cantarle serenatas nocturnas a su amada. Al comenzar a trabajar, no se dedicó a una vida sana: bebía y martirizaba al señor Estómago. La historia, llena de moralina victoriana, describe cómo se correlacionan los hábitos, las emociones y la salud intestinal.

¿Qué sucedió en la medicina para que después de mis colegas del siglo XIX dejáramos de prestarle atención a estas conexiones hasta los años ochenta? Aún hoy, cuesta que todos los profesionales entiendan la importancia del eje intestino-cerebro.

Pasó que dividimos al ser humano en cachitos y nos afanamos en practicar la *cachitología*. Surgieron subespecialidades de la medicina, o superespecialidades si les queremos dar importancia. El que se dedica al ojo no le dedica ni un pensamiento al intestino. El cerebro es un órgano magnífico para la neurología, pero esta disciplina no se preocupa por las tripas. En neumología los gases pulmonares y los intestinales no se relacionan entre sí.

Algo está cambiando con el merme, de a pocos, como dice José Mota. En su libro *Superpoderes del éxito para gente normal* Mago More explica fenomenal el concepto del merme, te lo recomiendo. En la ciencia básica se investiga con intensidad la conexión del intestino con el resto de los órganos. No sólo el cerebro se conecta con el intestino, como ya dijimos: todos los órganos y sistemas se comunican con las tripas y con la microbiota intestinal. De a pocos, con el merme, vamos hacia una concepción integral del superorganismo humano.

CONEXIONES MULTICANAL

Volvamos a los mecanismos de comunicación entre el intestino y el sistema nervioso. Podría escribir un libro, o un par de ellos, sólo sobre el eje intestino-cerebro; incluso un tratado médico de varios tomos. Si te interesa mucho este tema, hay una magnífica revisión de 137 páginas con letra chiquita, espacio simple y a dos columnas en el *Physiological Reviews* de agosto de 2019. Incluye 1.694 referencias, una barbaridad. Desde entonces, han aparecido nuevos descubrimientos, pero es una buena base de partida. La redactó el equipo de Ted Dinan y John Cryan, los científicos de la Universidad de Cork que acuñaron el término psicobiótico.

Los psicobióticos son microorganismos con efectos sobre nuestro sistema nervioso y nuestras emociones. Tuve la fortuna de escuchar en vivo a John Cryan en Madrid poco antes del confinamiento de marzo de 2020. Disertó sobre el eje intestino-cerebro de modo general: cepas probióticas, dieta psicobiótica, patologías neuropsiquiátricas relacionadas con la microbiota y qué se entiende por disbiosis. Fue una maravilla escucharlo: hablaba rápido y disparaba conceptos microbiómicos como una ametralladora de conceptos científicos. La audiencia se quedó boquiabierta. Muchos ni tomaban notas, no les daba tiempo. Disfruté como la *Akkermansia* ante una capa de moco.

¿Cómo influye la microbiota en el sistema nervioso?

Se conocen al menos cinco formas por las que nuestros microorganismos modulan la función del sistema nervioso. Puede que se descubran más en el futuro.

1. El primer mecanismo depende del **sistema inmunitario**. Ya te he hablado de él: en condiciones normales reconoce lo extraño malo y lo ataca para defendernos con medios de ataque inflamatorios. Identifica lo que es propio para tolerarlo y dejarlo en paz, con mecanismos antiinflamatorios y de inmunotolerancia.

Nuestro sistema de defensa dispone de dos tipos de soldados:

- Las células: linfocitos de muchas subclases; monocitos, células dendríticas y macrófagos de diversos nombres según el tejido donde se encuentren; neutrófilos, eosinófilos, basófilos y mastocitos. En *Érase una vez... la vida* nos los presentaban como policías que volaban en naves espaciales o que

con una porra vigilaban lo que sucedía. También había una especie de robots comilones.
- Las sustancias para los mecanismos humorales:* son, sobre todo, citoquinas y anticuerpos que circulan por la sangre y actúan en todo el cuerpo. En los dibujos de los ochenta los anticuerpos eran unos simpáticos señores en *wingsuit* que salían de las naves de los policías.

Estas células y sustancias se encuentran en la sangre, los ganglios linfáticos y el resto de los tejidos, como el intestino y el resto de las mucosas. El sistema inmunitario asociado a las mucosas o MALT *(Mucose Associated Lymphoid Tissue)* en el intestino se denomina GALT *(Gut Associated Lymphoid Tissue).*

El GALT está alerta por si con la comida entra un patógeno, como te he contado en el capítulo sobre las funciones de la microbiota. Esta vigilancia constante provoca que al comer nos inflamemos un poquito, por si acaso, y después se desinflama de nuevo. Comer a todas horas provoca inflamación crónica mantenida: le damos trabajo continuo al GALT. No todos los alimentos nos inflaman por igual, por eso, es bueno saber en qué medida nos inflama cada alimento. Para esto, se han elaborado índices que puntúan el grado en el que un alimento determinado nos inflama. Hay varios publicados en artículos científicos, pero éste que te dejo a continuación es de consulta más sencilla: <https://inflammationfactor.com/look-up-if-ratings>.

* Humor viene del griego antiguo. Ellos consideraban que el cuerpo humano tenía cuatro líquidos, los humores, que relacionaban con los cuatro elementos: sangre - aire, bilis amarilla - fuego, bilis negra - tierra, y flema - agua. Los humores debían estar en equilibrio para gozar de buena salud, y si lo estaban, la persona estaba «de buen humor». No en vano se dice aún que «alguien suelta bilis» cuando está de mal humor y ataca a otro, o que una persona es «flemática» cuando es frío y se toma su tiempo para decidir las cosas.

El sistema inmunitario es como la vieja del visillo: se entera de todo lo que hay en el intestino, gracias a los linfocitos T reguladores y las APC o células presentadoras de antígenos. Estas últimas agarran cachitos de lo que pulula por allí y los procesa para enseñarlos a otras células: «¡Eh, mira lo que he encontrado! ¿Qué te parece?».

Con lo que el sistema inmunitario sabe por su aprendizaje a lo largo de la vida y el ambiente que lo rodea —inflamatorio amenazante o antiinflamatorio de buen rollito—, decide «Esto no me mola» o bien «Esto me gusta y no dañará a mi humano».

El conjunto de células y las sustancias que producen genera un estado proinflamatorio o antiinflamatorio: le chivan al cerebro qué sucede. Por ejemplo: «Oye, el intestino está lleno de bacterias chungas que nos están inflamando, mira a ver qué hacemos».

Si el cerebro capta inflamación potente causada por una infección, genera una conducta de enfermedad típica. A ver si te suena: pérdida de apetito y de energía junto a disminución de la actividad en general. Cualquier cosa te cuesta un mundo. La fatiga, la depresión y la evitación del contacto social son características. Nos pasa con la gripe y en otras infecciones. Es un mecanismo evolutivo de defensa tanto para el que está enfermo como para la tribu. Te deja metido en la cueva unos días hasta que te recuperas; así ahorras energía para que los recursos del organismo se destinen a solucionar la infección. Por otro lado, si es algo contagioso, no se lo transmites al resto de la tribu al apartarte de ellos.

Funciona muy bien si de base estamos sanos. Es fabuloso que el sistema inmunitario y el cerebro pacten y nos manden un mensaje: «¡So burro, no puedes ir a currar! ¡Estás enfermo!». Desde hace tiempo la vida moderna no nos dejaba hacerles caso; ya podíamos tener la gripe, que íbamos a pasársela a los compañeros de forma puntual e (ir)responsable.

Una disbiosis intestinal con abundantes bacterias malas puede provocar el mismo tipo de respuesta. Esta conducta, que si se prolonga en el tiempo se encuadra como un trastorno depresivo, muchas veces pierde su sentido evolutivo. Vivir cansado, falto de energía y con pocas ganas de mambo no es normal si es tu *statu quo*. Ya se considera que muchas depresiones son inflamatorias. A menudo, esa inflamación procede del intestino.

Por cierto, no se inflaman las neuronas, sino la microglía, el conjunto de células inmunitarias modificadas del cerebro. Hace un año, al preparar una ponencia titulada «Las emociones en la medicina del siglo XXI», leí un artículo apasionante donde se explica cómo el estado de la microglía se correlaciona con las clásicas pulsiones freudianas de Tanatos y Eros. En autopsias de suicidas, se ha comprobado que su microglía estaba inflamada. Lo que pensamos, decidimos o hacemos no depende sólo de nosotros mismos de forma consciente: una microbiota desequilibrada nos puede inflamar y un cerebro inflamado no toma las mejores decisiones para su portador.

La buena noticia es que una microbiota saneada ayuda mucho a que la señalización que recibe el cerebro sea antiinflamatoria.

2. El intestino tiene unas **células** especiales, las **enteroendocrinas**. Fabrican péptidos enteroendocrinos y enteroparacrinos, sustancias pequeñas constituidas por aminoácidos. Aclaremos algunos conceptos:

- El prefijo entero- hace referencia al intestino.
- Endocrino se refiere a hormonas que actúan a distancia.
- Las sustancias paracrinas actúan en células cercanas.
- Lo neurocrino manda señales a neuronas.
- Lo autocrino consiste en que la célula se manda mensajes a sí misma.

En el intestino se producen todas estas sustancias y su producción depende de la composición de la microbiota. Ejemplos de ellas son: la serotonina; la secretina; la colecistoquinina; el péptido-1 parecido al glucagón... Ellas pueden viajar a algunas zonas del cerebro donde no hay barrera hematoencefálica. En condiciones anormales, si esa barrera está permeable, entran directas al cerebro. También ejercen una acción neurocrina sobre el nervio vago.

Por ejemplo, hay bifidobacterias que aumentan los niveles del GLP-1 que, entre otras funciones, participa en generar la sensación de saciedad cuando comemos.

3. El tercer mecanismo consiste en la producción por la propia microbiota de sustancias como las comentadas. Son **metabolitos y péptidos de tipo neurocrino**. Así, la microbiota regula el nivel de neurotransmisores y hormonas tanto en el sistema nervioso central

como en el resto del organismo. Por ejemplo, los ácidos grasos de cadena corta, como el butirato, modulan los niveles tanto de la serotonina como de cualquier otro neurotransmisor o análogo: dopamina, GABA, noradrenalina, histamina, acetilcolina o la melatonina, una hormona que se produce a partir de la serotonina y cuyos niveles dependen en parte del estado de la microbiota.

> Si te falta memoria, entrena tu intestino.

Del butirato hablaremos más a fondo. Hay estudios que demuestran que esta sustancia, producida por bacterias como *F. prausnitzii*, *Roseburia* o *Eubacterium*, permite mejorar el aprendizaje y la memoria, además de tener efectos antidepresivos. ¡Vaya! Los desmemoriados tal vez deban entrenar su intestino.

Incluso, muchas bacterias pueden fabricar estos neurotransmisores o regular los niveles de sus precursores en el cerebro. De esta manera, la microbiota puede modular la función del nervio vago; como ves, el vago está en todas partes. También influye en la producción de las hormonas de los ejes del estrés como el cortisol, la adrenalina y noradrenalina.

4. La cuarta vía es **el nervio vago**: capta por sus terminaciones todo lo que sucede en la microbiota, y el intestino en general, y se lo cuenta al cerebro. No sólo eso: al menos los virus y algunas proteínas pueden viajar por el vago hasta el cerebro. Por ejemplo, cuando tenemos gripe, nuestra microbiota intestinal se modifica y el vago transmite esa alteración microbiómica al encéfalo. Además, el propio virus de la gripe puede alcanzar al cerebro por el mismo camino: es otro mecanismo por el que nos deja hechos polvo.

5. La quinta vía de comunicación entre la microbiota y el cerebro se descubrió hace pocos años: las **células neuropods**. Son células enteroendocrinas que tienen una conexión directa por una prolongación que parece un pie con fibras nerviosas sensitivas del nervio vago. En cuestión de segundos, llevan la información sobre los alimentos o las bacterias que están en el intestino al cerebro. No es una información consciente, ni falta que hace. Tiene una contrapartida negativa: puede ser un coladero de sustancias tó-

xicas y patógenos para el cerebro. Tal vez sea difícil de imaginar. En este vídeo precioso de la Universidad de Duke te lo enseñan: <https://youtu.be/oym87kVhqm4>.

¿Cómo influye el cerebro en la microbiota y el intestino?

Quizás ya te puedas imaginar los mecanismos que van en el sentido contrario. Exacto: los mismos que hemos visto pero al revés.

En el cerebro se fabrican sustancias —tanto por las neuronas como por las células de soporte— que influyen en la motilidad gastrointestinal y la composición de la microbiota. Además, el cerebro le manda señales al sistema inmunitario. Por ejemplo, el estrés es una señal inflamatoria muy potente. Al cerebro y al sistema inmunitario les da igual el tipo de estrés: la hipoteca, un atasco o el estado de alarma por una pandemia; el cerebro lo interpreta como un peligro y le grita al sistema inmunitario: «¡Eh, aquí pasa algo! Inflámate, estamos en peligro».

Lástima que la inflamación no nos ayude a pagar la hipoteca ni a lidiar con el jefe. Esta señalización inflamatoria llega también al intestino, donde genera disbiosis. Es un círculo vicioso: la disbiosis provoca inflamación y la inflamación perpetúa la disbiosis. Esto se ha comprobado tanto en animales como en humanos. En el ser humano, una parte tiene que ver con las conductas que adoptamos al estar estresados, como ingerir alimentos que generan disbiosis o beber alcohol.

Además, las hormonas del estrés —cortisol, adrenalina y noradrenalina, sobre todo— también tienen una influencia directa en el intestino.

Ya está, no hay más.

Ahora me tendrías que decir: «¿Cómo que no hay más? ¿Qué pasa con el vago?». Ah sí, claro: el vago también lleva información del cerebro al intestino y a la microbiota.

Por fin.

Te he preparado un esquema (figura 6) que resume cómo todo está conectado. Ya sabes, una imagen vale más que mil palabras.

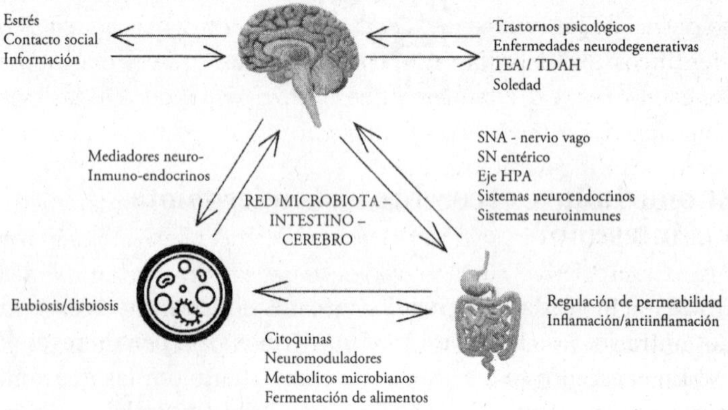

Figura 6. Eje microbiota-intestino-cerebro.

EPPUR SI COLLEGA

Todo está conectado

Nuestro intestino, la microbiota, el sistema inmunitario, el cerebro, el sistema endocrino... están conectados por neuronas, sustancias producidas por la microbiota, hormonas, neurotransmisores, citoquinas y células del sistema inmunitario. Estos elementos captan todas nuestras acciones: comer, beber, movernos, contemplar paisajes, respirar aire puro o contaminado, interactuar con otras personas y animales, medicarnos, planificar maldades o soñar grandezas. ¿Cómo podría no afectarnos a nosotros y nuestra microbiota lo que hacemos, lo que pensamos, lo que comemos? ¡Es imposible! Está todo conectado; negarlo es tan absurdo como abjurar del movimiento de la Tierra alrededor del Sol, como obligaron a hacer a Galileo Galilei.

Entonces, ¿cómo podría existir una enfermedad neuropsiquiátrica o neurodegenerativa, o un trastorno del neurodesarrollo sin alteración en todos estos componentes?

Podemos indagar sobre la depresión, la enfermedad de Parkinson, los trastornos del espectro autista y de hiperactividad/déficit de atención, la esclerosis múltiple, el alzhéimer, disfunciones como la migraña, o nuestra personalidad. En todas ellas está involucrado nuestro microbioma. Unas veces la disbiosis será una causa detrás de los trastornos; otras, será causa y consecuencia. Los científicos que estudian este campo aceptan que el eje intestino-cerebro es real, complejo y que cumple un papel en todas estas situaciones. En lugar de exclamar *«Eppur si collega»*,* podemos soltar: «¡Es la microbiota, idiota!».

Aún no se han llevado todos estos conocimientos a la práctica clínica del día a día, que va detrás de la ciencia básica. Está en tu mano pasar al nivel cinco (o seis) del empoderamiento en salud. Si tú —o un familiar o amigo tuyo— tiene un problema neurológico o del ámbito de la salud mental, lee sobre ello. Quizás descubras más de lo que imaginas.

El ejemplo del párkinson

La enfermedad de Parkinson sólo afecta a la especie humana. Somos sensibles a ella porque tenemos un montón de neuronas dopaminérgicas. La dopamina es el neurotransmisor de la motivación, de la expectación y la recompensa. Te hace moverte con ganas, nos empuja a averiguar qué hay detrás de esa montaña a lo lejos y fue la que llevó a los grandes exploradores a descubrir el mundo. La dopamina, además, regula el movimiento.

En el párkinson se dañan las neuronas de una zona del cerebro con alta concentración de neuronas dopaminérgicas. La fisiopatología es compleja pero, de forma resumida, te diré que se altera el plegamiento de la alfa-sinucleína que participa en formar las vesículas sinápticas. Son como unas bolsas donde se almacenan los neurotransmisores en las conexiones entre las neuronas.

Ese plegamiento anormal comienza en el intestino y se trans-

* Y, sin embargo, se conecta.

mite por el nervio vago al cerebro. La disbiosis y su inflamación acompañante favorecen estos procesos. El estreñimiento típico del párkinson a menudo se presenta décadas antes de las primeras alteraciones motoras, y favorece aún más la disbiosis. Además, el SIBO y el *Helicobacter pylori* con un ambiente gástrico desfavorable son frecuentes en el párkinson; si los tratamos, los trastornos de los movimientos mejoran. Si tratamos el estreñimiento de forma eficaz, también.

Otra parte del daño del párkinson tiene que ver con ciertos metabolitos tóxicos producidos por esa microbiota intestinal disbiótica como, por ejemplo, el p-cresol, producido por bacterias clostridiales, que son diez veces más abundantes en estos pacientes que en personas sanas.

Hay más: la alteración de la microbiota oral también es frecuente en las personas con Parkinson y se puede transmitir al cerebro a través del bulbo olfatorio, cuyas terminaciones nerviosas atraviesan los orificios de la lámina cribosa del etmoides. Por esta vía, muchos patógenos tienen acceso directo al cerebro, donde pueden provocar fenómenos de neuroinflamación.*

No hay excusas para no tratar la microbiota oral e intestinal de las personas que sufren de párkinson. Y lo mismo es válido para cualquier trastorno neurodegenerativo. El estilo de vida, la actividad física, la optimización nutricional y la recuperación del equilibrio de la microbiota intestinal y oral de los pacientes con demencia de cualquier tipo, esclerosis múltiple o epilepsia son intervenciones inocuas y con un potencial de mejora de la calidad de vida de las personas. La medicina personalizada, predictiva y de precisión del siglo XXI debe incluirlas en los tratamientos.

Esto es válido también para patologías o síntomas neuropsiquiátricos y alteraciones de la conducta. Los trastornos ansioso-depresivos, la esquizofrenia, el trastorno bipolar, los trastornos de dolor crónico como la fibromialgia, el trastorno de estrés postraumático, los trastornos obsesivo-compulsivos, las adicciones o la obesidad requieren un enfoque integral que incluya una alimentación adecuada y un tratamiento específico para mejorar el esta-

* El SARS-CoV-2 alcanza también el cerebro por esta vía.

do de la microbiota. Las personas con trastornos del neurodesarrollo se benefician también de estas intervenciones.

El conocimiento desconocido

No todas las personas conocen aún la evidencia científica sobre la microbiota y el eje intestino-cerebro. Es posible incluso que afirmen, ufanos, que «no hay evidencia». Sería para contestarles: «Que tú sepas».

En los años setenta, Noel Burch desarrolló el modelo de las cuatro etapas para aprender una habilidad nueva, que ahora se llama «modelo de aprendizaje de la aptitud consciente» (figura 7).

Una persona que desconoce que no sabe algo es fácil que niegue la existencia de evidencia de la disciplina que desconoce. Decir «no sé» es el primer paso para hacerse preguntas y aprender. A mí me pasa que cuanto más estudio, ¡más me doy cuenta de todo lo que no sé! ¿Cómo voy a decir «no hay evidencia de tal o cual cosa» sin estudiármelo antes? Es una pena pero, como comentaba, la medicina necesita años para que haya un cambio de paradigma.

Hablemos ahora de otro ejemplo particularmente delicado. No digo que un niño con TEA se vaya a curar con las intervenciones que comento; sin embargo, estos niños a menudo presentan

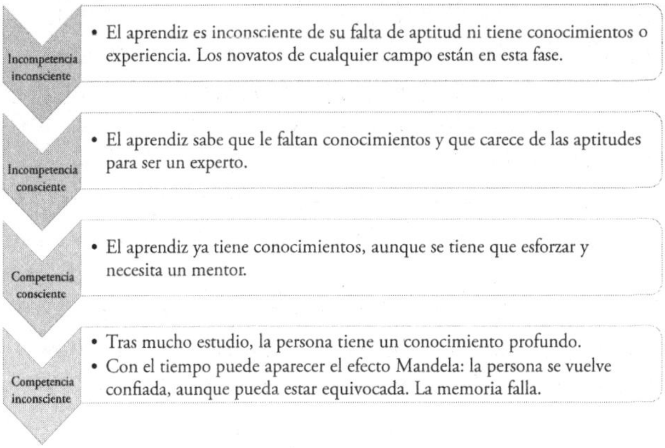

Figura 7. El modelo de aprendizaje de la aptitud consciente.

síntomas gastrointestinales. Con frecuencia, su alimentación es muy limitada, sobre todo si tienen fobia a incorporar nuevos alimentos. Se sabe que tienen un perfil de disbiosis particular y hay estudios que demuestran que con intervenciones personalizadas y ciertas cepas probióticas, por ejemplo, puede mejorar la sintomatología de estereotipias o alteraciones de la conducta que puedan tener. No es cosa menor.

Una amiga tiene un niño de pocos años. Era aún lactante cuando se le diagnosticó un aparente trastorno del espectro autista. Hasta ese momento, se había desarrollado con normalidad: conectaba con la vista, sonreía, comenzaba a decir sus primeras palabras. De la noche a la mañana, empezó a aletear con las manos, a dar vueltas sobre sí mismo y a chillar sin motivo aparente de día y de noche. El diagnóstico de TEA fue un mazazo, con las perspectivas que ello implicaba.

Mi amiga es médica, ya conocía la importancia del eje intestino-cerebro. Trató a su hijo con probióticos de cepas específicas, previo análisis de microbiota, donde se observaba una tremenda disbiosis, amén de algunos parásitos y un exceso de *Candida*. En definitiva, problemas intestinales a cascoporro. Cuando éstos mejoraron con el tratamiento, el niño recuperó el contacto visual, siguió evolucionando en su lenguaje y dejó de lado los aleteos y chillidos. A veces su intestino se resiente y vuelve algún síntoma pero hoy, gracias a un cuidado exquisito de su microbiota, en su escuela infantil ni siquiera saben que en un momento determinado se le dio el diagnóstico de TEA.

El pediatra de este niño se quedó impactado. Dice, hoy en día, que «de esto de la microbiota no sabemos nada, pero es obvio que algo hay».

En este caso concreto, el niño no tiene un «TEA de verdad», en el sentido de que su neurodesarrollo quizás no está tan alterado como para considerarlo como tal. Sin embargo, el TEA es un espectro y su cerebro parece que tiene una sensibilidad mayor que otras personas a la neuroinflamación de origen intestinal. Por eso, es tan importante cuidar su microbiota y su alimentación.

Cuida tu intestino para mimar tu cerebro

¿Qué hacer si se sufre de algún problema del eje intestino-cerebro? Todo lo que explico en los capítulos 10, 11 y 12 es una estrategia general de prevención e incluso un tratamiento complementario inicial. Lo ideal sería leer e investigar más sobre el tema.

Por ejemplo, el profesor de neurología de la UCLA Dale Bredesen ha escrito un libro divulgativo magnífico sobre alzhéimer. El profesor Musthafa Essa de Omán, visitante de la Universidad de Macquarie de Sídney, publicó con otros autores a principios de 2020 un tocho de setecientas páginas que se llama *Personalized Food Intervention and Therapy for Autism Spectrum Disorder Management*, que se traduce como: «Intervención y terapia alimentaria personalizada para el manejo del trastorno del espectro autista». Son veintiséis capítulos de ciencia pura, con miles de referencias a artículos científicos. Y éstos son sólo dos ejemplos. La información está ahí fuera. Infórmate y actúa. No esperes a que venga alguien y te lo cuente. Quizás la espera sea en balde.

Un día hablaba con una amiga sobre el eje intestino-cerebro. Me confesó que durante mucho tiempo ella «no había sido ella». Cuando has pasado una gran parte de tu vida con un estado de ánimo inestable, tendente a la depresión, con el llanto fácil, junto a problemas intestinales que supuestamente eran un síndrome de intestino irritable y dejas todo eso atrás, es como si se hiciera la luz donde antes todo eran sombras.

A muchas personas les pasa con la niebla mental, un síntoma muy típico del SIBO y la disbiosis. Muchos de mis pacientes la tienen. Tras cambiar la alimentación y reequilibrar la microbiota, recuperan la claridad mental. Es un cambio global y no sucede de un día para otro. Al igual que no enfermamos en un día, la sanación también exige su tiempo. Hipócrates dijo:

> Las enfermedades no nos llegan de la nada. Se desarrollan a partir de pequeños pecados diarios contra la naturaleza. Cuando se hayan acumulado suficientes pecados, las enfermedades aparecerán de repente.

Hace poco, me escribía una paciente a la que pasé consulta hace unos meses. Llevaba años trabajando a tope, con una dieta escasa en proteínas y grasas saludables. Dormía poco y mal. Vivía en pleno centro de una gran ciudad sin parques cerca. De repente enfermó: adelgazó demasiado, se le hinchó la tripa, no podía concentrarse en su trabajo, tenía mareos, dolores de cabeza y estaba deprimida. A veces, incluso tenía febrícula.

Había ido a varios especialistas y tenía una pila de análisis, ecografías y resonancias. Siempre le decían lo mismo: «Tus pruebas están bien». Sin embargo, ella estaba cada día peor.

Le pasé una consulta que duró más de dos horas. Le pregunté cómo dormía, qué comía, cómo se sentía, qué tal estaba su libido y cómo eran sus cacas. La pérdida de la libido en el ser humano es un síntoma preocupante. Si ya no queremos ni comida ni sexo, mal vamos.

Aunque quise solicitar algunas pruebas para estudiar su intestino, me parecía un caso claro: dormía mal, comía mal, no descansaba, tenía mucho estrés, vivía en un sitio contaminado con nulo contacto con la naturaleza y no hacía ejercicio. Se lo expliqué. A los dos meses, tras cambiar de ambiente, alimentación y ritmo de sueño, estaba casi curada. Sin hacerse más pruebas. Ni siquiera necesitó tomar suplementos.

Fue un caso precioso. El ejemplo perfecto de cómo nos enfermamos nosotros mismos por lo que hacemos. O por lo que dejamos de hacer.

7

Todo empieza en la boca

ELIGE BIEN CON QUIÉN TE BESAS

El universo en tu boca

¿Cómo que todo empieza en la boca? ¿No era el intestino el origen de las enfermedades? Pues por eso mismo: la boca es el comienzo del aparato digestivo y del respiratorio, y contribuye en gran medida a la composición de la microbiota de ambos.

Quizás una de las fotos más famosas de todos los tiempos sea ésa en la que salen un soldado y una enfermera el 14 de agosto de 1945. La gente en Estados Unidos salía a las calles a celebrar el final de la guerra. El marinero besó a la enfermera en pleno Times Square y el fotógrafo captó el momento en una de las fotos más reproducidas de la historia.

En realidad, el marinero y la enfermera no se conocían. Ella, Greta Friedman, dijo más tarde que «él era muy fuerte, me apretaba mucho, no fue un momento romántico». Luego, él siguió su camino. A esto en el siglo XXI lo llamamos acoso. En realidad, ella no era enfermera sino asistente de dentista. Sus padres murieron en el Holocausto y ella huyó *in extremis* de la maquinaria de genocidio nazi.

En ese momento, además de quedar inmortalizada para la historia, recibió la microbiota del marinero en su boca. Así, sin más. Millones de bacterias de la boca de un soldado desconocido. A saber si aquel beso fue acoso o no, pero con lo que sabemos sobre microbiota, conviene seleccionar con quién te intercambias los bichos.

En la boca tenemos un verdadero microcosmos. En mis ponencias sobre la microbiota oral, a veces coloco como portada de la presentación una imagen de Krishna y su madre adoptiva, Yosada. En el hinduismo, Krishna es una de las encarnaciones del dios Visnú, aunque para el krisnaísmo es la forma principal de Dios de la que emanan los demás. La trimurti del hinduismo son tres dioses: el Creador Brahma, el Preservador Vishnú, y Shiva, el Destructor.

Cuentan que de pequeño Krishna era un niño azulado muy travieso. Una vez, unos niños se chivaron a su madre de que Krishna había comido basura y hociqueado la tierra, como un cerdito. Krishna lo negó y cuando la madre miró la boca del pequeñuelo vio «... la bóveda celeste llena de estrellas y el monte Meru con infinitos bosques, lagos que eran océanos e islas que eran continentes. Contempló las constelaciones del zodíaco y admiró los hilos de los que se hace toda sustancia. Vio todo el universo. Al fondo estaba el pueblo donde vivía ella. Al fin, se vio a sí misma, mirando dentro de la boca abierta del pequeño Krishna».

Esta historia es fascinante. Me gusta porque la boca es todo un universo en sí mismo si nos vamos al ámbito microscópico. Sus microorganismos son millones y determinan la salud de las encías y los dientes. Pueden ser un factor etiológico de enfermedades a distancia, por lo que la salud oral es un asunto serio.

Por desgracia, la salud del aparato masticador a menudo no se tiene muy en cuenta. La ausencia de una odontología universal y accesible para todos hace que muchas personas no puedan ir a un profesional de la salud oral a pesar de necesitarlo. Por eso, es fundamental cuidar la boca desde bien pequeños para evitar males mayores.

¿Por qué tenemos boca?

¿Te has preguntado alguna vez por qué tienes boca? Imagínatelo, ¿cómo seríamos sin ella?

Se piensa que la primera boca de la historia de los animales la inauguró el *Saccorhytus* hace unos 540 millones de años. Este bichillo de un milímetro era una especie de bola calva con una gran boca rodeada por unas protuberancias que parecían pinchos. El animalillo no tenía ano: comía y defecaba por el mismo agujero. Ése es el origen de nuestra boca. ¡Menos mal que, gracias a la evolución, ahora tenemos dos orificios!

Así que, la respuesta a la pregunta es en apariencia sencilla: tenemos boca para comer. Es una función básica para nuestra supervivencia y no sólo por morder, masticar y comenzar con la digestión: el sentido del gusto le salvó la vida a nuestros ancestros más de una vez. El sabor y el olor de los alimentos permiten identificar muchos de los que no son comestibles. Por ejemplo, la mayoría de las bayas venenosas del bosque tienen un sabor muy desagradable. Antiguamente, el mal sabor de un alimento podía actuar de señal para desechar la comida estropeada. Ojo, que no toda la comida en mal estado sabe mal. ¡Que se lo digan a los que han tenido salmonelosis alguna vez!

No deberíamos usar la boca para respirar, salvo como ayuda en algunas situaciones de esfuerzo físico intenso: la respiración bucal genera muchos problemas, tanto de configuración de la cara como para la microbiota, entre otros.

El ser humano es un animal muy evolucionado y complejo, y la boca tiene otras funciones más allá de la supervivencia inmediata. La función social se basa mucho en la comunicación, el lenguaje hablado. Hay otra parte de comunicación no verbal que también depende de la boca: la gestualidad oral y perioral comunica a otras personas más de lo que a veces quisiéramos. La sorpresa, el asco, la duda, la alegría o el miedo se expresan con toda la cara; todo el cuerpo, de hecho. La boca y los ojos son una parte crucial para comunicar nuestras emociones al resto.

Los besos son otra forma de comunicación familiar e íntima para la que necesitamos de la boca. Los besos no son exclusivos de los humanos: nuestros hermanos primates también se besan, y muchas especies animales lamen y acicalan con la boca y la lengua a sus congéneres. Se piensa que los besos quizás surgieron por la evolución de la regurgitación de alimentos. Cuando comíamos tubérculos y raíces difíciles de masticar y tragar —y no había procesadores de cocina—, las madres masticaban los alimentos, los convertían en una papilla fácil de procesar y pasaban el bolo a sus hijos pequeños, empujándolo con la lengua para meterlo en la boca del niño. Esto lo hacen también otros animales, como los pájaros.

Usamos 34 músculos faciales y otros 112 posturales para besar; en el beso francés también se mueve la lengua. Los besos estimulan la secreción de oxitocina, y en los besos eróticos se producen adrenalina y dopamina, además de endorfinas.

Besos los hay de muchos tipos: desde los besos en la boca con o sin lengua, en la mano y en la mejilla, hasta los besos en los pies y los genitales. Los besos en el cuello a veces sirven de marcado en forma de chupetones —no te voy a contar sus peligros, que son algo exagerados y rarísimos—. Hay picos y piquitos, morreos y *smooches*. Hay besos que ni besos son: esos falsos ósculos que se lanzan al aire con un frote de mejillas asociado y un chasquido. Existen besos traicioneros, como el de Judas, y besos de despedida. Besos de buenos días, besos de buenas noches.

Para besarnos, lo suyo es que la boca esté impecable. El estado de la boca y su aspecto también influyen en nuestro estado mental y la autoestima. Algunas personas casi no se atreven a sonreír porque piensan que tienen los dientes feos, por mal colocados. Quizás sea cierto, pero más vale una sonrisa desdentada que una boca perfecta atravesada.

SALIVA + BICHOS = SALUD

Saliva va, saliva viene

La boca se compone de labios, lengua, encías, dientes y partes óseas y musculares tapizadas por una mucosa: el suelo de la boca, las mejillas y el paladar. Al fondo, encontramos la garganta con las amígdalas a los lados. Aunque no las veamos, tenemos varias glándulas salivales: unas más grandes, como las parótidas, que se inflaman en las paperas y otras más pequeñas. Las personas que tienen suficiente saliva no piensan mucho en ella pero hay otras con síndrome seco que no segregan saliva en la cantidad necesaria y puede que tengan déficit de lágrimas. A veces, hasta que no se pierde algo, no se es consciente de lo importante que es, como la saliva.

Ya has visto todo lo que sabían los antiguos griegos. Conocían las propiedades antisépticas y antiinfecciosas de la saliva. De ahí, la expresión «lamerse las heridas»: si no tienes nada para limpiarte una herida, no es mala opción usar saliva. Incluso alivia una picadura de mosquito.

La saliva es una maravilla de la evolución que no hemos sido capaces de fabricar en el laboratorio. Tiene un pH de 6,5-7. En condiciones normales, producimos 0,5-1,5 litros de saliva al día, que tragamos de forma inconsciente. El 98 por ciento es agua y se acompaña de decenas de sustancias como inmunoglobulina A, lactoferrina, lactoperoxidasa, lisozima, estaterina o histatinas, además de nitrito y tiocianato. En la saliva hay entre cien y mil millones de bacterias por cada mililitro, flotando libres en fase planctónica. Son cientos de miles de millones de microorganismos los que pasan de nuestra boca al estómago cada día, y luego muchas de ellas al intestino.

La saliva cumple numerosas funciones:

- Inicia la digestión por la amilasa salival que comienza a romper las cadenas largas de hidratos de carbono, además de contribuir a la masticación.
- Lubrica los alimentos y permite que los traguemos con más facilidad.
- Tiene propiedades antibacterianas contra las bacterias malas.
- Ayuda a sustentar las bacterias buenas.
- Mantiene la boca lubricada.
- Aclara los restos que quedan en la boca después de comer.

Hay una ciencia que estudia las propiedades de la saliva para buscar soluciones que permitan diagnosticar el estado de salud de una persona a partir de su saliva: *salivaomics*.

Los microorganismos de la boca

En la boca se han encontrado más de 1.900 especies bacterianas, aunque no todas tienen nombre. Se ha creado una base de datos que puedes consultar de forma gratuita, el eHOMD o *Expanded Human Oral Microbiome Database*. *Expanded* se refiere a que incluye no sólo las bacterias de la boca, sino también las de la nariz, la faringe, los senos paranasales y el esófago. Además, la microbiota respiratoria inferior, en gran parte, depende de la oral, así que esta base de datos es útil para inferir cómo puede ser la microbiota respiratoria.

En el momento de escribir estas palabras, en la segunda mitad de 2020, la base eHOMD consta de 775 especies de microbios, de los que sólo el 57 por ciento tienen nombre. El 13 por ciento, aunque se han cultivado, son anónimos; mientras que otros no tienen nombre y sólo los conocemos por su material genético. Qué triste y misterioso ser un microorganismo anónimo pululando por las bocas de la gente.

En la boca, al igual que en el resto del organismo, encontramos bacterias, arqueas, virus, protozoos y hongos. De nuevo, las bacterias son la parte mejor conocida de la microbiota oral. Mucha gente cree que las bacterias de la boca son malas; así, sin más. Nada más lejos de la realidad: en la boca, al igual que en el intestino, lo que es malo es tener disbiosis. Una flora oral equilibrada es necesaria. Es imposible, y tampoco sería deseable, tener una boca estéril: la microbiota oral cumple muchas funciones fundamentales para la salud de la boca y del resto del organismo.

La boca es muy accesible: es fácil recoger muestras y analizar la microbiota. Por eso, sabemos que la mayoría de las bacterias de una boca sana son estreptococos y *Veillonella*. El resto se divide en un montón de géneros como *Selenomonas*, *Gemella*, *Prevotella*, *Corynebacterium*, *Actinomyces*, *Neisseria* o *Lactobacillus*. La mayoría pertenece a los Firmicutes, seguidos por las Proteobacteria.

No todas las personas tenemos todas las bacterias posibles: una persona sana tiene entre ciento cincuenta y quinientas especies de bacterias diferentes. En general, el núcleo o *core* de la microbiota de la boca cambia poco a lo largo del tiempo. Cuando aparecen algunas especies fastidiosas, surgen los problemas.

Las bacterias de la saliva están en fase planctónica. Además, se colocan en capas y establecen complejas relaciones entre ellas al formar el biofilm en el esmalte y las superficies mucosas. Al lavarnos los dientes, esta biopelícula desaparece por un instante, y en pocos segundos empieza a establecerse otra vez. No pasa nada, una microbiota en equilibrio no nos genera problemas. Sin embargo, si la higiene es inadecuada o hay bacterias que predisponen a la caries o a la periodontitis, la biopelícula puede constituirse como una capa más definitiva.

Aparte de las bacterias, digamos, normales, en la boca es donde se encontraron por primera vez en el ser humano esas bacterias ultrapequeñas, las CPR, que viven en la superficie de otras bacterias, como el *Saccharibacter* que ya comentábamos en el capítulo 2.

Además de las bacterias, en la boca hay hongos como la *Candida*, y otras como *Malassezia*, *Aspergillus*, *Saccharomyces*... La micobiota oral es poco conocida pero se sabe que la *Candida*, por ejemplo, establece unas relaciones muy complejas con las bacterias. Se ha sugerido que las personas se podrían dividir en dos por su micotipo oral, es decir, según que predomine la *Candida* o la *Malassezia*.

También sabemos que hay arqueas en la boca, desde hace miles de años, por estudios de sarro de restos óseos de los cazadores-recolectores y los agricultores del Neolítico. Hay gente para todo, también para estudiar sarros milenarios.

Los protozoos son más escasos y del par que más se conocen, *Trichomonas tenax* y *Entamoeba gingivalis*, no se tiene muy buena impresión: se relacionan con periodontitis y mala salud oral en la mayoría de las personas en las que se encuentran.

Los virus son una incógnita: cada persona tiene entre quinientos y dos mil diferentes. Tenemos virus patógenos como los del grupo herpes, además de los fagos de las bacterias y las arqueas. La mayoría de los genomas de virus orales no tienen nombre: no sabemos quiénes son ni qué hacen.

Una curiosidad

La periodontitis evoluciona de una forma más tórpida cuando hay una coinfección en la boca y la garganta por el virus de Epstein-Barr (VEB).

Este virus es del grupo de los herpes y provoca la famosa mononucleosis infecciosa o enfermedad del beso. La inmensa mayoría lo hemos adquirido en algún momento de nuestra vida: en la infancia temprana, cuando no hay miramientos para chupar todo lo que se nos ponga por delante y compartir la saliva con nuestros amiguitos, o en la adolescencia, que se hace lo mismo que de pequeños pero lo que se chupa son bocas y pieles de otros humanos jóvenes en ebullición hormonal.

El material genético del Epstein-Barr se queda integrado en nuestras células. A veces puede reactivarse y generar situaciones graves como el carcinoma de nasofaringe o algunos linfomas. También se ha asociado el VEB con el síndrome de la fatiga crónica (en la que además se han detectado alteraciones de la microbiota y el sistema inmunitario junto a neuroinflamación).

Por desgracia, la medicina actual no tiene tratamientos eficaces para el VEB, cosa habitual para los virus: sólo curamos hoy en día la hepatitis C; el VIH y la hepatitis B los podemos controlar.

Sin embargo, esto no significa que no se pueda hacer nada: a menudo, el problema no es tanto el propio virus como la respuesta del sistema inmunitario. Sí podemos mejorar el estado del sistema inmunitario y la microbiota.

Moraleja: si tienes una periodontitis que cuesta controlar, quizás merezca la pena valorar si tienes un problema con el VEB.

Las funciones de la microbiota oral

Muchas de las funciones de la microbiota de la boca se parecen a las del intestino.

Una de las principales es protegernos de los patógenos con la famosa técnica «no-te-pongas-tú-que-ya-estoy-yo», además de competir por los nutrientes para que no se los queden las bacterias malas. Además, nuestras bacterias buenas segregan sustancias que aniquilan a las malas, como en el intestino.

La microbiota oral interactúa con su portador humano: la eubiosis controla al sistema inmunitario para evitar la inflamación excesiva mientras se mantiene vigilante y estimula la producción de interferones. Contribuye al mantenimiento del esqueleto celular de la mucosa y al inicio del metabolismo de la comida.

Quizás una de las funciones menos conocidas de la microbiota de la boca es la vía del nitrato-nitrito-óxido nítrico. Algunos alimentos como la remolacha contienen nitrato. Ciertas bacterias de la boca lo reducen a nitrito que ya de por sí tiene efectos antimicrobianos y antiinflamatorios, tanto en la boca como en la nariz. Este nitrito se transforma en óxido nítrico por las bacterias. El óxido nítrico también es antiinflamatorio y antimicrobiano.

El óxido nítrico es también un señalizador fundamental para mantener la salud del endotelio, la capa interna de las arterias;

ayuda a mantener una tensión arterial normal. Comer pocos alimentos con nitratos favorece la hipertensión y la inflamación cardiovascular. Es más: usar colutorios orales comerciales —no voy a decir marcas— puede elevar la tensión arterial porque agonizan las bacterias que reducen el nitrato.

¿Dónde encontramos nitratos? En muchas verduras de hoja verde (espinaca, acelga, lechuga, rúcula, canónigo, endivia) y también en las coles, el apio, la remolacha, la calabaza, el calabacín y el nabo. Contienen algo menos de nitratos el puerro, la zanahoria, el pepino o la judía verde. Los alimentos más ricos en nitratos como las espinacas o acelgas se deberían evitar en bebés y lactantes porque aún no son capaces de procesarlos adecuadamente.

Lo bueno de estos alimentos es que, además de ser saludables para la microbiota, evitan el paso del nitrito a la nitrosamina. Los nitritos, presentes sobre todo en la carne procesada, pueden pasar en ciertas condiciones a nitrosaminas, que son sustancias carcinogénicas, sobre todo en presencia de los tóxicos del tabaco. Los alimentos ricos en nitratos contienen sustancias que evitan ese paso de nitritos a nitrosaminas. No pasa nada por comer carne procesada muy de vez en cuando, pero es conveniente que no sea de forma diaria y que se acompañe siempre de verdura.

EL CAMINO A LA DISBIOSIS ORAL

¿Cómo se mantiene la eubiosis en la boca?

Los mismos factores que determinan la microbiota intestinal influyen también en la oral. Además, hay otros que son propios para la boca.

La dieta, el ambiente, los factores genéticos, los hábitos, la contaminación ambiental, los fármacos y los tóxicos son algunos de los factores principales para la composición de la flora oral. Por supuesto, la forma de nacer y recibir o no lactancia materna son especialmente importantes para configurar la microbiota oral.

La lactancia materna en particular es un estímulo para el desarrollo de la boca y la cara que no hay biberón que pueda copiar. El esfuerzo que hace el bebé para alimentarse de la teta de su madre permite que los músculos y los huesos se configuren como deben. Además, la leche materna contiene la microbiota óptima para el bebé y su boca, junto a otros cientos de sustancias. Cuando el bebé empieza a comer sólidos, lo ideal sería recurrir al BLW (*Baby Led Weaning*, que consiste en una forma de introducir los alimentos sólidos que permite a los bebés alimentarse sin cuchara ni purés), en vez de dar todo con texturas blandas, para continuar con ese desarrollo. El chupete es mejor evitarlo: hace al bebé dependiente de un pezón postizo que puede ser complicado de quitar. A veces las secuelas de su uso excesivo provocan cambios faciales que pueden requerir hasta cirugía para su corrección.

La higiene oral, la presencia de aparatos de ortodoncia o implantes y el flujo salival son factores propios de la boca para determinar qué tipo de microorganismos la habitan. Diversos tratamientos, como el blanqueamiento dental, pueden influir en la microbiota. La flora no es igual en los dientes que en las encías o la lengua, y las bacterias del esmalte que está por debajo de la encía son algo diferentes de las que están por encima. El pH de la boca es un determinante principal.

Aunque parezca que no, el estrés mecánico también influye en la microbiota. Chupar y morder los bolígrafos o abrir una botella de cerveza con los dientes no es nada conveniente para la salud de la boca de forma global.

Incluso el tipo de agua que se bebe o el estado hormonal influyen en la microbiota de la boca.

Lo bueno es que podemos modificar muchos de los factores que comento.

La dieta vuelve a ser un factor principal: por muy buena que sea la higiene, si sólo se comen texturas blandas, con mucho azúcar y grasas malas, va a ser difícil mantener una salud óptima en la boca. Igualmente, si se fuma, hay un altísimo riesgo de desarrollar una periodontitis. No es sólo por la acción local de los alimentos o los tóxicos, sino porque la boca también necesita un estado nutricional óptimo. La vitamina C, los ácidos grasos omega 3, la vitamina D o el magnesio son básicos para que la boca y su microbiota puedan funcionar bien.

El tabaco en particular es nefasto para nuestra boca y nuestra salud en general: fumar disminuye la parte beneficiosa de la microbiota y aumenta la perjudicial, tanto en la boca, como en el intestino y los pulmones. Y el tabaco electrónico no es una solución adecuada: deteriora la salud periodontal y dental, además de perjudicar a la microbiota. Si fumas, o conoces a alguien que fuma, quizás puedas hacer un poco de terapia aversiva con fotos de periodontitis. Es tan fácil como preguntarle a Google qué pinta tiene una boca con enfermedad periodontal. Fíjate bien, así es como acaba la boca de alguien con esta peligrosa patología. En España, los afectados son millones.

No es menos importante prestar atención a la respiración. Recuerdo que hace algún tiempo salió una publicación en el perfil de la red social de alguien (no recuerdo quién fue, lo siento) sobre los perjuicios de la respiración oral, que puede incluso generar caries. Al poco, saltó un *influencer* y dijo que eso era una chorrada, que comer azúcar era lo que provocaba caries. ¡Qué manía de inventarse falsas dicotomías! El azúcar es malo, pero la respiración bucal es un hábito que tiene muchísimas consecuencias negativas, a cada cual peor. Además de cambiar la configuración de la cara y causar vegetaciones, altera la microbiota porque hace que se la boca se seque más. Por otro lado la boca no tiene el mismo filtro que la nariz para respirar y los contaminantes y patógenos ambientales tienen vía directa a los pulmones.

La respiración bucal con una mascarilla es particularmente perniciosa: después de llevarla mucho rato, crecen las bacterias malas en su superficie interior (no, las buenas no), y las inhalamos de vuelta a la boca en una cantidad incrementada respecto a la inicial. Los odontólogos ya hablan de la boca de mascarilla o *mask mouth*: los casos de periodontitis y caries están aumentando por el uso generalizado de las mascarillas. No quiere decir que no se deban usar según lo que diga la evidencia científica, pero es importante —más aún de lo habitual— no respirar por la boca y mantener una adecuada higiene oral.

Estrés desbocado

¿Cómo surge la disbiosis en la boca y cuáles pueden ser sus consecuencias? Lo de la disbiosis ya te lo sabes: había una vez una persona con una predisposición genética a la periodontitis y la caries que comía mucha comida ultraprocesada y pocos alimentos de verdad. Se lavaba poco los dientes y no iba al dentista, porque le daba miedo o porque no tenía dinero; el resultado es el mismo. Además, roncaba y respiraba por la boca por la noche, y estaba muy estresado.

Lo del estrés en la boca es superinteresante. Cuando estamos estresados, la saliva es menos fluida; si nos ponemos nerviosos, se nos seca la boca. Es decir, el predominio de la activación del sistema nervioso simpático genera una saliva y una microbiota que favorecen la gingivitis y la periodontitis. En realidad, el mayor problema de un exceso de activación simpática es la falta de actividad del rey del sistema nervioso parasimpático: el nervio vago.

El año pasado, atendí a un paciente que me consultó porque tenía muchos problemas digestivos y un SIBO. Al preguntarle por su vida, detectamos que tenía mucho estrés, además de problemas psicoemocionales no resueltos. Le miré la boca y me pareció que no estaba bien del todo pero, de todas maneras, yo no soy una profesional de la salud oral y no sé diagnosticar el estado de salud de la boca. Sí tengo un compañero médico estomatólogo, el doctor José Luis de la Hoz, con el que coincidí en el máster de PNI y en el que confío plenamente para la valoración de mis pacientes.

Mi paciente fue a su consulta y descubrimos que el origen de su SIBO venía de una periodontitis muy exagerada. Si surge la disbiosis en la boca, también la habrá en el intestino. Aunque el estómago debería ejercer de barrera para que muchas de las bacterias orales no pasen al intestino, el hecho es que a menudo esa barrera no funciona bien, como ya vimos. Incluso en condiciones normales, una parte de la microbiota oral se comparte con el intestino.

A través de varias consultas conmigo y con mi compañero, el propio paciente comprobó que su estado emocional influía mucho en el estado de su boca y su intestino. Parece increíble, pero es cierto y no es tan raro: hasta los niveles de serotonina en saliva dependen de nuestro estado emocional.

Esto que cuento no es algo nuevo, pero quizás sí olvidado. En 1952 ya se publicó el artículo «Emotional factors in periodontal disease», donde se comprobó en un grupo de pacientes con enfermedad periodontal que las encías sangraban mucho más en las épocas de mayor ansiedad y que el bruxismo era la norma.

Esto se sabe hoy en día también, aunque en general no se trata el estado emocional de las personas con periodontitis. Tampoco se suele examinar la boca de las personas con problemas de salud psicoemocional o mental. El cuadro completo se llama «síndrome periodontal de estrés emocional». Fue descrito por primera vez en 1976 por De Marco en personas que habían luchado en la guerra de Vietnam. Por un lado, el estrés crónico altera el funcionamiento del sistema inmunitario; por otro, puede llevar a conductas poco saludables como no hacer ejercicio, comer porquerías y consumir tóxicos. Además, estas personas responden peor al tratamiento de la periodontitis.

En un artículo precioso de 2014 sobre este síndrome, se proponen soluciones para los pacientes con enfermedad periodontal y estrés. Incluye medidas a tomar en la consulta del dentista, pero también otras que debe llevar a cabo el paciente. En la consulta, se propone:

- Reconocer los riesgos médicos y la ansiedad.
- Consultar con un médico.
- Premedicación para la ansiedad.
- Cita programada.
- No hacer esperar al paciente para no aumentar su ansiedad en la sala de espera.
- Monitorizar los signos vitales.
- Psicosedación.

Las pautas para el control del estrés por parte del paciente son las mismas para la boca que el intestino y las veremos en el capítulo 12.

CARIES Y PERIODONTITIS: DOS CARAS DE LA MISMA MONEDA

La disbiosis oral también es temible

En la disbiosis cariogénica aumentan las bacterias a las que les gusta el ácido y el azúcar. Las principales bacterias responsables de las caries son el *Streptococcus mutans*, algunas especies de lactobacilos —otras son beneficiosas— y de *Actinomyces*. España es el país del sur de Europa con peor salud bucodental: entre los niños menores de doce años, un tercio tiene alguna caries y a los sesenta y cinco años casi todo el mundo ha tenido alguna.

Los nitratos de los alimentos —y también los isotiacianatos de las coles— protegen del exceso de producción de ácidos. Comer muchos azúcares (y el pan es azúcar, aunque sea uno complejo) favorece a las bacterias que producen ácido, y ese ácido secuestra el calcio y el fosfato del esmalte. Tratar una caries con un empaste sin revisar de forma completa el estilo de vida, la alimentación y los hábitos de higiene es quedarse muy corto.

La enfermedad periodontal afecta al 30 por ciento de la población del mundo; en España, a unos doce millones. A mayor edad, más riesgo de periodontitis y de pérdida de piezas dentarias. Además de ser un problema estético, es malo para la mordida e incluso para el cerebro (le gusta notar a través del nervio trigémino que todos los dientes están en su sitio). La alteración de la mordida y de la articulación temporomandibular puede influir sobre la postura de todo el cuerpo e incluso cambiar la pisada.

Además del tabaco y el alcohol, la diabetes, la obesidad, el estrés y la pobreza son los principales factores que llevan a desarrollar una enfermedad periodontal.

Las bacterias de la periodontitis se clasificaron hace años en complejos de colores. Las peores son *Fusobacterium nucleatum* y un par de *Treponema*s, además de *Aggregatibacter actinomycetemcomitans*, *Prevotella intermedia* y *P. nigrescens*. Y cómo olvidarnos de *Porphyromonas gingivalis*. ¡Vaya nombrecitos! Éstos son bichos malos donde los haya.

Si la periodontitis se quedara sólo en la boca, quizás la cosa no sería tan mala —que lo es—. Sin embargo, la ciencia nos dice que la enfermedad periodontal es una situación de *leaky mouth* o boca permeable, en la que se producen fenómenos de translocación de las bacterias a la circulación sistémica, con inflamación crónica y endotoxemia.

Cada vez se acumula más evidencia sobre la enfermedad periodontal como un factor que participa de muchas enfermedades sistémicas:

- Enfermedades cardiovasculares como endocarditis (una verruga de bacterias en una válvula del corazón), arteriosclerosis o infartos.
- Neumonías e infecciones respiratorias, sobre todo en personas que ya tienen enfermedades pulmonares previas como la enfermedad pulmonar obstructiva crónica o la fibrosis quística.
- Resistencia a la insulina, diabetes tipo 2 y obesidad; son situaciones en las que se favorecen la disbiosis y una mala salud oral, y se generan círculos viciosos difíciles de solventar.
- Procesos neurodegenerativos, como la enfermedad de Parkinson o el alzhéimer.
- Enfermedades autoinmunes: artritis reumatoide, esclerosis múltiple o psoriasis.
- Problemas de fertilidad y con el embarazo: la periodontitis aumenta el riesgo de parto pretérmino y bajo peso al nacer.
- Fibrosis hepática o hígado graso no alcohólico son sólo dos expresiones de lo que le puede pasar al hígado. En personas con cirrosis y encefalopatía hepática, ésta mejora si se trata su periodontitis.
- Múltiples procesos cancerígenos como el cáncer de colon por el *F. nucleatum*, el cáncer de páncreas por *P. gingivalis*, cánceres de la boca y el cuello e incluso cáncer de pulmón o tiroides.

En una persona con predisposición genética para cualquiera de estas patologías el estilo de vida puede desencadenar alguna por diferentes vías; una depende de la salud de la boca y su microbiota.

Si una persona tiene una de estas enfermedades, debe tratarse la boca porque, de lo contrario, la respuesta de la enfermedad a su tratamiento será subóptima. Por ejemplo, la presencia de *F. nucleatum* en el cáncer de colon hace que la respuesta a la quimioterapia sea peor y que produzca metástasis más agresivas y precoces.

Por tanto, parece buena idea cuidarse la boca de forma preventiva, y si se enferma de alguna enfermedad sistémica, con razón de más.

¿Cómo nos cuidamos la boca?

Todas las medidas generales de alimentación, actividad física y control del estrés ayudan a mantener la salud oral. Algunas reglas específicas son:

- No picotear entre las comidas: cada vez que se come, baja el pH de la boca y favorece el ataque de las bacterias que promueven la caries.
- Los productos ultraprocesados son perjudiciales para la microbiota en general, incluida la oral. Por la vía del nitrato y el tiocianato es interesante incorporar alimentos como las coles, las espinacas y la remolacha. Los polifenoles de los alimentos de origen vegetal ayudan a tener una microbiota oral más saludable. Comer texturas variadas apoya un desarrollo muscular adecuado en la mandíbula.
- Lavar los dientes después de las comidas —mejor con una pasta de dientes sin flúor— permite mantener una microbiota oral saludable y unas encías en un estado óptimo. ¡El sangrado de las encías no es normal! Es importante utilizar seda dental y cepillos interproximales para limpiar también las zonas de difícil acceso. Los colutorios comerciales y antisépticos se deben evitar, salvo que nos lo indique el profesional de la salud oral.
- El *oil pulling* con aceite de coco es una técnica del ayurveda que tiene evidencia científica que respalda su uso para disfrutar de una mejor salud oral. Consiste en enjuagarse con una cucharada de aceite de coco durante un mínimo de cinco minutos. Lo ideal es hacerlo por la mañana en ayunas y se puede repetir por la noche antes de ir a dormir. Luego, se puede tragar o escupir en la basura. ¡Pero nunca en el desagüe! Con el frío, se solidifica y te la puede liar parda en la tubería.
- Los probióticos específicos para la microbiota oral ayudan a mantener la eubiosis. Son un complemento eficaz para los tratamientos del odontólogo y en la prevención de la disbiosis.
- Si hay caries o enfermedad periodontal, se debe visitar a un profesional de la salud oral actualizado.

8

¡No te laves tanto!

PIEL HUMANA

El mono desnudo y enfermo

La piel es el órgano que nos separa del exterior, la primera de las barreras contra cualquier agresión: su misión principal es asegurar que lo de dentro se quede dentro y que lo de fuera no entre. Además, tiene otras muchas funciones y no todas dependen de nuestras propias células, sino de los microbios que la habitan.

No te sorprenderá que el estilo de vida de las sociedades modernas industrializadas no sea el óptimo para mantener una piel saludable. Esto se refleja en el creciente número de personas que tienen problemas cutáneos a pesar del ingente gasto económico en productos para cuidar la piel. Piensa en la cantidad de cremas, lociones y demás que has comprado a lo largo de tu vida y que seguro que tienes en el cuarto de baño. Si logramos entender cómo es nuestra piel y cómo funciona su microbiota, quizás podamos cuidarla como de verdad necesita.

En ese viaje de Eslovenia donde acabé un poco pocha, leí el libro *Skin: A Natural History*, de Nina Jablonski, una antropóloga y paleobióloga que estudia la evolución del color de la piel del ser humano. Esta profesora de la Universidad Estatal de Pennsylvania tiene unos conocimientos enciclopédicos sobre la piel. Afirma en su libro que «... la piel es el órgano más grande de nuestro cuerpo y el más diferente de cualquier otro órgano o sistema de nuestros parientes más próximos los chimpancés. [...] es el órgano más importante para nuestras vidas como seres sociales junto con los ojos».

Al igual que te he contado detalles de la función digestiva, me gustaría descubrirte datos fascinantes sobre la piel para que entendamos mejor sus relaciones con la microbiota cutánea. La mayoría de nuestras diferencias con otros primates son adaptaciones biológicas al entorno que aparecieron hace millones de años, cuando aún no existía el *Homo sapiens*.

El ser humano es un animal. Un animal raro, pero animal a fin de cuentas. Somos bípedos. Crecemos despacio. Estamos desnudos: casi no tenemos pelo, salvo el de la cabeza, que nos crece sin medida. Alteramos nuestro ambiente, a nosotros mismos y nuestra piel, nuestro órgano más superficial y accesible. Los estudiosos de la piel la consideran el órgano o sistema más complejo del cuerpo humano y el que más nos diferencia de los grandes simios (gorilas, chimpancés, bonobos y orangutanes). ¿De verdad? ¿No era el cerebro?

La mayoría de la gente ni siquiera piensa en la piel como un órgano y, sin embargo, es el órgano más grande y el más visible. Si lo extendiéramos en una superficie plana ocuparía dos metros cuadrados, con sus cuatro o cinco kilos. No se llega a producir nunca una «insuficiencia cutánea», o al menos no completa: se renueva constantemente.

¿Por qué la piel humana es tan especial? ¿Qué la hace tan diferente? A mí me encanta la medicina evolutiva porque nos permite entender mejor por qué somos como somos y por qué enfermamos. Así, se llega a la causa última de las enfermedades y se buscan soluciones dirigidas al origen de los trastornos.

El estudio de la evolución humana no le ha prestado mucha atención a la piel. Una de las dificultades para saber cómo era la piel de nuestros ancestros es que ésta no se conserva más allá de unos pocos cientos de años. La piel más antigua de la que disponemos es la de Ötzi, el hombre de hielo encontrado en los Alpes y que vivió hace casi cinco mil trescientos años. Yo tuve la suerte de verlo durante unas vacaciones: está en Bolzano, una ciudad del norte de Italia a los pies de los Dolomitas. Me impactó verlo encerrado en una especie de cámara frigorífica con las condiciones ambientales que simula el glaciar donde lo encontraron. Tiene la piel oscura, tensa sobre el cuerpo desecado. Hace miles de años, Ötzi caminaba por la misma tierra que nosotros pisamos ahora. ¿Qué nos diría si pudiera vernos hoy?

Como no existen muestras de piel de nuestros antepasados más lejanos, se recurre a la anatomía y la genómica comparativas y funcionales, la biología evolutiva y los estudios de microbioma. Con estas disciplinas, en los últimos veinte años se ha producido una verdadera explosión en la investigación de la evolución de nuestra piel.

Hay algunas diferencias muy obvias entre nuestra piel y la de nuestros primos los chimpancés y otros grandes simios. En otras tal vez no hayamos reparado antes. La más evidente es la casi ausencia de pelo, salvo en la cabeza, las axilas y la región genital. Lo contrario de una cabellera esplendorosa, la alopecia masculina, no sucede en los simios; este rasgo, que trae de cabeza a los varones y que se hereda por línea materna, es una característica exclusiva de nuestra especie humana.

En realidad, sí tenemos vello corporal: el número de pelos de un humano es igual al de un chimpancé por centímetro cuadrado de piel, pero en el ser humano es fino, corto y menos pigmentado, con diferencias interindividuales. Esta pérdida de pelo nos convirtió en un mono desnudo y se acompañó del desarrollo de la pigmentación en las zonas de piel expuesta a la radiación solar. Antes de perder el pelo, los homininos tenían la piel probablemente clara, al igual que los simios actuales. Con la pérdida del pelo, la piel expuesta al sol debía protegerse de los efectos perniciosos de la radiación ultravioleta, algo que se consigue con la melanina, como veremos más adelante.

También en las enfermedades de la piel somos particulares. Empecemos por los piojos. Los chimpancés y los gorilas pueden sufrir las molestias ocasionadas por los piojos de la cabeza y los púbicos, al igual que los humanos, aunque las especies son un poco distintas. Sin embargo, el ser humano es el único que se parasita por el piojo del cuerpo. Los científicos dedicados a estudiar el ADN de los piojos del cuerpo han averiguado que aparecieron hace unos cien mil años y se piensa que aparecieron con las primeras ropas (la evolución cultural tiene sus inconvenientes). ¡No consideramos al piojo como microbiota! Es un bicho infecto que da muchos problemas.

Hay otras patologías cutáneas que no son exclusivas de todos los seres humanos, sólo aparecen en el humano WEIRD de las sociedades industrializadas y es raro que afecten a los miembros de las pocas tribus de cazadores-recolectores que aún viven en el planeta.

El acné es el ejemplo perfecto de enfermedad relacionada con el estilo de vida. No se debe a la falta de limpieza, como aún piensan algunos, más bien al contrario: la inflamación de bajo grado, la resistencia a la insulina, las alteraciones hormonales y la disbiosis cutánea e intestinal —derivadas todas ellas en gran parte de una alimentación inadecuada y un déficit de movimiento— son la causa última del acné. La higiene excesiva y los productos que secan la piel no solucionan el acné y a menudo provocan un círculo vicioso de difícil salida. No es un tema baladí: el acné provoca cambios en la percepción de la propia imagen y las cicatrices que deja hunden sus raíces más allá de la piel; en casos extremos, conduce a cuadros de depresión e incluso ideaciones suicidas.

La dermatitis atópica y la psoriasis son otras dos patologías muy frecuentes casi desconocidas para nuestros ancestros remotos. En ambas están presentes las disbiosis cutánea e intestinal, incluso la oral.

Sudores y olores

No podríamos considerarnos muy especiales si nos diferenciáramos de nuestros primos los grandes simios sólo en la falta de pelo y la presencia de enfermedades propias. ¡Claro que no! Tenemos toda una miríada de características propias, como la distribución de las glándulas sudoríparas: el ser humano tiene una capacidad para sudar que no tiene parangón en el reino animal, gracias al enorme número de glándulas sudoríparas ecrinas de las que disponemos, unas seiscientas por centímetro cuadrado de piel. Se localizan por toda la piel, sobre todo en las palmas de las manos, las plantas de los pies, las axilas y la frente. Los grandes monos tienen menos glándulas ecrinas y se refrigeran lo suficiente con el sudor de las apocrinas.

Las glándulas apocrinas están en involución en nuestra especie. Son las que desembocan en el exterior por el folículo pilosebáceo y se encuentran de forma casi exclusiva en axilas, zona púbica, periné, conducto auditivo externo y párpado. Fabrican feromonas y sustancias que se descomponen por las bacterias de la piel y generan un olor característico. Este olor, característico de cada persona, depende de la composición de la microbiota. Pero los humanos volvemos ese olor casi imperceptible con jabones, geles, desodorantes y perfumes.

Hace poco escuchaba en la radio una conversación sobre la pobreza, las diferencias de clase y el olor. El olor es una forma de invadir el espacio físico de otras personas, difícil de controlar. No te puedes defender del olor a pies de tu familia.

Los japoneses tienen una palabra curiosa: *kareishu*, «olor a abuelo». A partir de los treinta o cuarenta años, las grasas de la piel sufren fenómenos de peroxidación que generan 2-nonenal, un metabolito muy maloliente. Este proceso depende de cambios hormonales y del estado de la microbiota, es de justicia que sean unos microorganismos los que vengan a socorrernos para remediarlo. Unas bacterias que habitan a 3.400 metros de profundidad cerca de la isla Reunión fabrican sustancias como el *Sirtalice* o el *Seadermium*, que desactivan a las moléculas apestosas. Lo peor es que uno mismo no se da cuenta del cambio de su propio olor, pues con la edad también perdemos olfato. No obstante, se puede entrenar el olfato: es uno más de nuestros sentidos y su anulación no nos conviene. Por cierto, que el funcionamiento del olfato depende de la microbiota de la nariz y los senos paranasales.

CCC (culos, caras y cejas)

Los grandes simios expresan emociones con los gestos de la cara, el erizamiento del vello y los sonidos que emiten. Nuestro vello se puede erizar, pero lo único que transmite es que pasamos frío. En cambio, nos ruborizamos: el enrojecimiento de la cara es una característica propia del ser humano, aparece en los niños a partir de los dos o tres años. Este fenómeno involuntario aparece por dilatación de los capilares de la cara y los antebrazos en respuesta a ciertos estímulos emocionales. La vergüenza, la ira y la rabia son rojas. Una teoría aún no demostrada afirma que, al sentir rabia, el enrojecimiento facial permite regular la tensión arterial excesiva que dirige la sangre a la cabeza al llevar una parte de ésta a la cara en vez de al cerebro. ¿Te has fijado en cómo hay personas que al enfadarse se ponen tan rojos que parece que vaya a explotarles la cabeza?

Aunque nuestra cara se ruborice, el enrojecimiento cutáneo genital y glúteo extremo que denota excitación sexual —piensa en los glúteos de las hembras de bonobo— es poco aparente en nuestra especie. Fíjate la próxima vez que tengas ocasión de mirar un culo en un contexto sexual: verás unas nalgas más bien paliduchas, con el color de base de la persona con quien vayas a retozar. Nada de matices rojos.

Ahora, mírate en el espejo o hazte un *selfie*; verás otro elemento típico humano: las cejas. Los simios pueden tener cambios en la coloración del pelo de la zona supraciliar, pero la ceja en sí es una característica humana. Se piensa que las cejas nos han permitido proteger a los ojos del sudor y la suciedad, además de formar parte de la expresión facial de las emociones. Para la identificación de personas son incluso más importantes que los ojos. La capacidad de diferenciar entre individuos es prioritaria para los humanos conforme los grupos de los que formamos parte han aumentado de tamaño. Con el uso de las mascarillas durante la pandemia, reconocer a las personas sólo por la parte superior de la cara es crucial. Si alguien modifica muchos sus cejas... vete a saber, ¡quizás ya no sea reconocible! Las cejas son una parte susceptible a la dermatitis seborreica, patología relacionada con la microbiota, en concreto con la presencia excesiva de una *Malassezia* que genera inflamación.

Lo que se quedó por el camino

Con la evolución se ganan unos elementos y se pierden otros; es frecuente perder estructuras y funciones. No nos diferenciamos sólo por lo que tenemos, sino también por lo que carecemos. Por ejemplo, las vibrisas, esos pelos con funciones sensoriales de los mamíferos como el bigote del gato. Los primates sólo tenemos unas pocas en la entrada de la nariz que nos sirven para más bien poco y cuando crecen mucho nos afean la napia.

El hombre también perdió el hueso del pene, que es una estructura de escamas de queratina. Hay teorías sesudas sobre la duración de la cópula y la presencia de este hueso que se llama báculo y que sí poseen otros primates, pero ir por esta vía nos separa demasiado de la microbiota. Te lo cuento en otra ocasión.

Algo que hacemos despacio es curar heridas. De los chimpancés se dice que curan las heridas en una noche, tanto en estado salvaje como en cautividad. Los humanos somos más lentos en resolver pequeños cortes y heridas. Parece que esto se debe a la pérdida de la actividad de la enzima que transforma Neu5Ac en Neu5Gc. Son dos azúcares que tapizan las células; los humanos sólo deberíamos tener el primero, aunque incorporamos el segundo al comer mamíferos. Lo veremos en detalle en el capítulo 10.

UN ÓRGANO POR CAPAS

La epidermis

La piel se dispone en capas. La epidermis es la capa superficial compuesta por células que se llaman queratinocitos, que están dispuestas también por estratos. De forma científica, la epidermis se define como un epitelio estratificado queratinizado.

Es una maravilla de la evolución: una capa autorrenovable, de un milímetro de grosor, que nos protege de los oxidantes, del calor, y que resiste el agua, la abrasión, las manchas, los microbios y diversas sustancias químicas. Aún no somos capaces de replicar la piel en el laboratorio de forma satisfactoria. Hay que apuntarla a la lista con la saliva, el vérnix y la leche materna.

Cada día, nuestra piel pierde el estrato más superficial de la epidermis y permite que nuevas células la renueven de dentro hacia fuera. Estas células contienen altas concentraciones de queratina, una proteína protectora que en grandes cantidades permite fabricar el pelo y las uñas. Le da a la piel resistencia, fuerza y elasticidad.

El estrato córneo es la capa más externa. Se compone de células muertas planas con una superficie suave pero bastante dura y resistente al agua. Sólo se interrumpe por folículos pilosos, poros de glándulas sudoríparas y sebáceas y partes de células inmigrantes, venidas desde otros sitios a la piel. La efectividad de la piel como barrera depende en primer lugar de la integridad de este estrato.

Si la piel sufre mucho estrés, el estrato córneo se engruesa. El estrés proviene tanto de dentro como de fuera y puede ser oxidativo,* mecánico, nutricional o psicoemocional. En algunos hospitales ya se han montado unidades de psicodermatología, pues el estado anímico también influye en la salud cutánea y viceversa.

Entre las células, encontramos la queratina y otras proteínas junto a grasas en una matriz gelatinosa. La *skinomics* es el estudio avanzado de la piel e incluye las investigaciones sobre el lipidoma, el proteoma y el microbioma cutáneo. El conocimiento detallado de los detalles estructurales de la piel permitiría la intervención personalizada con medicina de precisión en cualquier patología cutánea.

Hay otras células en la epidermis sin las cuales ésta no podría llevar a cabo sus funciones. Se denominan también «células inmigrantes» porque no son propias de la piel en su origen:

- Los melanocitos: fabrican la melanina, que se produce en mayor o menor cantidad según los genes y la exposición solar de la persona. Protege a la piel de los efectos dañinos de la radiación ultravioleta.
- Las células de Langerhans: son macrófagos modificados que constituyen la primera línea de defensa del sistema inmunitario en la piel. Por ejemplo, pueden reconocer bacterias dañinas como extrañas y comérselas antes de que nos dañen.
- Las células de Merkel participan del tacto: transfieren las señales mecánicas a los nervios sensoriales. Son muy abundantes en las puntas de los dedos y en los labios. Además, fabrican hormonas neuroactivas como la cromogranina o el péptido intestinal vasoactivo.

* Como la radiación ultravioleta, el ozono, la contaminación del aire, los microbios patógenos, los oxidantes químicos, o incluso diversos fármacos tópicos

La dermis y la hipodermis

Por debajo de la epidermis se halla la dermis, una capa de fibras elásticas y de colágeno en un gel de agua, sal y glicosaminoglicanos. Otorga a la piel consistencia, resistencia, dureza y elasticidad, además de ser responsable de la mayor parte del espesor cutáneo. La célula principal de la dermis es el fibroblasto: fabrica el colágeno, que supone entre el 80 y el 85 por ciento del peso seco de la dermis.

Aquí, encontramos además los folículos pilosos, los músculos piloerectores que erizan el escaso vello que nos queda, las glándulas sebáceas y las sudoríparas, además de abundantes vasos sanguíneos y linfáticos para asegurar el transporte de sustancias entre la piel y el resto del cuerpo. Las terminaciones nerviosas de la dermis son las que traen información a la piel y las que recogen los estímulos de tacto, dolor, temperatura y presión.

La producción de colágeno y elastina disminuye con la edad y se ve afectada por la radiación ultravioleta. Un patrón inadecuado de exposición a la luz ultravioleta conduce al fotoenvejecimiento de la piel, pero una microbiota saludable ayuda a paliar ese daño.

La cantidad de vasos sanguíneos de la dermis depende de la zona: hay muchos en la cabeza para asegurar la termorregulación y para nutrir el cabello. Las palmas de las manos, las plantas de los pies y los pezones también están bien irrigados. Incluso en la zona glútea hay abundancia de riego; hay quien dice que es para asegurar el flujo sanguíneo cutáneo mientras nos sentamos, pero no tiene mucho sentido. Si somos monos sentados no es por la evolución biológica. La vascularización glútea parece más un vestigio evolutivo de lo que aún observamos en los primates de traseros rojos, es lo que aseguraba la inflamación glútea y genital que comentábamos que sucede en las hembras sexualmente receptivas.

Cuando nuestra piel se quema por el sol comprobamos con dolor la eficacia de la circulación sanguínea cutánea. La quemadura solar aumenta el número y el diámetro de los pequeños vasos cutáneos e incrementa el flujo de sangre por ellos. La piel se calienta por ese flujo y por la respuesta inflamatoria montada para arreglar el daño causado por la radiación ultravioleta. La inflamación genera dolor y la piel se enrojece. También se daña el ADN de manera invisible.

Una curiosidad

La glándula mamaria es una especialización evolutiva de glándulas apocrinas modificadas para permitir la producción de leche. Los mamíferos machos también tienen mamas, aunque su desarrollo es escaso.

La hipodermis o tejido celular subcutáneo se utiliza para almacenar grasa. El ser humano se ha especializado en este almacenamiento. Además de células adiposas, contiene células del sistema inmunitario y fibroblastos. Tiene una función sobre todo estructural y de soporte: le da movilidad a la piel, ayuda a conservar la temperatura en los ambientes fríos y proporciona forma al contorno del cuerpo. En esta capa, el sistema linfático está omnipresente. En la obesidad, esta capa adquiere medidas desproporcionadas que generan problemas de salud y estéticos.

Hasta aquí la estructura de la piel... ¿Seguro? No. Nos falta algo: la microbiota. Hablaremos de ella después de revisar las funciones de la piel.

LAS FUNCIONES DE LA PIEL

El conocimiento de la evolución y la estructura de la piel permite deducir sus funciones. No son compartimentos estancos, aunque te las cuente de forma separada.

Protección, barrera e inmunidad

La función de protección y barrera —junto a la estructural— es quizás la más evidente y la primera que aparece en la evolución de la vida en la Tierra: la piel es equiparable a la membrana de las primeras células vivas que aparecieron hace miles de millones de años. La piel separa el «yo» orgánico de lo que no es «yo». La función de barrera no se entendería sin la función de defensa de la piel, determinada por el sistema inmune cutáneo y por la microbiota. La piel no es una barrera impermeable, afortunadamente: permite el paso de agua y sustancias de dentro afuera y de fuera adentro. Si no, sería imposible la termorregulación, otra de las funciones de la piel que nos hace diferentes de otros primates.

¡Ay, la *caló*!

La termorregulación es esencial para el desarrollo del cerebro: el factor limitante para cualquier tipo de esfuerzo que genere calor es el calentamiento del encéfalo. El 80 por ciento del esfuerzo muscular se transforma en calor. Nuestra capacidad de sudar por la gran cantidad de glándulas sudoríparas ecrinas que tenemos permite que, incluso en condiciones de calor y humedad extremas, podamos mantenernos activos, aun a riesgo de deshidratarnos. Desde el litro y medio de sudor diario se puede llegar a sudar tres litros y medio... ¡en una hora! El sudor se evapora y así refrigera el organismo. La propia piel informa al organismo de las condiciones de temperatura y humedad para no sudar en balde: si hay mucha humedad ambiental, el sudor no se evaporaría y se perdería líquido de forma inútil.

Además, cuando hace calor, la piel se calienta y disminuye el tono vascular. Los vasos sanguíneos se dilatan y la sangre caliente pasa en grandes cantidades por la piel. El calor se disipa hacia el exterior por convección y radiación hacia el entorno: nos convertimos en un radiador.

El sudor y la regulación del sodio por las glándulas ecrinas es importante por otro motivo, además de la termorregulación: permite regular la tensión arterial y conservar el sodio según las necesidades del organismo.

La posición bípeda es una ventaja para regular la temperatura corporal: en el ecuador, el sol cae en perpendicular sobre la cabeza y el resto de la piel está menos expuesta a la radiación solar. El conjunto de la posición bípeda, la capacidad de sudar y de perder calor por convección y radiación, ha permitido al ser humano mantenerse activo en las horas centrales del día, mientras sus potenciales depredadores necesitan estar a la sombra. Se piensa que si hemos conservado el pelo de la cabeza es porque se genera una capa de aire que también refrigera la cabeza, tanto más cuanto más ensortijado es el pelo. Ni el color de la piel ni el del pelo influyen de forma significativa en la absorción térmica.

El ser humano ha medrado en ambientes muy diversos: desde el desierto hasta las selvas y las zonas polares. Muchos humanos modernos termorregulan mal por las adaptaciones culturales y tecnológicas al ambiente: el uso de ropas, edificaciones y climatizaciones hace que muchas personas se crean incapaces de tolerar temperaturas más allá de un rango muy estrecho. Incluso, la temperatura corporal media en nuestra sociedad ha bajado medio grado. *If you don't use it, you lose it*, o como decía Hipócrates:

> Aquello que se usa, se desarrolla. Lo que no se usa se desperdicia.

Habríamos desaparecido como especie si no pudiéramos termorregular mejor de lo que nuestra querencia moderna por la comodidad térmica nos hace pensar. Probar a pasar calor y frío conscientemente ayuda a poner en marcha esos mecanismos que todos tenemos. Además, es un aprendizaje para tolerar ambientes fríos y calurosos con mayor facilidad e incluso placer. Una de las mejores cosas de mis viajes a Finlandia es ir a la sauna y luego bañarme en el lago Saimaa. Por desgracia, el agua del lago en el último par de años estaba un poco caliente de más para hacer el método Wim Hof a gusto, pero es mejor que las aguas cálidas del Mediterráneo como estrés térmico. El método Wim Hof consiste en la exposición progresiva al frío y unos ejercicios de respiración concretos, y tiene ya evidencia científica sobre sus beneficios en la salud humana.

Función endocrina y vitamina D

En este libro menciono varias veces la vitamina D. La síntesis de la vitamina D comienza en la piel, que se considera un verdadero órgano endocrino: tiene la capacidad de producir hormonas esteroideas de forma independiente, además de la función neuroendocrina de las células de Merkel.

La vitamina D o colecalciferol es una sustancia que ya se considera, más que una vitamina, una hormona. Se han descrito cientos de funciones distintas de esta sustancia en múltiples órganos. La pigmentación de la piel humana tiene mucho que ver con la vitamina D.

Los primeros seres humanos evolucionaron en zonas de África con mucha radiación ultravioleta. En estas zonas, cercanas al ecuador, entra tanto la radiación UVA como la B. La UVB es destructiva, pero también es la que pone en marcha la producción de la vitamina D. La melanina es un protector natural presente en distintos seres vivos desde hace mil millones de años: con la pérdida de pelo, nuestros ancestros quedaron expuestos a la radiación ultravioleta, por lo que la evolución reclutó a la melanina para proteger al cuerpo de la degradación y el daño al ADN y la descomposición del folato, que es fundamental para la reproducción y la división celular.

Los humanos se dispersaron en sucesivas oleadas migratorias lentas a latitudes norteñas, donde la mayoría de la radiación UVB se dispersa en la atmósfera. Como consecuencia, la piel de esos intrépidos exploradores se aclaró para seguir fabricando vitamina D. El grado de pigmentación cutánea es un compromiso soberbio entre la producción de colecalciferol y la protección del ADN y el folato. Sin embargo, en los últimos siglos los grupos humanos se han movido mucho desde sus lugares de origen. Hoy, muchos vivimos en ambientes a los que nuestra piel no está adaptada o, mejor dicho, sus ancestros se adaptaron a una determinada radiación solar y ahora sus descendientes están fuera de ese entorno.

No es sólo un problema para los blanquitos que reciben un exceso de sol: trabajar siempre en interiores, evitar a toda costa la exposición solar, o tener piel oscura y vivir lejos del ecuador, es un problema grande para la producción de la vitamina D. El terror, o casi pánico, a la luz solar que las autoridades sanitarias han inculcado en la población no ha ayudado. Cierto es que una exposición excesiva a la luz solar produce fotoenvejecimiento cutáneo y a veces lesiones malignas —aunque la mayoría son de un tipo de fácil tratamiento—, pero exponerse al sol todos los días tiene muchos más beneficios para la salud que esconderse cual vampiros y luego tumbarse horas en la arena en pleno verano. Esto tampoco lo hacían nuestros ancestros.

La evidencia científica nos dice que la verdadera pandemia de déficit de vitamina D en la población no ha ayudado a controlar la otra pandemia que nos machaca desde principios de 2020. Y es que se sabe desde hace años que unos niveles adecuados de vitamina D son necesarios para el adecuado funcionamiento del sistema inmunitario, aunque los rangos de laboratorio y las dosis diarias recomendadas por desgracia están desactualizados.

Desintoxicación y absorción de sustancias

La piel también es un órgano de desintoxicación: por la piel eliminamos metales pesados, urea y bilirrubina, por comentar algunas sustancias. La contrapartida es que también se absorben sustancias que entran en contacto con la piel: muchas sustancias que nos aplicamos traspasan la barrera cutánea y acaban en nuestro torrente sanguíneo. Además, no se suele pensar en el efecto que esas sustancias tienen sobre el microbioma cutáneo. Ahora ya se están fabricando algunos productos para el cuidado de la piel con efecto pre y probiótico, para cuidar también nuestra microbiota cutánea.

La piel es un órgano social

Las funciones de comunicación y psicosociosexuales de la piel tienen una importancia crucial para la especie humana. La piel nos hace humanos. Nos da un sentido del yo y nos permite reconocernos a uno mismo y al otro. Los primates se tocan mucho, sobre todo en el binomio madre-bebé. El contacto de los cuerpos sin pelo es esencial para el apego entre mamá y bebé ya desde el nacimiento.

En los primates, el *grooming* o acicalamiento cumple una función social importantísima. En los seres humanos, tocarse, acariciarse y masajearse es fundamental para el desarrollo psicosocial de los bebés y niños. También en la edad adulta necesitamos del contacto físico.

Las sociedades modernas han evolucionado a una especie de haptofobia o rechazo al tacto. A los bebés los meten en cunas y los transportan en sillitas, tocar a otro ser humano en muchas ocasiones no está bien visto y hay personas que necesitan pagar para que las toquen, pero no con fines sexuales. Ir al fisioterapeuta o a un tratamiento facial nos otorga algo que necesitamos como el agua: el contacto piel con piel con otro ser humano. Hoy, desde ya antes de la COVID, cada vez estamos más distanciados y nos tocamos menos. Ojalá que podamos recuperar el contacto humano más pronto que tarde. Lo necesitamos.

En esta función, la pérdida de pelo supuso un cambio en la forma de expresar las emociones: los humanos tienen una musculatura facial muy activa, más que cualquier otro animal. Pero no sólo los gestos de la cara nos permiten comunicarnos con nuestros congéneres: la piel desnuda es un lienzo para decorar. Hace ya setenta mil años se pintaban paredes con ocre; probablemente, antes ya se usaba sobre la piel, al igual que hoy en día en las tribus de cazadores-recolectores.

Todas las culturas adornan la piel de alguna forma. Puede ser de forma permanente, con tatuajes, escarificaciones y pírsines, o temporal, con cosméticos o pinturas. Hace más de cinco mil años, Ötzi ya se había tatuado, aunque sólo fuera con líneas o cruces. Los tatuajes indican clan, estatus y otras informaciones importantes. Fue a raíz de las religiones monoteístas patriarcales que los tatuajes adquirieron un matiz negativo.

En la comunicación y la función social de la piel, el color ha jugado un papel muy importante en los últimos siglos. Durante la mayor parte de nuestra historia, nos hemos movido despacio y no había muchas sorpresas, pues los contactos con otros grupos eran muy graduales. En el siglo XVIII el color de la piel empezó a tener significado social. Immanuel Kant inventó las cuatro razas: blanca, negra, *hunish* (mongólica) e hindú. Para su mente, las razas eran inmutables y establecían una jerarquía: la raza blanca era para él «la mejor». Las definiciones de raza basadas en el color de la piel generaron todo tipo de estereotipos raciales y permitieron crear el contexto perfecto para un modelo social, político y económico racista. Los memes de color son inconscientes y se transmiten entre generaciones y familias. Biológicamente es absurdo: el color de la piel de un ser humano sólo refleja el compromiso evolutivo de sus ancestros entre fabricar vitamina D y proteger el folato, como hemos comentado.

La piel dice mucho de quiénes somos: refleja la edad, nuestro estado de salud y nuestra identidad cultural. Decorarla y tatuarla es toda una declaración de intenciones y de pertenencia a un grupo o de rebelión frente a otro. No hacerlo, también. Enseñar más o menos piel, de forma voluntaria o involuntaria, forma parte de las expresiones culturales que son cambiantes entre sociedades en el tiempo y el espacio. Los debates sobre el velo femenino del islam o la presentadora de televisión que da las campanadas de Nochevieja ligera de ropa forman parte de esta realidad.

CUBIERTOS DE BACTERIAS

El ecosistema cutáneo

A estas alturas, sabes tan bien como yo los microorganismos que tenemos en la piel. Venga: con la B de bacterias, la A de arqueas, la V de virus, la H de hongos y, de nuevo, la A de ácaros, ¡montamos una fiesta microbiana cutánea! No parece que la piel sea hogar de muchos protozoos, pero alguno puede haber. Los microbios de la flora cutánea sana y la propia piel han coevolucionado para servir uno a otro.

Las bacterias cutáneas se encuentran en todas partes: la epidermis, los folículos pilosos, las glándulas sebáceas y sudoríparas e incluso la grasa subcutánea contienen microorganismos. Los microbios nos protegen: sin una microbiota cutánea saludable las bacterias patógenas pueden atacar a la piel con mayor facilidad y virulencia. Además, modulan la inflamación de la piel: en la herida de una piel estéril hay mucha más inflamación que si está presente el microbioma normal.

La microbiota cutánea varía por zonas dependiendo de la humedad, el pH, la temperatura, y la presencia de pelo o glándulas. El perfil de la dermobiota es diferente del intestinal u oral. En la piel se piensa que hay entre 10^{10} y 10^{11} bacterias por cada metro cuadrado. Un ser humano estándar —el típico adulto de setenta kilos al que nadie conoce— tiene 1,8 metros cuadrados de piel.

La mayoría de las bacterias de la piel son Actinobacteria y, dentro de ellas, las especies de *Corynebacterium* ocupan el primer puesto, sobre todo en zonas húmedas como las axilas. Las *Propionibacterium* prefieren las zonas sebáceas como la cara. Les siguen los Firmicutes como los estafilococos, abundantes también en zonas con más sebo, y después, las Proteobacteria y los Bacteroidetes, más típicas de áreas húmedas.

La mayoría de los hongos cutáneos pertenecen al género *Malassezia*: son unos bichitos a los que les gusta la grasa. Las especies se distribuyen de manera dispersa: en la espalda y la zona inguinal encontramos la *M. globosa* y en el cuero cabelludo y la oreja, la *M. restricta*. En los pies, prolifera una gran variedad de hongos como *Aspergillus, Rhodotorula, Cryptococcus* y *Epicoccum*.

Los ácaros, aunque sean animalitos invisibles y no microorganismos, se suelen estudiar como parte de la microbiota. Aquí, la variedad de especies es más bien escasa: el *Demodex folliculorum* y el *D. brevis* son de los más importantes. El exceso de estos arácnidos que comen células muertas, puede dar lugar a la rosácea.

Los virus de la piel son poco conocidos y estudiados, como pasa en el resto del cuerpo. Además de los papilomavirus, algunos de los cuales causan verrugas, se encuentran, por ejemplo, poliomavirus y retrovirus.

Funciones de la dermobiota

La microbiota de la piel cumple funciones reguladoras y de protección. Cuando está sana, impide el crecimiento de las bacterias malas y otros microbios patógenos. Además, regula el funcionamiento del sistema inmunitario de la piel: modula la producción de citoquinas y a los linfocitos T locales. El funcionamiento normal de los queratinocitos depende en parte de sustancias como los ácidos grasos de cadena corta fabricadas por la microbiota; estas células pueden llegar a producir cortisol gracias a la eubiosis cutánea. La integridad de la epidermis depende en gran medida de que la microbiota cutánea esté en condiciones óptimas.

La configuración de la flora de la piel depende de todos los mismos factores que la intestinal y algunos más. El ambiente intrauterino ya impacta sobre la futura microbiota de la piel del bebé: lo que come la madre, si vive en un entorno contaminado o natural, la exposición de la embarazada a toxinas o sus niveles de vitamina D van a determinar cómo será la dermobiota del bebé.

Los factores perinatales como el tipo de parto, la microbiota de la madre o los antibióticos durante el parto son otros condicionantes muy potentes. Lo que hemos aprendido sobre el vérnix es prioritario: bañar al bebé, ya puede ser con el jabón más ultrasuave que quieras y con una esponja hecha de nube, le fastidia la protección más cara y preciada de su piel.

Después, a lo largo de la infancia y el resto de la vida, el ambiente en el que se vive, el contacto con animales, el juego al aire libre o la exposición solar influyen en nuestra microbiota cutánea. La alimentación también importa: la falta de micronutrientes o el exceso de permeabilidad intestinal son perjudiciales para la integridad cutánea y para nuestros microorganismos. El exceso de higiene es uno de los males de la vida moderna: ducharse o bañarse todos los días con jabón, sobre todo con el uso vigoroso diario de cepillo o esponja, no es beneficioso para nuestras células ni tampoco para nuestros pequeños amigos. Muchos fármacos también pueden facilitar la muerte de las bacterias buenas. El estrés psicoemocional tampoco ayuda a mantener la eubiosis: nuestras preocupaciones se reflejan en la piel.

Eje intestino-cerebro-piel

Ya en los años treinta, Stokes y Pillsbury establecieron el concepto de eje intestino-cerebro-piel y relacionaron la depresión con la modificación de la flora intestinal y la inflamación cutánea.

Hay muchas patologías digestivas que se acompañan de afectación cutánea y viceversa. Por ejemplo, en la enfermedad inflamatoria intestinal es frecuente el pioderma gangrenoso. En la psoriasis el intestino se puede inflamar. La dermatitis herpetiforme es la manifestación cutánea de la celiaquía, que también se asocia a alopecia o vitíligo.

Por eso, tratar cualquier patología cutánea requiere de una intervención sobre las microbiotas cutánea e intestinal, e incluso la oral. Es raro que haya una disbiosis cutánea sin alteración de la microbiota intestinal.

¿Qué sucede en **la dermatitis atópica**? Esta patología afecta a un 15-20 por ciento de las personas. Su componente genético afecta a la producción de la filagrina, una proteína fundamental para la función de barrera de la piel. También hay alteración de ciertos receptores que captan presencia de patógenos y la respuesta inmune de un tipo de glóbulos blancos (los linfocitos *helper* tipo 2).

La disbiosis cutánea de la dermatitis atópica consiste en una disminución de la diversidad bacteriana en favor de la proliferación de muchos estafilococos, sobre todo el *Staphylococcus aureus*. Se encuentra un exceso de bacterias inertes, que no producen enfermedad pero tampoco protegen. Bajan las bacterias buenas productoras de los AMP, los péptidos antimicrobianos. Para esto, ya se venden algunos productos probióticos que se pueden aplicar en la piel.

¿Y el intestino? Ciertos probióticos administrados a mujeres embarazadas o a los bebés reducen el riesgo de eczema. Los probióticos que actúan en el intestino modulan el sistema inmunitario en un sentido antiinflamatorio: así regulan los procesos inmunológicos en la piel, e incluso su microbiota. ¡No hay excusas para tratar la dermatitis atópica sólo con cremas!

La **psoriasis** es otra enfermedad muy fastidiosa, aunque por suerte sólo afecta a un 2 por ciento de las personas, algo más en España. La predisposición genética a la psoriasis no es una maldición: el que tiene los genes que se asocian a esta enfermedad está aquí porque sus ancestros sobrevivieron a la lepra o la tuberculosis. Es más, los mismos genes permiten curar mejor las heridas, algo muy útil en el Paleolítico, cuando no había un sistema sanitario como el de ahora. En la psoriasis, la microbiota cutánea está muy alterada y la intestinal también. Por cierto, se debe estudiar la celiaquía en las personas con psoriasis y, una vez descartada, merece la pena un enfoque nutricional individualizado para modular la microbiota y desinflamar piel e intestino.

El acné afecta en algún momento de la vida a la mayoría de las personas de nuestra sociedad. A mí me hizo sufrir muchísimo durante años: tuve un acné en la cara bastante malo hasta bien pasados los veinte. En esa época no sabía nada de la vida ni de la microbiota, así que probé todo tipo de remedios sin sospechar que mis granos tuvieran algo que ver con el estrés o mi intestino. En quinto de carrera, durante un brote horroroso de acné de tipo hormonal en la zona mandibular, llegué a tener cierta fobia a salir a la calle. Aún hoy algún día me sale un grano tonto en la cara. La mayoría de las veces sé por qué; otras, ni idea.

En mi caso, me quedaron algunas marcas que me atormentaron

durante años. Hoy en día, casi no se notan, o eso creo, pero no tengo el cutis impoluto de las *celebrities* de Instagram. Quizás ellas tampoco: los filtros de las cámaras de los móviles nos dejan guapos a todos. La verdad es que este tema me ha hecho sufrir muchísimo. Además, me daba vergüenza hablar sobre ello y no lo sabía hasta ahora casi nadie.

Hace bastantes años, decidí dejar la píldora anticonceptiva. No porque en ese momento quisiera tener hijos, sino porque entonces ya estaba cambiando el chip en mi concepción de la salud y la medicina y quise recuperar mi estado natural. Me daba pánico sufrir un rebrote de acné por haberla dejado. Entonces, llegó a mis manos un e-book en finlandés: *Nujerra akne*. Se refiere a superar, aplastar y acabar con el acné. Por aquel entonces, ya llevaba tiempo con un cambio de alimentación hacia un patrón evolutivo y como único suplemento tomaba magnesio. En ese librito descubrí alguna pista más para mejorar mi nutrición: empecé a tomar algunos suplementos como el zinc, el MSM (nada que ver con el MMS) o la vitamina D; dejé los anticonceptivos; recuperé mis ritmos naturales y mantuve una piel sana. Otros problemas de salud también desaparecieron.

Ahora ya sé que además de la resistencia a la insulina y las alteraciones hormonales, en el acné hay cambios en la microbiota cutánea e intestinal. También sé que tanto el gluten como los lácteos, y por supuesto el azúcar, son nefastos para muchas personas con acné. En el acné disminuyen las bifidobacterias intestinales y aumenta la permeabilidad intestinal. En la piel hay *Cutibacterium acnes* a cascoporro (antes se llamaba *Propionibacterium acnes*). Tratar el acné con anticonceptivos o con fármacos tóxicos como la isotretinoína desde el punto de vista de la fisiopatología no tiene mucho sentido. No es que no puedan funcionar, pero no atacan la raíz del problema y pueden provocar efectos adversos indeseables. Sin embargo, tratar el acné con cambios en la alimentación, ciertos suplementos, probióticos y algunos tratamientos tópicos, sí tiene sentido. Aunque no es el camino fácil, eso es cierto.

Es difícil pensar en una enfermedad cutánea sin una alteración de la microbiota. Las últimas décadas nos hemos dedicado con afán a higienizar no sólo el entorno, sino también a nosotros mismos; inconscientes e ignorantes de las consecuencias que podría tener el matar a todo microbio viviente, incluso a los que necesitamos para estar sanos y guapos. Es hora de cambiar el enfoque.

CUIDA TU PIEL Y SU MICROBIOTA

¿Más guapos que nunca?

En el siglo XX, junto a los antibióticos y los avances en microbiología, surgió la obsesión por la limpieza y la higiene. Esto tiene su parte positiva para evitar algunas infecciones y epidemias, pero nos hemos pasado de la raya: el lavado diario de la piel y el pelo con productos cosméticos, junto a la abrasión, hace que la piel se irrite. Además, provoca la pérdida y el desequilibrio de la microbiota cutánea. El uso de sustancias antibacterianas de forma indiscriminada empeora el problema.

Podría decirse que cuidamos nuestra piel más que nunca: utilizamos entre treinta y sesenta productos cosméticos diferentes a lo largo del día. Pensemos en una mujer occidental de una sociedad WEIRD: gel de ducha, champú, acondicionador, desodorante, agua micelar, leche limpiadora facial, tónico, hidratante corporal, sérum, hidratante, protector solar, *primer*, base de maquillaje, polvos, rímel, lápiz de ojos, sombra de ojos, lápiz de cejas, corrector de ojeras, colorete, perfilador de labios, pintalabios, fijador de pintalabios, espray fijador de maquillaje... y por la noche productos de limpieza varios (entre uno y cinco), otro sérum, crema de noche, crema de contorno de ojos. También: jabón de manos, detergente para lavar la vajilla, hidratante de manos y diversos productos para la fijación del pelo. Seguro que hay más. Saca lápiz y papel y cuéntalos: ¿cuántos productos utilizas cada día?

Puede parecer exagerado, pero no lo es. La mayoría de los hombres no recurre a tantos productos, aunque están cayendo en la misma espiral de forma progresiva. Se estima que en 2017 la industria cosmética tuvo unos ingresos de 300.000 millones de dólares, y en 2019 la cifra había subido a 532.000 millones de dólares. Esto sin incluir los centros de estética, depilación, tatuajes y similares, ni tampoco los fármacos de uso tópico cutáneo.

A pesar de todos nuestros cuidados, cada vez más personas sufren de acné, psoriasis, dermatitis atópica, eczemas diversos y cáncer de piel. Una gran parte de la patología cutánea expresa el estado interno del cuerpo: la piel reacciona ante las agresiones tanto internas como externas y se inflama. La inflamación de bajo grado, las enfermedades autoinmunes o la patología intestinal a menudo se expresan a través de la piel. Hoy es difícil encontrar un bebé que no tenga algo de dermatitis en la zona del pañal o en forma de dermatitis atópica.

El patrón inadecuado de exposición solar también influye: pasamos horas en interiores. En invierno «porque hace malo» y en verano «porque hace calor». Luego, cuando queremos broncearnos, nos tumbamos en la playa o la piscina horas y horas. Nuestros abuelos no entenderían esa obsesión por el sol y el bronceado. Un ser humano del Paleolítico, tampoco. La exposición solar en movimiento es inherente al ser humano. El cáncer de piel ha aumentado en las últimas décadas, mientras el déficit de vitamina D pandémico atestigua la poca exposición solar de las poblaciones industrializadas. Paradójicamente, cuanto más nos protegemos del sol, más casos de cáncer de piel se diagnostican. A la vez, más nos baja la vitamina D, que contribuye a proteger de la mayoría de los cánceres de otros órganos, además de ser fundamental para el resto de las funciones del sistema inmunitario.

El sobrecalentamiento de la piel por dormir en un ambiente demasiado caluroso por la calefacción, con edredones nórdicos que no permiten circular el aire y el uso de pijamas y calcetines de tejidos sintéticos, tiene que ver con una parte de la patología cutánea, sobre todo la facial. Los sistemas de aire acondicionado y calefacción resecan los ambientes y la piel. Las fibras sintéticas y el calzado cerrado suponen otro problema: no dejan a la piel respirar y contienen sustancias químicas, como los disruptores endocrinos, que se absorben por la piel.

En definitiva, tenemos un órgano magnífico, coevolucionado con su microbiota a lo largo de millones de años para cumplir unas funciones cuidadosamente equilibradas al servicio del resto del cuerpo y sobre todo del cerebro. En condiciones normales, se autorregula y no es muy exigente en cuidados. Sin embargo, en la época de la historia humana en la que más dinero, tiempo y esfuerzos dedicamos al cuidado de la piel, es cuando más problemas tenemos en ella. ¿Podríamos hacer algo de forma diferente?

Una propuesta

Como cualquier cambio en el estilo de vida, los resultados no siempre son inmediatos. Hay una fase de transición en la que los problemas cutáneos incluso puedan empeorar un poco, como una «crisis curativa».

El cuidado de la piel empieza desde dentro. La alimentación que propongo en el capítulo 10 es la que le da a tu piel todo lo que necesita para nutrirse. Esto incluye evitar tóxicos como el tabaco o el alcohol. Vivir en un entorno con escasa contaminación atmosférica sería idóneo. La actividad física al aire libre en entornos naturales es la gran medicina preventiva y curativa para cualquier órgano o tejido del cuerpo humano, también para la piel.

Casi cualquier jabón acaba por ser agresivo para la piel y para su microbiota. En su lugar, se puede utilizar una mezcla de crema hidratante con glicerina y agua para la higiene de axilas y zona genital. Si se utiliza jabón, se recomienda que sea sólo en las axilas y las ingles. Algunas marcas son específicas para el cuidado de la microbiota cutánea e incluso se pueden aplicar probióticos de forma tópica.

Para el pelo hay varias alternativas, como el *no-poo*, que consiste en no utilizar champú, y en su lugar lavar el pelo sólo con agua y a veces con bicarbonato, con enjuague posterior con vinagre de manzana. La opción *co-wash* propone lavar el cabello con un acondicionador sin parabenos ni siliconas. Si se utilizan productos de limpieza sólidos con pocos componentes *(zero waste)* de mayor duración, a la vez estaremos cuidando el medio ambiente.

Algunos cosméticos los tienes en la cocina: los aceites vegetales de oliva, aguacate o coco son excelentes protectores y cosméticos para la piel. El aloe vera es una planta de fácil cultivo y permite tener un suministro continuo de su gel en casa. Además, ya hay cremas específicas para el cuidado integral de la piel de una forma respetuosa con la microbiota cutánea, al igual que pasa en la sección de la higiene.

¿Qué pasa con la ducha? Idealmente el agua estará templada o, mejor aún, fría. El secado debería ser al aire o con golpecitos con una toalla, sin restregar. No hace falta ducharse todos los días. Nunca en nuestra historia nos habíamos lavado tanto como ahora. Los bebés en particular no es conveniente lavarlos muy a menudo.

Es cierto que si se vive en una ciudad llena de contaminación, una ducha fría y rápida sólo con agua puede llevarse los componentes volátiles que se hayan depositado en la piel. Pero lo de frotar con jabón todo el cuerpo, todos los días, mejor no. En general, reducir la cantidad de cosméticos que se utilizan protege la piel, su microbiota, el bolsillo del consumidor y la naturaleza. Se puede apoyar a pequeñas empresas sostenibles de proximidad, de paso.

Respetar la piel implica llevar ropa de fibras naturales. Muchas fibras sintéticas, como la ropa deportiva, contienen sustancias como los disruptores endocrinos. Puedes escuchar y leer a Nicolás Olea, catedrático de Medicina Física en la Universidad de Granada y experto en este campo de los disruptores y las toxinas.

Ciertas tintas de los tatuajes pueden producir una alteración del sistema inmunitario de forma prolongada en el tiempo: si tienes predisposición a alguna enfermedad autoinmune, piensa bien con qué te tatúas. La depilación por cualquier método también supone un desequilibrio, y se recomienda no proceder al depilado completo de la zona genital para mantener un cierto grado de protección contra infecciones de esta zona.

La exposición solar fuera de las horas centrales del día en una actividad habitual al aire libre no requiere de protección solar, salvo en la cara si se quiere evitar el fotoenvejecimiento y las arrugas. No es recomendable tumbarse al sol durante horas: en este caso, sí habría que aplicarse protector solar con profusión. Evitar el uso de la climatización es otra forma de cuidar la piel.

Por último, el estrés crónico mal llevado trastorna a la piel. En el capítulo 12 te daré algunas pautas para lidiar mejor con nuestra ajetreada vida moderna.

REVISA TUS BAJOS

Molestias femeninas

Mi compañera y amiga Marisa García Alonso es farmacéutica; además, tiene un laboratorio donde realiza análisis de microbiota. Se hizo viral en las redes sociales hace algunos meses tras cultivar mascarillas. ¡Fue una locura! La llamaron de un montón de cadenas de televisión y radio, e incluso del Ministerio de Sanidad. Marisa sabe mucho de microbiota, aceites esenciales y micoterapia, por nombrar algunos de sus conocimientos.

En su Instagram cuenta sin tapujos que en una época de su vida sufrió de cistitis de repetición. Este problema lo tienen muchísimas mujeres. En particular, hay un tipo de infección de orina que ataca justo después de las relaciones sexuales. ¡Qué molesto! Estás ahí tan a gustito y al rato... ¡Pam, toma escozor! Además, cuando se trata este problema con antibióticos pueden salir hongos en la vagina. Detrás hay, ya lo habrás adivinado, alteraciones de la microbiota genitourinaria. Es difícil salir de esa espiral de infecciones continuas si no se restablece su equilibrio.

Cuando estudiaba en la Facultad de Medicina la microbiota no figuraba en el temario, aunque se mencionaba de pasada la flora vaginal de Döderlein. El exudado vaginal es un flujo fácil de obtener y examinar. Albert Döderlein, obstetra y ginecólogo alemán, descubrió esta flora a finales del siglo XIX.*

El descubrimiento de los lactobacilos fue todo un hito: son los guardianes de la vagina, sobre todo porque fabrican ácido láctico que mantiene un pH bajo e inhibe el crecimiento de bacterias malas patógenas, como la *Gardnerella* o el gonococo. Estos bacilos buenos están pegaditos a las células del epitelio de la vagina: es un mecanismo de protección adicional, junto a la fabricación de bacteriocinas y biosurfactantes.

No todos los lactobacilos son iguales. Algunas especies vaginales famosas son el *L. crispatus* y el *L. gasseri*. Se puede clasificar a las mujeres según el bicho predominante de su vagina, algo que varía según la etnia de la mujer.

El equilibrio de las otras bacterias de la vagina es importante para la salud sexual y reproductiva. En condiciones normales, hay *Candida* en una forma que no genera enfermedad pero cuando el ecosistema se altera, la *Candida* se vuelve puñetera y se produce la candidiasis.

La microbiota vaginal cambia su composición en respuesta a

* Introdujo el uso de los guantes en obstetricia y fue propulsor de muchos avances de su especialidad. Luego, hizo otras cosas menos edificantes, como revisar los protocolos de esterilización de los nazis.

las relaciones sexuales, las menstruaciones, la toma de tratamientos hormonales, el momento del ciclo menstrual, la edad y las duchas vaginales. Los antibióticos son particularmente fastidiosos para el equilibrio de la microflora vaginal. Al igual que sucede con la piel, no es muy recomendable lavarse los genitales a todas horas sin seleccionar bien el producto.

A muchas mujeres les da vergüenza hablar de sus «molestias femeninas». Es inútil sufrir en silencio durante meses y años, merece la pena consultar con un profesional actualizado.

Por cierto, tener una microbiota vaginal saludable protege contra el cáncer de cuello de útero cuando hay presencia del papilomavirus humano. Y viceversa: la disbiosis vaginal interactúa de forma desfavorable junto a este virus.

Mi amiga Marisa consiguió solucionar sus cistitis. Lo cuenta en su perfil de Instagram y ha ayudado a muchas mujeres con su experiencia. Si tienes problemas del ámbito genitourinario, es muy probable que esos trastornos tengan que ver con tu microbiota.

¿En qué consistió su tratamiento? Cambió la alimentación, usó aceites esenciales en vez de antibióticos farmacológicos para matar a las bacterias malas y tomó probióticos para recuperar la microbiota buena. Otras veces, ante problemas de vaginosis (cuando el flujo huele a pescado) o *Candida*, se puede recurrir además a un jabón respetuoso que contiene aceite de coco, unas gotas de aceite de árbol de té y setas medicinales que permiten luchar con eficacia contra los bichos malos sin dañar a los buenos.

En la orina también hay bacterias

En la orina (¡y el semen!) también hay microbiota. Siempre se había pensado que, en condiciones normales, la orina era un líquido estéril, sin rastro de bichos, pero se ha comprobado que no es así por técnicas de biología molecular. Tanto en los hombres como en las mujeres, la composición de la microbiota de la orina influye en la formación de cálculos renales y en diversos tipos de cáncer del aparato urinario. No sólo eso: incluso la hipertensión arterial y la diabetes mellitus se asocian con la microbiota urinaria.

Esta parte de nuestro microbioma y sus relaciones con el resto del organismo se conocen menos que la microbiota intestinal. Por suerte, la mayoría de las cosas que sirven para una microbiota saludable intestinal son útiles para la urinaria. Por supuesto, hay alguna cosa más específica como no aguantarse la orina tiempo de más. Tampoco es conveniente orinar a todas horas «por si acaso».

Las relaciones sexuales fuera de una pareja sexual sana habitual, lo suyo es que se practiquen con preservativo. Ya lo hacían los romanos con condones de tripa de cerdo e incluso los egipcios aparecen pintados con un forro fálico. La microbiota que te pasa un ligue ocasional —por muy guapo que sea y por bien que huela— puede llevar algún bicho indeseable como el *Treponema* de la sífilis, el virus del herpes, el VIH o el gonococo, sin olvidarnos de otros invasores como el *Ureaplasma* o el *Mycoplasma*. Yo, que me he dedicado muchos años a atender a pacientes con infección por VIH, en una época decía que (casi) todo el mundo puede tener VIH hasta que no se demuestre lo contrario. Y es verdad. En este caso, aunque tu microbiota urogenital esté perfecta, todo se puede ir al traste de forma permanente por una noche de pasión.

Una curiosidad: eje intestino-riñones

No sólo la microbiota local del aparato genitourinario importa, también hay un eje intestino-riñón; no podía ser de otra manera. La insuficiencia renal crónica y la hemodiálisis se asocian a cambios desfavorables de la microbiota intestinal. Algunas cepas de probióticos ayudan a estos pacientes a rebajar sus marcadores de inflamación.

En mis dos primeros años de residente de medicina interna en el Hospital de la Princesa en Madrid hice más de cien guardias de puerta de urgencias. Recordaré siempre los cólicos nefríticos, aunque nosotros los llamábamos frenéticos: he visto hombretones musculados altísimos y fuertes sincoparse por el dolor de un cólico renal. Cuando en el riñón se ha formado una piedra que se mueve y la vía por la que sale no es lo bastante ancha, se genera un espasmo y duele mucho, no; lo siguiente. Lo cierto es que el tratamiento es bastante agradecido, con analgesia muy potente, incluso opioides mayores. Entonces yo no sabía que los cólicos de riñón tenían que ver con la microbiota.

Más de la mitad de las piedras renales se componen de oxalato cálcico. Hay una bacteria que se llama *Oxalobacter formigenes*, Orf para los amigos. La descubrieron en 1985 Allison y sus colegas en el Centro Nacional de Enfermedades Animales de Estados Unidos. Se encuentra en nuestro intestino y en el de otros mamíferos. Al comer alimentos con oxalatos, como las espinacas, el ruibarbo o las acelgas, esta bacteria los descompone, hace que se absorban menos e impide que los oxalatos se eliminen por la orina.

Hay otras bacterias que también descomponen los oxalatos, como *Bifidobacterium lactis* y algunas especies de *Lactobacillus*.

No todo el mundo tiene esta bacteria: su presencia es menor en aquellos que hacen cálculos renales de oxalato; muchas veces perdemos a Orf, por ejemplo, por tomar antibióticos. Se ha propuesto usar ciertas cepas de probióticos en el tratamiento de las personas que tienen cálculos renales. Desde luego, esto no soluciona un cólico renal de forma aguda, pero en el tratamiento de fondo puede ser una estrategia más.

Tercera parte

LAS SOLUCIONES: LO QUE TE HACES A TI MISMO, SE LO HACES A TU MICROBIOTA

9

Las corazonadas vienen de las tripas

GUT FEELINGS, ¿PARA TODO?

En inglés existe un término muy descriptivo: *gut feeling*. Se refiere a las sensaciones que notamos en las tripas, la intuición. No es nada racional. Aun así, la sabiduría popular nos dice que debemos hacer caso de nuestras tripas. El *gut feeling* no nos suele engañar en nuestras relaciones con los demás, al menos cuando estamos sanos. En esa sensación confluyen las informaciones captadas por todo el sistema nervioso, que se lo transmite al intestino y a la microbiota. Quizás el término «corazonada» debamos cambiarlo por «tripada», aunque suene feo.

Por lo tanto, este *gut feeling* es una propiedad emergente que surge de las complejas conexiones entre el intestino, el sistema nervioso y la microbiota, además del resto de órganos.

Los procesos intelectuales complejos los realizamos con el neocórtex, aunque también actúa la intuición. El proceso diagnóstico en medicina es un ejemplo. Averiguar qué le pasa a una persona es difícil y requiere poner en marcha múltiples mecanismos de razonamiento: deducción, inducción, analogía, análisis, síntesis... Aquí es aplicable el modelo de aprendizaje consciente expuesto en el capítulo 6.

El diagnóstico no se realiza de la misma manera si tienes poca experiencia clínica que tras años de atender a pacientes. Ambas situaciones tienen sus ventajas e inconvenientes: con poca experiencia, necesitas hacer uso de todo tu conocimiento teórico, seguir estudiando muchísimo y poner todos tus sentidos en la tarea mientras que con los años, recurres cada vez más a la base de datos que te has hecho sin darte cuenta en el cerebro. En el primer caso, los posibles errores vienen de la falta de práctica; en el segundo, por automatizar demasiado el proceso diagnóstico y confiar demasiado en la experiencia.

Siempre viene bien, delante de un paciente nuevo, recordar que vas a atender a una persona diferente del resto, con un contexto biopsicosocial propio. Entre paciente y paciente, por muy agobiado que estés, puedes respirar tres veces y vaciarte de ideas preconcebidas. Conviene revisar de vez en cuando los mecanismos heurísticos por los que llevas a cabo el razonamiento clínico y no ceder la responsabilidad al *gut feeling*, por muy bien que nos funcione en otros ámbitos.

DIAGNOSTIKÓS

> La vida es breve; el arte, largo; la ocasión, fugaz; la experiencia, confusa; el juicio, difícil.
>
> Hipócrates

Mira al pasado

Antes de pasar a la parte de lo que podemos hacer para cuidar a nuestra microbiota, quiero añadir unas palabras sobre el diagnóstico. Esta palabra viene, como tantos otros términos del lenguaje médico, del griego: *diagnostikós*. Significa «ser capaz de discernir o reconocer algo». Pensarás que tengo fijación con Hipócrates al comentarte que dijo:

> Declara el pasado, diagnostica el presente, pronostica el futuro; practica estos actos.

Ante una persona que tiene problemas de salud, indagar en el pasado es fundamental para averiguar las causas de sus padecimientos. La medicina moderna reconoce la importancia de este paso, aunque hoy en día se confía cada vez más en la historia clínica electrónica que en el relato del paciente. A veces se solicitan pruebas incluso antes de ver al paciente, según los síntomas guía que presenta. En ocasiones pasa que se presta más atención a las pruebas que a la persona. A menudo, tratar unas pruebas no le soluciona nada al paciente: somos mucho más que análisis, ecografías y muestras de heces.

Te he comentado un par de veces que cuando veo a un paciente podemos estar dos horas de charleta. Parece mucho tiempo pero una vez llegué a estar cuatro horas en una primera consulta. No sé quién de los dos acabó más cansado, si él o yo.

Bucear en el pasado en una urgencia vital no es necesario ni deseable. Un infarto de miocardio no es la situación adecuada para indagar en las causas raíz que provocaron ese infarto. Si no se actúa rápido, el músculo cardíaco se va a la porra, con consecuencias nefastas. Pero si los síntomas son crónicos o larvados, hay que sentarse con calma y averiguar qué ha sucedido. Te cuento cómo lo hago yo en consulta para llegar a un diagnóstico de la situación. El diagnóstico es importante para poder dar un pronóstico y sugerir un tratamiento. No digo que ésta sea la única manera ni tampoco la mejor; aunque después de muchos años de experiencia, tanto en la medicina hospitalaria convencional como con la psiconeuroinmunología clínica, diré que es la que me permite obtener la suficiente información clínica como para tener una película aproximada de lo que le pasa a un paciente. Si te lo cuento es porque quizás, si tienes algún problema de salud, te ayude a ti mismo a reflexionar sobre cómo has llegado a ese punto. Si eres profesional de la salud y algo de esto te resulta útil, mejor aún.

Una silla cómoda para una mente limpia

Muchas veces los pacientes llegan con un montón de etiquetas que les han adjudicado. Ellos mismos creen que «son» una serie de cosas, con frases como «Soy SIBO y fructosa» o «Soy Hashimoto». Quizás «tengan» una cosa o la otra, pero en ningún caso lo «son». No es lo mismo ser que tener. Además, a veces las etiquetas no son ciertas. Me gusta que el paciente me cuente su historia para formular mis propias hipótesis diagnósticas, sin sentirme condicionada por los juicios clínicos previos que tenga: a esto me refiero con «mente limpia».

Cuando el paciente llega, me presento y nos saludamos. En las consultas presenciales no miro al ordenador en esta fase; el mundo online es un poco peculiar en la comunicación terapéutica. Dejo que el paciente hable. La mayoría de la gente tiene un discurso aprendido sobre su enfermedad, que ya se sabe de memoria.

Si se deja a un paciente hablar sin interrumpirlo, no suele hacerlo más de unos minutos. En la asistencia sanitaria normal, un médico suele interrumpir el discurso del paciente a los dieciocho segundos de media. Así, se pierde un montón de información valiosa que el paciente podría haber contado si le hubieran dejado. Pero, claro, en consultas de cinco, diez o quince minutos esto es difícil. A veces interesa «romper» ese discurso aprendido para sacar información nueva, por ejemplo: «Cuéntame algo que no le hayas contado nunca a ningún médico y que te parece importante».

Tras escuchar la historia, empiezo a tener una impresión de lo que le pasa a mi paciente; en parte, en forma de corazonada o intuición clínica: *gut feeling*. Sin embargo, necesito más información, así que empiezo a preguntarle de todo. Para algunas cosas utilizo escalas diagnósticas, unos test que me rellena el propio paciente, para no perderme nada.

Como internista que soy, mi única herramienta diagnóstica propia es la historia clínica. Y la silla, como decía Gregorio Marañón.* En suma, escuchar al paciente. Elaborar una buena historia clínica es todo un arte: se necesita practicar esa *Slow Medicine*, medicina lenta, que queremos propugnar mis compañeras y yo. Y todos los médicos y resto de profesionales sanitarios, si les preguntan.

De forma esquemática, empiezo preguntándole a mi paciente su fecha de nacimiento para hacerle la carta astral (es mentira, es para saber su edad). Después, pregunto las alergias, si fuma o bebe, si le han operado de algo, si ha estado ingresado alguna vez en un hospital y demás antecedentes médicos. A continuación, incluyo la información sobre los tratamientos que toma, ya sean fármacos, suplementos o probióticos, o los que ha recibido en el

* Cuentan que le preguntaron por la innovación médica más importante de los últimos años. Él dijo: «La silla. Nos permite sentarnos al lado del paciente, escucharlo y explorarlo».

pasado. Por ejemplo, puede ser que le hubieran pautado omeprazol durante años y que ya lo haya suspendido.

En esta fase, si no lo he hecho antes, le explico que quizás algunas preguntas le parezcan raras pero que todo es importante: no quiero que me tomen por cotilla, es que verdaderamente todo es importante. Pregunto en qué trabaja y qué estudió (incluso qué quería ser de pequeño); a qué se dedica, si su trabajo es sedentario o no, si es autónomo o trabaja por cuenta ajena; dónde vive y con quién; si tiene animales en casa y, de tenerlos, si están sanos. Sobre su estilo de vida quiero saber su actividad física (qué, cuánto, cuándo, cómo y dónde); qué come y qué no, a qué hora, cuántas veces, cómo le sienta la comida, qué bebe, si tiene hambre o sed en general; si es friolero o caluroso y qué le parecería darse una ducha fría. También, si nació por parto vaginal o cesárea, si recibió lactancia materna y por cuánto tiempo. Por supuesto, también averiguo sus ritmos de sueño y su estado de energía global.

Esto ya me da pie a preguntar por sus padres y hermanos: sus edades, su estado de salud y qué relaciones tienen. A veces surgen relatos inesperados, infancias traumáticas y relaciones tóxicas con algún miembro de la familia o síntomas de celiaquía en todos, casi nunca diagnosticados. Es duro, pero en ocasiones me encuentro con personas que tienen un trauma de la infancia tan abierto que lloran en algún momento de la consulta. Yo no soy psicóloga ni psiquiatra, no es mi tarea tratar ese tipo de traumas, pero sí intento detectarlos, pues para el cerebro un trauma de este tipo se mantiene como una fuente de estrés que genera síntomas intestinales o una tendencia a experimentar dolor crónico. A veces aplico un cuestionario de experiencias adversas de la infancia y le explico a la persona lo que significa.

Después toca la *anamnesis* por aparatos. De nuevo, el griego: recolección, recuerdo o reminiscencia. Significa preguntar uno detrás de otro por todos los órganos, aparatos y sistemas del organismo, sus síntomas y funciones. Casi siempre el paciente viene por uno o dos síntomas, los que más le preocupan o molestan. De forma conjunta, puede tener otros diez con los que ha aprendido a convivir y que ya ni siquiera considera anormales.

A veces, la gente se sorprende en esta fase porque pregunto por la libido, el deseo sexual. La mayoría no tiene problema en admitir que su libido anda por los suelos, incluso en los varones. Digo lo de incluso porque en general la sexualidad femenina es más complicada: digamos que nuestra libido se fastidia por múltiples factores.

También, pregunto siempre sobre el estado de la boca, aunque luego me gusta que el paciente consulte con un profesional de la salud oral actualizado y con formación complementaria en medicina del estilo de vida. Es necesario contemplar la boca en ese sentido amplio de salud sistémica, más allá de los dientes.

En una consulta presencial, la exploración física ofrece mucha información: desde la inspección general hasta mirar las uñas de los pies. El color de la piel y las encías, cómo está la mucosa de la boca, si hay un tinte amarillento en los ojos o la presencia de lesiones en la piel es información que se obtiene sin aparatos. Tocar lo que duele, auscultar y percutir corazón, pulmones y abdomen, observar la movilidad articular, la exploración neurológica...

Antes no había multitud de pruebas: los hallazgos de la exploración física junto a una buena historia clínica permitían diagnosticar a los pacientes. Yo tuve grandísimos maestros en las artes de la propedéutica y la semiología.* Hoy en día, la tecnología sustituye en gran parte estas disciplinas, lo que tiene sus ventajas pero también sus inconvenientes. Cuando llegas a conocer bien a un paciente, sólo con verle le cara y la postura te haces una idea de cómo está. No hay análisis que sustituya la dimensión humana y lo que tiene la medicina de arte.

Ya ha pasado mucho rato de charla. Es raro que de entrada le dé indicaciones de tratamiento al paciente. Suele tener ya otros informes y pruebas hechas; en esta fase los reviso todos y elaboro un informe extenso. Tardo algunos días en reflexionar sobre el paciente. Sé que mi cerebro en un segundo plano trabaja, incluso mientras duermo.

Puedes reflexionar sobre tu estilo de vida. También, piensa si tienes síntomas indicativos de una posible disbiosis o permeabilidad intestinal excesiva:

* La propedéutica enseña las técnicas de exploración clínica y la semiología, a identificar los signos y los síntomas de las enfermedades e interpretarlos.

- ¿Cuántas veces comes al día? ¿Cuántos alimentos distintos ingieres en una semana? ¿Cómo te encuentras después de comer?
- ¿Haces ejercicio físico? Si tienes un trabajo sedentario, ¿te levantas de la silla para moverte a intervalos regulares?
- ¿Qué tal duermes?
- Problemas digestivos y abdominales del tipo que sea. ¿Cuántas deposiciones haces al día y a la semana? ¿Tienes dolor abdominal? ¿Cómo son las deposiciones por la escala de Bristol? ¿Se te hincha el abdomen? ¿Cómo te sientan las comidas?
- Patologías cutáneas o síntomas como el picor, el acné o los eczemas.
- Dolores de cabeza, niebla mental, cansancio extremo, alteraciones del sueño, trastornos del estado de ánimo.
- Dolores articulares y musculares, mala respuesta al ejercicio físico.
- Alergias o intolerancias a alimentos o productos de uso habitual, alergias en primavera, problemas respiratorios.
- Caries, gingivitis, periodontitis, sangrado de encías.
- Alteraciones hormonales o genitourinarias.
- Peso corporal excesivo o muy bajo, diabetes, patología vascular.
- Tener una enfermedad...
  - —autoinmune
  - —neurodegenerativa
  - —metabólica
  - —oncológica

Si has detectado que no estás del todo bien, quizás te preguntes: ¿ahora qué hago? Te sugiero comenzar a aplicar ya los cambios que te cuento en los próximos capítulos. Además, según lo que te pase, puede que necesites la ayuda de un profesional de la salud actualizado.

Análisis y pruebas

Si necesitas de un profesional que te acompañe en el camino de la salud, puede que te solicite algunas pruebas:

- Analítica de sangre:
  - Con los parámetros habituales para ver cómo están los glóbulos rojos, las plaquetas y los glóbulos blancos. En la bioquímica, lo común es valorar la función renal, hepática, el colesterol y los triglicéridos, pero además suele ser recomendable evaluar al menos el estado de la vitamina D y puede que algunos micronutrientes como el selenio, el zinc, la vitamina B12 o el ácido fólico.
  - Si se sospecha que hay problemas tiroideos, la TSH no es suficiente. Esto, por desgracia, es cada vez más frecuente a edades más precoces y de forma creciente también en los varones, que hasta no hace mucho era más bien raro que tuvieran problemas de tiroides. Es necesario, además, valorar la T4, la T3 y la T3 reversa, junto a los anticuerpos que atacan la tiroides.
  - Para descartar la celiaquía ya hemos comentado lo que hay que hacer. Te recomiendo revisar ese capítulo y los pódcast de Celicidad si aún no los has escuchado.
- Análisis de heces:
  - Si hay síntomas digestivos variados, sobre todo acompañados de otros problemas, suele ser muy recomendable averiguar si tienes algún parásito. Algunos de ellos se pueden también diagnosticar por una analítica de sangre. Con las técnicas modernas de biología molecular de PCR se consigue encontrar parásitos que dan la lata que con el microscopio no siempre se detectan.
  - Parámetros inflamatorios y de permeabilidad intestinal, como la calprotectina o la zonulina, y de función pancreática, como la elastasa.
  - Examen de microbiota intestinal: es una prueba cara. En España cuesta entre doscientos y ochocientos euros, según el laboratorio y el tipo de análisis. Aún está en sus inicios. Personalmente, no me gusta mucho indicar esta

prueba, al menos de inicio, por su coste elevado pero no tengo inconveniente en que la persona se la haga e interpretársela. Sin embargo, se debe tener en cuenta que si, por ejemplo, hay un SIBO, en el momento en el que empezamos a tratar ese SIBO, la microbiota ya cambia. Cuando encontramos un parásito y lo tratamos, la microbiota posterior al tratamiento será distinta. No significa que estas pruebas no puedan resultar útiles, y cada vez lo serán más, pero no todo el mundo se puede permitir gastar cientos de euros. No necesitas hacértela si lo que quieres es mejorar tu estado de salud en general. Además, muchos pacientes me mandan las pruebas de metagenómica de sus heces y casi la mitad del ADN analizado suele ser desconocido, de especies que aún no tienen nombre o que no están en las bases de datos. No sabemos qué sucede con la parte de microbioma no identificado.

— Se puede examinar la composición de los ácidos y sales biliares y la presencia de metales pesados.
— Los cultivos tradicionales permiten detectar el crecimiento de patógenos, como la *Candida*. Si crece algún microorganismo en exceso, se testan los fármacos o las sustancias que funcionan para ese bicho en concreto.

- Las pruebas de SIBO, intolerancia a fructosa o lactosa o las endoscopias digestivas se indican, solicitan y evalúan de forma individualizada, como el resto.
- También se pueden realizar estudios de la microbiota de la boca y de la vagina. En algunos laboratorios se analiza incluso la microbiota de la leche materna.
- Otras pruebas más específicas dependen de la persona, de sus síntomas, y de esa larga charla que se debería mantener para hacer la historia clínica.

En medicina hay una máxima: «No pidas una prueba complementaria si no te va a cambiar la actitud posterior». Desde hace un par de años, se ha puesto de moda hacerse pruebas de microbiota de las heces. El problema viene después: a menudo las personas que se hacen estos análisis no encuentran a quien se las interprete. Un informe de este tipo puede tener entre veinte y cincuenta páginas. No siempre es fácil identificar qué alteraciones de las que se encuentran tienen relevancia clínica verdadera o establecer correlaciones con los síntomas del paciente.

Incluso si es un profesional el que te pide una prueba, la que sea, tienes derecho a preguntarle: «¿Qué pasa si no me la hago?» o «¿Cómo va a cambiar el tratamiento si me la hago?». Por supuesto, si has elegido a ese profesional en concreto es porque te fías de su criterio, pero eso no significa que no le puedas preguntar. Cuando inviertes en tu propia salud, la información, como en otros aspectos de la vida, es poder.

Como dice la doctora África Villarroel: «Yo no veo análisis, veo personas». Las personas no somos nuestras pruebas. Las pruebas son una ayuda importante en el diagnóstico para ejercer una medicina personalizada del siglo xxi, no un fin en sí mismas.

William Osler e Hipócrates (la siguiente frase se ha atribuido a ambos) tenían razón al afirmar:

> Es mucho más importante conocer qué tipo de paciente tiene una enfermedad, que saber qué clase de enfermedad tiene un paciente.

10

Somos lo que la microbiota hace con lo que comemos

¿QUÉ DEBERÍAMOS COMER?

> La salud positiva requiere un conocimiento de la constitución primaria del hombre y de los poderes de diversos alimentos, tanto los naturales como los que resultan de la destreza humana. Pero sólo comer no es suficiente para la salud. También debe haber ejercicio, del cual también deben conocerse los efectos. La combinación de estas dos cosas hace el régimen, cuando se presta la debida atención a la estación del año, los cambios de viento, la edad del individuo y la situación de su hogar. Si hay alguna deficiencia en la comida o el ejercicio, el cuerpo se enfermará.
>
> HIPÓCRATES

Dietas y titulares

En los últimos años, la prensa generalista está llena de artículos sobre lo que es bueno o malo para comer. A menudo, lo que hace unos años era horroroso y te iba a matar de forma lenta, ahora de repente es bueno. Y viceversa. Con estos mimbres puede ser difícil, a veces, decidir qué comer para estar sano.

Hace algunas décadas, no había mucha complicación. Se comía la comida que había, lo que ahora se llama comida real. Entonces, sólo se llamaba comida. En España, el nutricionista Carlos Ríos ha puesto de moda el *Real Fooding*, con cientos de miles de seguidores, gracias a su estilo cercano y desenfadado. El concepto *comida real* es un término transversal presente en muchos idiomas y la divulgación en este ámbito es muy bienvenida.

Antaño, tampoco había tanto para elegir y, por eso, a comer sano también lo llaman «la dieta de las abuelas». Lo que se compraba, cocinaba y comía dependía de la disponibilidad de los alimentos según la época del año y dónde vivía uno. Las intolerancias y alergias a los alimentos eran raras. Hoy, tenemos una variedad de productos a nuestra disposición que nuestras abuelas nunca hubieran llegado a imaginar. A la vez, en nuestra sociedad, la obesidad y el sobrepeso campan a sus anchas, mientras una parte importante de la población en realidad está malnutrida, con déficit de micronutrientes esenciales para el óptimo funcionamiento del organismo. De forma simultánea, las intolerancias a distintos alimentos o sus componentes aumentan de forma galopante y aparecen en edades en ocasiones muy precoces.

Así, hemos llegado a un momento en el que la nutrición se ha convertido en un campo de batalla y parece más una religión que una ciencia. Hay opiniones sectarias para todos los gustos. Por otro lado, aún muchos médicos no reconocen la importancia de las estrategias de intervención nutricional en diversas enfermedades, a pesar de la evidencia científica acumulada en los últimos años.

Realizar estudios científicos en el campo de la nutrición es complicado. Para empezar, en los artículos científicos sobre este tema, a menudo es difícil saber de qué se habla cuando se comenta que un grupo de pacientes sigue una dieta determinada.

Tomemos como ejemplo la dieta sin gluten, para simplificar: DSG —en la literatura anglosajona es GFD, de *Gluten-Free Diet*—. La DSG consiste en retirar los cereales que contienen esta sustancia de la alimentación. Es decir: fuera trigo, cebada, centeno y avena.

Sin embargo, la DSG que hago yo es posible que no se parezca a la de otras personas que tampoco comen gluten. Hay personas que realizan una DSG basada en gran parte en productos sin gluten como panes, bollos y otros ultraprocesados industriales. Otras, siguen una DSG vegetariana, sin ningún tipo de producto animal, y consumen, por ejemplo, sucedáneos de carne basados en ultraprocesados derivados de la soja. Hay quien hace una DSG carnívora. Otro grupo no toma gluten, lácteos ni legumbres, pero sí muchas verduras y pescado y frutos secos. En un artículo sobre la DSG, ¿de cuál de todas estas dietas hablan? A menudo, de la que incluye productos ultraprocesados sin gluten: caros, de escaso valor nutricional y con muchos componentes proinflamatorios como azúcar, altas cantidades de jarabe de fructosa o grasas trans.

El término *dieta mediterránea* ha degenerado y hoy en día es difícil saber a qué nos referimos. Muchas personas en España, por ejemplo, creen que su dieta es mediterránea pero está repleta de ultraprocesados y es parecida a una dieta «occidental».

Por eso, quizás sea buena idea acoger con cierto escepticismo los grandes titulares sobre dietas. Mucho de lo que se publica como verdad absoluta no es tal.

Entonces, ¿existen unas normas generales para una alimentación saludable? Claro que sí, malo sería si no pudiéramos dar algunas pautas.

El ser humano ha evolucionado en muchos ambientes distintos y ha comido todo lo comestible que nos ofrece la naturaleza. Nuestra variedad genética, el ambiente y la epigenética modulan nuestra capacidad para tolerar diversos tipos de alimentos. Además, nuestra microbiota cambia según nuestra alimentación. Podemos tomar una alta cantidad de hidratos de carbono (lo que crece de la tierra), como los kitava, o una gran cantidad de grasas, como los esquimales. El porcentaje de proteínas (lo que nada, corre o vuela... ¡a la cazuela!) se mantiene similar entre las diversas poblaciones. Nuestra principal carencia es la falta de movimiento, mientras comemos más de lo que necesitamos: en esta situación, tanto el exceso de grasas como de hidratos de carbono nos darán problemas.

Hemos tenido éxito como especie y nos hemos dispersado por diferentes entornos porque somos omnívoros: podemos comer casi de todo, aunque *a priori* nos dé repelús. En Finlandia, la época de la guerra fue muy dura y la posguerra no se quedó a la zaga. La gente pasaba hambre y elaboraban un pan con una harina de corteza de árboles. Comer lombrices e insectos es habitual aún hoy en día en muchas tribus de cazadores-recolectores. De hecho, usar harina de insectos para fabricar barritas energéticas está de moda. Los gustos culinarios son culturales más que biológicos.

Reglas para comer bien

Michael Pollan es un periodista y divulgador con varios libros sobre alimentación en su haber. Su lema es:

> Come comida. No mucha. Sobre todo plantas.

Es una regla simple y bastante acertada, aunque no es la verdad universal completa. Me viene a la mente una buena amiga y excelente profesional de la salud que durante varios meses siguió una dieta basada en productos animales. Se encontraba fenomenal y, en realidad, hay evidencia científica y plausibilidad biológica sobre la dieta carnívora. Los detractores de esta corriente de alimentación afirman que es perjudicial para el medio ambiente. Sin embargo, los monocultivos de comida vegetal como los cereales también dañan a los ecosistemas. El debate está servido y lleno de ideología. El problema con una dieta carnívora lo encontraremos sobre todo en las personas sedentarias: evolutivamente, el cazador era el que comía más carne. La carne hay que ganársela con el movimento.

A menudo, en el término medio encontramos la solución. De forma global, es probable que los muchos vegetarianos equilibren a los pocos carnívoros. En la salud, la libertad individual de las personas, sin dañar a otros, debería estar por encima de dogmas y creencias sectarias.

Veamos entonces en qué se basa una alimentación saludable: qué productos conviene evitar y qué alimentos interesa priorizar.

EVITA ESTO AL MÁXIMO

Listas largas de ingredientes

Lo que conviene evitar para estar sano —tú y tu microbiota— en alimentación es quizás lo más importante. Además, verás que es sencillo. Los productos que vienen en envases de llamativos colorines con una lista de muchos ingredientes, por norma general no son buenos para tu salud y suelen ser dañinos también para tu microbiota. «Como veneno», me chiva la personita a la que leo este capítulo al corregirlo.

En el listado de ingredientes de un producto, se enumeran éstos en orden según su cantidad. Lo que aparece en primer lugar es la parte principal del producto.* Hay quien considera que los productos con más de cinco ingredientes se deben evitar; para otros más de dos ya es excesivo, mejor dejarlo en la estantería del súper. También, podemos ir al extremo de no comer nada con código de barras. Pero quizás no sea necesario ser tan radical: no todo el mundo tiene acceso a los mercados clásicos y necesitan comprar alimentos envasados marcados con código de barras. En cualquier caso, cuantos más componentes lleva un producto, más probable es que alguno de los ingredientes sea perjudicial.

Azúcar en sus múltiples formas

De forma práctica, si en las primeras posiciones de los ingredientes figura alguno de los siguientes, ese producto no es en ningún caso beneficioso para ti ni para tus hijos ni para el vecino ni ningún otro representante de la especie *Homo sapiens*:

- Azúcar.
- Jarabe de glucosa.
- Jarabe de fructosa.
- Maltodextrina.
- Dextrosa.
- Sucrosa.

Todas estas palabras significan azúcar. El jarabe de fructosa es, si cabe, aún peor que el azúcar sin más.

Grasas malas y aditivos

Si entre los ingredientes de un producto encontramos grasa vegetal parcialmente hidrogenada, aceite de palma o cualquier ele-

* Las etiquetas de los cosméticos siguen la misma regla.

mento que no sea mantequilla o aceite de oliva, el producto tampoco es recomendable. El aceite de coco virgen que se vende como alimento por sí solo es saludable, pero el que se añade a los productos procesados no suele ser el mismo.

Hay una frase que dice: «La naturaleza no produce grasas malas, sólo las hace la industria». Hay mucho de cierto en ello: las grasas trans son el mal en forma de grasa y las produce la industria —¡y algunas bacterias intestinales malas!—. Para producir grasas saludables se necesita cierto procesamiento: el aceite de oliva, la mantequilla ecológica o el ghee y el aceite de coco virgen son grasas saludables para su consumo y para cocinar. Consumir otros aceites vegetales, como el de girasol, supone ingerir un exceso de omega 6, que es proinflamatorio cuando se acompaña de déficit de omega 3.

Además, los productos ultraprocesados contienen multitud de aditivos en forma de emulsionantes, endulzantes, colorantes y similares. Es difícil saber cuál es dañino y cuál no. Algunos divulgadores critican la quimiofobia y afirman que todos los aditivos son seguros. Ojalá fuera así, pero lo cierto es que hay evidencia científica, como comentábamos en el capítulo 4, que nos dice que muchos de estos aditivos son dañinos para nuestra microbiota.

Harina de trigo

Ya hemos contado que hoy en día se come mucho trigo, procesado de una forma que lo convierte en un producto de alto índice glucémico y sin la fibra que lo acompañaría en condiciones normales. Además, el trigo actual está muy modificado con respecto al ancestral, como comentamos al hilo de la celiaquía.

Es buena idea en general reducir el consumo de trigo. Por supuesto, si se tiene celiaquía, sensibilidad al gluten no celíaca o intolerancia del tipo que sea al trigo, no se debe consumir en absoluto. Si no es el caso, tomar algo de trigo ocasional, es ideal que sea como pan de masa madre y con harina integral para reducir su impacto negativo.

Comer productos con trigo tres o cinco veces al día implica ingerir un exceso de calorías de escasa densidad nutricional. El trigo no es necesario en una dieta saludable y una persona puede, dentro de su libertad individual, decidir no comer trigo nunca más. O comerlo sólo de forma ocasional. En muchas culturas, el trigo no forma parte de la alimentación tradicional; por ejemplo, en Japón vivían con buena salud hasta el aumento masivo de su consumo en las últimas décadas en forma de pizzas, pasta, pan y bollos.

La proteína láctea

En ciertas enfermedades, sobre todo autoinmunes, la caseína puede resultar problemática. La lactosa, el azúcar de la leche, genera problemas en las personas que no tienen persistencia de la lactasa, la enzima que permite descomponer la lactosa, aunque el SIBO es otra causa para que genere síntomas.

La tolerancia individual a los lácteos es muy variable. Hay quien puede tomar un lácteo fermentado todos los días y le sienta de fábula. A otras personas les provocan brotes de enfermedades autoinmunes o neurológicas. Esto se debe a la proteína y sustancias como la butirofilina o el Neu5Gc. En otros, la respuesta insulínica que presentan con algunos lácteos está detrás de brotes de acné salvajes.

¿Es necesario que toda la población abandone los lácteos para siempre? Probablemente, no: la mantequilla y el ghee, los yogures de verdad, los quesos de producción artesanal y otros lácteos fermentados pueden formar parte de una alimentación variada. Sin embargo, en personas con migrañas, problemas intestinales, inflamación articular o ciertas enfermedades autoinmunes, reducir o eliminar una parte de la ingesta de lácteos puede ayudar.

Hay quien cree que los lácteos son imprescindibles por el calcio. Sin embargo, en los países donde más lácteos consumen —los nórdicos— la osteoporosis es más prevalente que en otros donde la falta de la lactasa ha hecho que no haya tanta tradición de tomar alimentos lácteos, como muchos países asiáticos o africanos. El calcio también está presente en los frutos secos, muchas verduras, pescados pequeños y otros alimentos que aportan calcio suficiente y de mejor biodisponibilidad. Por otro lado, más de la mitad de la población tiene un déficit corporal total de magnesio, un mineral importantísimo para múltiples funciones del cuerpo, incluida la salud ósea. El magnesio está en equilibrio con el calcio y la mayoría de las personas necesitan un suplemento de magnesio, no de calcio.

Corolario: evita los ultraprocesados y minimiza el consumo de procesados

De forma resumida, lo que te quiero transmitir es: evita los productos ultraprocesados. Bollería, galletas, comidas preparadas y precocinadas. Contienen azúcares, grasas proinflamatorias, aditivos y exceso de sal que dañan tu salud. No los necesitas, no nutren tu cuerpo y generan disbiosis y permeabilidad intestinal. Ahora bien, si alguna vez quieres comer algo de eso: no se acaba el mundo; hacer de la excepción norma es el problema. Transmitir que «comer de todo con moderación» es bueno lleva a una pendiente resbaladiza en la que cada uno entiende la moderación a su manera.

En el capítulo de procesados depende mucho de qué hablamos. El aceite de oliva está procesado, a fin de cuentas. Un bote de cristal con champiñones también es un procesado o una lata de sardinas. En este tipo de productos, analizar la lista de ingredientes es de gran ayuda.

COMIDA DE VERDAD

La tierra nos ofrece manjares que son buenos para ti y para tu microbiota. Si nos alimentamos de comida de verdad, nuestro paladar se acostumbra a apreciar el dulzor de la fruta y los sabores naturales. Con el tiempo, incluso se genera rechazo hacia los ultraprocesados. ¿Cuáles son esos alimentos saludables?

Reino vegetal

Toda la **verdura** es buena. ¿Toda, toda? ¿Hay alguna excepción?

Si la verdura se incorpora a la alimentación de forma variada y de temporada, casi que no. Comer sólo una verdura o un par de ellas todos los días es monótono y no aporta todos los micronutrientes que nuestro cuerpo necesita. Además, cada vegetal contiene diferentes tipos de MAC. A mayor es la variedad de MAC, más variable y resiliente será la microbiota. MAC quiere decir *Microbiota Accessible Carbohydrates*: Carbohidratos Accesibles a la Microbiota. Siempre se ha hablado de fibra, pero el término MAC es científicamente más preciso. Se usan los dos de forma casi indistinta. Se refiere a oligo- y polisacáridos (azúcares) que van a zampar los microorganismos de nuestra microbiota. En la tabla 7 verás cómo se clasifican las fibras o MAC por su efecto, las características y los alimentos donde se encuentran.

Tabla 7. Tipos de fibra. Adaptado de WGO Pauta práctica - Dieta e intestino

Tipo	Oligosacáridos	Fibras			
Solubilidad	Sí	Sí	Intermedia	No	No
Fermentabilidad	Alta	Alta	Sí	Lenta	No
Ejemplos	FOS GOS	Almidón resistente Inulina Pectina	Psyllium Avena	Salvado Lignina	Celulosa
Longitud de la cadena	Corta	Larga	Larga	Larga	Larga
Efecto laxante	Débil	Suave	Bueno	Bueno	Bueno
Efecto en tiempo de tránsito	No	No	Aceleración	Aceleración	Aceleración
Efectos prebióticos	Estimula bacterias específicas	Aumenta la abundancia de bacterias	Aumenta la abundancia de bacterias	Aumenta la abundancia de bacterias	No efecto aparente
Producción de SCFA	Rápida en íleon terminal y colon proximal	Rápida en colon proximal	Moderada en todo el colon	Moderada en todo el colon	No relevante
Producción de gas	Alta	Moderada	Moderada	Moderada-alta	Baja

Se estima que nuestros ancestros comían más de tres mil plantas diferentes. ¿Y nosotros?

Al indagar sobre la dieta con algún paciente, a veces el diálogo va así:

—¿Comes verdura?

—Sí, claro, doctora, como un montón de verdura.

—¡Qué bien! ¿Y qué verdura es? —me regocijo.

—Todos los días una ensalada con lechuga iceberg, tomate, cebolla y maíz.

—(Silencio.) —Mi gozo en un pozo.

—¡Ah, y como mucho pescado! La ensalada siempre lleva atún.

A nuestra disposición tenemos mucha variedad de verdura. Por ejemplo, lechugas las hay muchísimas y cuanto más oscuro y variado es el color, más nutrientes contiene. Coles de todo tipo, la familia del ajo y la cebolla *(Allium)*, pepino, calabaza, calabacín, pimientos... Lo ideal sería intentar comer varias verduras diferentes cada día. En ensalada, puré, pisto, sopa, cocida, hervida, asada, cruda.

Hay algunas salvedades:

- Las personas con patología tiroidea pueden tener problemas si comen exceso de coles, sobre todo si están crudas. La variedad protege. Por exceso me refiero por ejemplo a un batido de brócoli todos los días.
- Algunas personas no toleran del todo bien los oxalatos o los nitratos de las espinacas o las acelgas. De nuevo, se soluciona con una ingesta variada: es tan fácil como no comer espinacas todos los días.
- Las solanáceas (berenjena, tomate, pimiento, además de la patata) resultan problemáticas en algunas personas con enfermedades autoinmunes, pero en general, la mayoría de las personas no necesitan eliminarlas para siempre.

Aunque no sean estrictamente verduras, los **tubérculos** y otros alimentos **feculentos** de todo tipo son un manjar para la microbiota. El boniato, el nabo, el nabicol, el plátano macho, las castañas y la yuca contienen fibra soluble y tienen un perfil glucémico favorable. Muchos, además, contienen almidón resistente, un tipo de fibra prebiótica que es una delicia para nuestros microorganismos.

Las setas no son vegetales, pero se compran en la verdulería, así que las incluyo aquí. Antaño se consumían en mayor variedad y cantidad. Son un verdadero superalimento por su contenido en betaglucanos, un tipo de MAC. Además, modulan de forma favorable al sistema inmunitario. Incluso puedes cultivar tus propias setas en casa. Puedes usar, por ejemplo, posos de café como sustrato.

Las algas añaden variedad y micronutrientes a la dieta: alga nori, espagueti de mar, kombu, wakame... No se trata de comer algas en grandes cantidades todos los días: es suficiente incorporar un poco en una ensalada de vez en cuando. Hay muchas publicaciones científicas sobre las propiedades beneficiosas de las algas para la salud humana. Una salvedad: si tienes problemas de tiroides, su alto contenido en yodo puede ser problemático en tu caso. Consulta con tu profesional sanitario si puedes consumir algas.

¿Y la **fruta**? Es difícil comer demasiada fruta si se come entera, no en formato zumo o batido. Dicho esto, no pasa nada por tomar un batido o zumo alguna vez. Pero al cerebro y la mandíbula les encanta masticar y no es lo mismo comer una manzana que tomarse un batido con dos plátanos, trescientos gramos de fresas y dos peras. El batido nos lo bebemos muy rápido y será una explosión de fructosa para el hígado, que la transforma en grasa y ácido úrico. Tomar un litro de zumo de naranja al día, como hacía un paciente mío al creer que era supersano, supone meterse en el cuerpo unas cuatrocientas cincuenta kilocalorías en forma de azúcar y fructosa líquida.

Consumir entre una y tres raciones de fruta de temporada y proximidad en general es suficiente. Y sí, se puede tomar fruta de postre. De hecho, la fruta aislada entre horas puede provocar un pico de glucemia y luego de insulina. Además, comer *snacks* ya hemos dicho en el capítulo 5 que interfiere en los MMC, los barrenderos del intestino. El ser humano ha evolucionado para comer dos o tres veces al día. ¡Nuestro cuerpo no necesita tentempiés!

Por cierto, el aguacate es una fruta con mucha grasa y es excelente para nuestra salud. En un estudio muy interesante se comprobó que la inflamación posprandial que genera una hamburguesa es mucho menor si se acompaña de aguacate.

Otros productos de procedencia vegetal son **los frutos secos y las semillas** que forman parte de una alimentación saludable y variada. Contienen ácidos grasos saludables, minerales, vitaminas y diversos tipos de MAC. Lo ideal es que estén en formato natural o, si acaso, tostados con algo de sal. Si están fritos con aceite de girasol, mejor aléjate de ellos. Se pueden utilizar también en formato de harina para elaboraciones de repostería sin gluten.

El café, el té y el chocolate a menudo se denuestan como perjudiciales. Sin embargo, contienen múltiples sustancias beneficiosas, sobre todo en forma de polifenoles.

El efecto neto del consumo moderado de café es positivo: previene el párkinson, la demencia, los accidentes cerebrovasculares, la depresión, la diabetes tipo 2 y el cáncer de hígado, entre otros beneficios. Si te encanta el café, tomar hasta tres o cuatro tazas al día puede ser beneficioso. Claro, ¡no le eches azúcar! Lo puedes saborizar con canela o algo de vainilla natural. Un mito extendido afirma que el café aumenta la permeabilidad intestinal, pero lo cierto es que hay estudios que indican todo lo contrario: el café puede ayudar a reparar la barrera intestinal. Si no te gusta, te sienta mal o te pone nervioso, no es necesario que lo consumas.

El té, sobre todo el matcha, que por definición es orgánico, contiene múltiples sustancias muy saludables, al igual que el chocolate negro; éste debería ser por lo menos del 70 por ciento y si es mayor del 90 por ciento, mejor. No se trata de comerte la tableta entera: con diez o veinte gramos de chocolate, acompañado de unos pocos frutos secos, como postre, recibes micronutrientes fabulosos sin ingerir un exceso de energía que no necesitas.

En esta categoría podemos incluir **las hierbas y especias**: contienen micronutrientes diversos. La cúrcuma, el jengibre, la canela, las hierbas aromáticas y los picantes son una manera maravillosa de divertirte en la cocina y añadir sabor a la comida.

¿Y **las legumbres**? Forman parte de la dieta mediterránea, aunque a muchas personas les sientan mal. Sus saponinas —un tipo de antinutrientes— pueden producir inflamación o problemas, por ejemplo, cutáneos. Su elaboración con técnicas ancestrales, con germinación, remojo largo y cocciones prolongadas, permite aprovechar sus MAC para nuestra microbiota y suponen una fuente de proteína vegetal. Consumir legumbres alguna vez en semana resulta saludable. Ahora bien, de nuevo, en algunas personas son problemáticas y prescindir de su uso no tiene por qué ser un problema.

Dentro del reino vegetal, dejo en último lugar **los cereales y los pseudocereales**. En muchas pirámides alimentarias los colocan en la base, lo que implica un consumo excesivo de azúcares. Lo ideal sería obtener la mayor parte de los hidratos de carbono de las verduras y los otros componentes vegetales que te he comentado. En este apartado distinguimos:

- Cereales con gluten: trigo, cebada, centeno y avena por contaminación. El kamut y la espelta son variedades de trigo que también contienen gluten.
- Cereales sin gluten: arroz, maíz, mijo.
- Pseudocereales: trigo sarraceno, quinua, amaranto, teff.

En una persona sana, consumir cierta variedad de este tipo de productos no tiene por qué ser un problema y suponen un aporte de fibra no soluble que ayuda a generar un buen bolo fecal. El arroz puede contener un exceso de arsénico: la variedad menos problemática es el basmati. Si tomas arroz, es ideal si lo cueces y lo dejas enfriar: su almidón se vuelve resistente, y como te he comentado, ese almidón resistente es un alimento maravilloso para nuestras bacterias, a la vez que disminuye la carga glucémica para nuestro metabolismo (lo mismo sucede con la patata si la cueces y enfrías antes de comerla y luego la recalientas). De todos éstos, el trigo sarraceno y la avena sin avenina son de los favoritos de muchos profesionales de la salud que recomendamos patrones de alimentación antiinflamatoria.

En muchas personas, el consumo de estos alimentos supone una entrada de energía excesiva, además de desplazar otros alimentos como las verduras o las setas. Tomar pan o galletas en todas las comidas del día no es equilibrado. Además, dentro de nuestra individualidad, los cereales pueden ser proinflamatorios y contribuir a patologías autoinmunes por generar un exceso de permeabilidad intestinal o bien por el fenómeno de mimetismo molecular, sobre todo por el gluten u otras prolaminas. Se habla también de los antinutrientes que pueden contener estos alimentos, como lectinas o fitatos que secuestran otros nutrientes o generan un daño inflamatorio.

Puedes consultar a un profesional actualizado y valorar si, en tu caso concreto, eliminar o reducir los cereales y pseudocereales pudiera ser beneficioso. O puedes probar a no comerlos durante un tiempo y luego reintroducirlos en menor cantidad y mayor variedad, y observar qué tal te encuentras. Eso sí, te recuerdo, de nuevo, que antes de dejar el gluten por completo se debería descartar la celiaquía.

Los fermentados

La fermentación permitió conservar los alimentos cuando no teníamos frigoríficos. Se puede fermentar casi todo: pepinos, coles, lácteos... En la web <mundobacteriano.com> tienes un montón de recetas y consejos para fermentar en casa lo que se te antoje. Los fermentados no siempre mantienen muchos microorganismos vivos, como el chocolate o el vino; otros sí: yogur, kimchi o kéfir, por ejemplo.

Si un producto fermentado no te cae bien, tal vez tengas una disbiosis, o incluso SIBO. Espera un poco a solucionarlo e incorpora luego algunos fermentados de forma progresiva.

Hace poco vi un documental sobre el hákarl. Es carne fermentada del tiburón de Groenlandia, un bicharraco que puede vivir varios siglos. Por lo visto, huele fatal y sabe peor, pero para los islandeses es un manjar. La fermentación ha permitido elaborar alimentos a partir de ingredientes que de otra manera no se podrían comer.

Puedes hacerte también tu propio pan de trigo sarraceno: después de veinticuatro horas tendrás una masa para elaborar un pan sin gluten casero, saludable y delicioso.

Reino animal

Dentro del reino animal, empezamos por el superalimento por excelencia: **el huevo**. Su inmerecida mala fama surgió en los albores del siglo XX, cuando a unos científicos rusos se les ocurrió cebar con huevos a unos conejos. Éstos son herbívoros y no metabolizan bien el huevo, por lo que sus arterias se llenaron de placas de colesterol. A raíz de aquello, y de las manipuladas publicaciones de Ancel Keys en los años sesenta y setenta, se realizó una campaña de demonización de las grasas y los huevos. La industria agrícola de Estados Unidos se encargó del resto: consiguieron bajar las recomendaciones de aporte de grasas en las pirámides de alimentación. En su lugar, se introdujo el jarabe de fructosa en todas partes. A partir de ese momento, se disparó la epidemia de sobrepeso y obesidad que nos atenaza hoy en día.

Hay estudios que demuestran que comer huevo a diario es saludable y que, en la mayoría de las personas, no hay motivos para limitar su consumo. Eso sí, mejor que sean de producción ecológica o al menos de gallinas camperas. Los huevos de codorniz son un añadido divertido para tus ensaladas.

Las otras proteínas y grasas de procedencia animal que conviene priorizar son de origen marino: **pescados, crustáceos, moluscos**. Contienen yodo, vitaminas A y D, calcio y ácidos grasos omega 3, del que tenemos déficit en los países industrializados. Se debe consumir en gran variedad y dar preferencia al pescado pequeño; los pescados muy grandes acumulan mercurio de la cadena alimentaria. Hay unas recomendaciones sobre qué cantidad consumir de cada pescado. Te recomiendo el «Documento de consenso sobre la prevención de la exposición al metilmercurio en España», disponible en <https://revista.nutricion.org/PDF/DOCUMENTO-CONSENSO.pdf>, para revisar tu consumo, sobre todo si estás embarazada o tienes niños en casa.

En cualquier caso, el pescado también es rico en selenio, que antagoniza al mercurio. Una microbiota saludable ayuda a deshacernos del exceso de mercurio que tomamos en la comida. Si no se consumen de lata, mejor: su revestimiento interior contiene bisfenol A, un disruptor endocrino con efectos negativos en el sistema nervioso, el reproductor, el tiroides y el sistema cardiovascular.

Las **aves de producción ecológica** entran también dentro de las proteínas animales saludables; cuanto más se haya movido el pájaro, mejor. Prioriza el pavo y los pollos libres. La codorniz, la perdiz o el pato son otras opciones, al igual que la carne de avestruz.

En cuanto a **la carne de los mamíferos**, además del cerdo y la ternera, tenemos el cordero, el conejo y la caza mayor. El caballo y el potro son difíciles de encontrar. En Finlandia se come algo de reno; todo un manjar, aunque muy caro para su consumo frecuente. Las vísceras y el caldo de huesos hoy en día se consumen más bien poco y, sin embargo, son una parte de los animales que conviene aprovechar tanto para obtener micronutrientes como para aprovechar todo lo que nos aporta la ganadería. Ya que matamos a tantos animales, que, al menos, su sacrificio no sea en balde.

Los detractores de la carne de mamífero aducen razones de salud, éticas y medioambientales para demonizarla. En las redes sociales, en ese marco de las batallas sectarias de las Guerras Nutricionales, se pueden leer discusiones viscerales entre vegetarianos y carnívoros. Lo cierto es que somos omnívoros y en nuestra evolución comíamos lo que podíamos; a menudo, carroña más que caza.

Uno de los motivos por los que la carne mamífera puede ser problemática es el azúcar Neu5Gc. Nosotros somos de los pocos mamíferos que sólo tenemos Neu5Ac en nuestra superficie celular, pero podemos adquirir el Neu5Gc de la carne y la leche de los mamíferos que comemos e incorporarlo en nuestras membranas celulares. El glicobiólogo por excelencia, Ajit Varki, ha realizado múltiples estudios en este campo. Se ha comprobado que este azúcar de los mamíferos puede estar detrás de algunas enfermedades autoinmunes, como la artritis reumatoide, y de ciertos procesos cancerígenos, como el cáncer de colon. La OMS hace unos años lanzó un aviso: «La carne procesada produce cáncer». El Neu5Gc puede relacionarse con esto, al igual que los nitritos, sobre todo en un contexto de dieta desequilibrada y sedentarismo.

Prohibir por completo la carne de mamíferos no parece razonable, sobre todo porque de momento aún tenemos derecho a decidir qué comemos. Pero, como dice Michael Pollan, que sea de animales que no hayan sido maltratados. Para la mayoría de las

Una curiosidad

Otro problema con el exceso de carne es que puede llegar a favorecer la producción por parte de la microbiota de una sustancia que se llama TMAO, un metabolito microbiómico de la carnitina y la colina, que también se encuentran en el huevo y el pescado. Esta sustancia puede producir inflamación en el endotelio vascular y participar en la fisiopatología de procesos como la cardiopatía isquémica. Sin embargo, parece que esto sucede sobre todo en presencia de procesos de inflamación previos, más si la dieta está llena de otros productos como las patatas fritas o el pan de producción industrial. Por otro lado, cuando se consumen productos de origen animal, aumenta la presencia de una bacteria que transforma el precursor del TMAO en DMA, que no es proinflamatorio. Además, el aceite de oliva, el vinagre y las semillas de uva contrarrestan al TMAO.

personas, su consumo diario no es necesario o recomendable. Para otros, como los seguidores del médico Paul Saladino y su *Carnivore Code*, la salud está en la dieta a base de productos animales.

Los lácteos no son carne pero sí proceden de los mamíferos. Ya te he hablado de ellos. Si te gustan y te sientan bien, incorporarlos en pequeñas cantidades y gran variedad, de vacas felices,* cabra y oveja, fermentados y ecológicos, pueden ser prebióticos y formar parte de una alimentación equilibrada.

A mí me encanta el queso y devoraba los yogures. Sin embargo, la caseína me da muchos problemas. Aun así, puedo tomar algo de queso o un helado ocasional. En el viaje de Italia donde vimos a Ötzi, me inflé a *gelato*. El *gelato* italiano no es como el helado de los supermercados. ¡Llegué a comerme un día tres helados de tres bolas! A los pocos días, mi migraña era atroz y tenía un mareo constante, además de otros síntomas que tengo bajo control con mi alimentación habitual. Ni siquiera la toma de enzimas digestivas con DPP-IV me lo evitó. De vuelta a casa, tenía alteraciones sensitivas en las manos. En mi caso, la proteína láctea en grandes cantidades me genera inflamación y síntomas muy desagradables. Me encantaría comer queso todos los días. A muchos de mis pacientes, también. Así que, si los lácteos no te dan problemas, disfrútalos: tómate un trocito de queso a mi salud.

* Y si puede ser, de vacas A2, que son las originales; parece que sus lácteos se toleran algo mejor que los de las vacas A1. Las A1 son las Holstein Friesian, Ayrshire y Shorthorn, y las A2, las Guernsey, Jersey, Charolais y Limousin.

Se puede realizar una dieta saludable con y sin mamíferos en la alimentación. El cuadro global es lo que importa y no todo es la comida: el resto del estilo de vida también cuenta. Por otro lado, como te decía, hay algunas personas a las que les va muy bien un estilo de alimentación basado exclusivamente en alimentos de origen animal. No parece la estrategia óptima para la mayoría de la población de este planeta (por muchos motivos, incluidos los económicos e incluso ideológicos), pero si a una persona concreta le viene bien por motivos de salud, bienvenido sea para esos casos. De momento aún disponemos de la libertad individual para decidir lo que comemos, dentro de nuestro contexto y posibilidades.

LA FRECUENCIA IMPORTA

Uno de los problemas que ya he mencionado es que en general en nuestra sociedad se come demasiada cantidad y demasiadas veces.

Para la mayoría de los adultos es suficiente comer dos o tres veces al día. El ayuno nocturno ideal es de al menos trece horas para dar tiempo a que los ejes neuroendocrinos del organismo se sincronicen y que se produzcan los fenómenos de reparación de los órganos durante el reposo nocturno.

El ayuno nocturno puede ser más largo. Los ayunos más prolongados favorecen los fenómenos de autofagia, que se relacionan con mecanismos que ayudan a luchar contra los procesos del *inflammaging*, la inflamación asociada al envejecimiento. Autofagia significa «comerse a uno mismo». Nuestras células y sus orgánulos se dañan y se mueren. En la autofagia se eliminan los residuos y se regeneran las células, un proceso de limpieza necesario para mantenernos sanos.

En España se cena muy tarde. La cena tardía inhibe la producción de melatonina, la hormona que necesitamos para descansar bien; además, tiene otras funciones antioxidantes y antiinflamatorias. Por otro lado, el impacto de una comida por la mañana o al mediodía no es el mismo que por la noche: la respuesta insulínica y de otras hormonas reguladoras cambia.

¿Cuál es el horario ideal de comidas? Depende de muchos factores: tu estilo de vida, tus horarios familiares y personales, de lo que te pida el cuerpo. Prueba. Puedes probar a hacer tres comidas al día. Por ejemplo: a las ocho de la mañana, a las dos de la tarde y luego cenar a las siete y media. O quizás prefieras sentarte a la mesa sólo dos veces: comer a las doce del mediodía y cenar a las ocho, o desayunar a las ocho y comer-cenar a las cinco de la tarde. Comentaremos en el capítulo 12 el efecto de los horarios sobre los ritmos circadianos.

A muchas personas les viene bien saltarse el desayuno clásico. Des-ayunan a la hora de comer y luego cenan pronto. Otros prefieren romper el ayuno por la mañana y comer más tarde, o no comer y sólo cenar.

En otoño de 2020, se publicó un pequeño estudio que afirmaba que el ayuno intermitente podía reducir la masa muscular más que en las personas que no lo practicaban. Sin embargo, la muestra es pequeña y no se tenía en cuenta la actividad física de las personas. Hay muchos más artículos que demuestran y revisan los beneficios del ayuno intermitente (y sin pérdida de masa muscular), publicados incluso en revistas como el *New England Journal of Medicine*, centrado habitualmente en los fármacos más que en los cambios del estilo de vida. Aun así, a raíz de ese pequeño estudio sesgado, los detractores del ayuno intermitente se han agarrado a él para gritar a los cuatro vientos que «el ayuno intermitente es malo». De nuevo, dogmas y sectarismos.

Hay muy pocas contraindicaciones para reducir el número de comidas al día, como pueden ser la porfiria aguda intermitente y algunas alteraciones de la conducta alimentaria. La especie humana ha evolucionado con un número de ingestas más bien reducido, no con seis comidas al día. Es más, estamos mejor adaptados a la escasez de alimentos que a su abundancia constante.

En una revisión reciente muy interesante, se examina el efecto de la restricción del número de comidas y el tamaño de las porciones sobre la microbiota. Comer menos cantidad o menos veces al día aumenta la *Akkermansia*, las bifidobacterias y los lactobacilos y contribuye a mantener una capa de moco adecuada. Además, estimula la fabricación de ácidos de cadena corta y apoya un perfil antiinflamatorio del sistema inmunitario. Las ingestas abundantes y frecuentes, en cambio, favorecen la inflamación y los fenómenos de *inflammaging*; además, se genera una disbiosis con aumento de

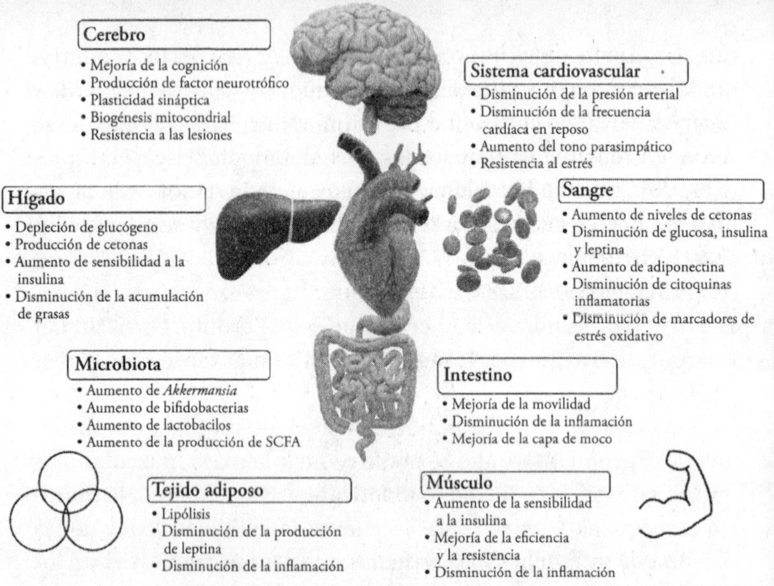

Figura 8. Beneficios del ayuno intermitente.

algunos géneros de bacterias que incrementan la permeabilidad intestinal y la señalización proinflamatoria. La regla ancestral de los japoneses del *hara hachi bu* quiere decir «barriga al 80 por ciento». Es decir, dejar de comer antes de estar del todo lleno, como comentamos en el primer capítulo.

Hasta hace poco, mentar el ayuno intermitente era un anatema en medicina y nutrición. Poco menos que te lapidaban si sugerías que podía ser mejor no desayunar o comer sólo dos veces al día. Por suerte, el cambio progresivo ha llegado incluso a las revistas científicas de primer nivel: ya se publican artículos que abogan por la restricción calórica y el *time restricted feeding*, comer en una ventana temporal restringida.

En septiembre de 2020, nada menos que la revista del American College of Cardiology revisa la dieta pesco-mediterránea con ayuno intermitente como la más idónea para la salud cardiovascular. En la base de la pirámide estarían todas las verduras, la fruta, el aceite de oliva virgen extra, los frutos secos, las semillas, las legumbres y los granos integrales. No se le da ningún tipo de preponderancia a los cereales, de hecho, apenas si se ven en la pirámide. Por encima, se sitúa el pescado, junto a los crustáceos y los mariscos.

En el siguiente nivel, huevos, aves y queso. Arriba del todo, aparece un triste entrecot solitario. Como bebidas se proponen el agua, el café y el té. Como curiosidad, se recomienda tomar pisto un par de veces en semana. Uno de los autores es el doctor español Emilio Ros, del Clínic de Barcelona, adalid de la dieta mediterránea verdadera. Puedes ver esa pirámide en el artículo: <www.jacc.org/doi/full/10.1016/j.jacc.2020.07.049?_ga=2.123888842.1541455269.1611491176-2131091380.1611491176>.

Es una pirámide magnífica en comparación con muchas de las que aún se propugnan. Echo en falta que se vean setas. Los huevos se podrían bajar un poquito hacia la base pero, por lo demás, es una gran mejora y un paso adelante para romper con mitos tan perjudiciales como «hay que comer cinco veces al día» o «se deben comer cereales a todas horas».

En la figura 8, se resumen los múltiples beneficios del ayuno intermitente sobre los que hay evidencia científica.

LA MEJOR DIETA

Ahora, me podrías decir: «Entonces, ¿qué como para que mi microbiota y yo estemos bien?». Por cierto, «dieta» se refiere a todo el conjunto de sustancias que ingerimos, no significa comer lechuga y pollo a todas horas. Veamos una propuesta razonable:

- Come alimentos presentes en la naturaleza, sin procesar o con un procesado mínimo: verdura, fruta, frutos secos, tubérculos, huevos, productos del mar, setas. Evita los productos ultraprocesados.
- Procura obtener suficientes ácidos grasos omega 3 de los productos del mar. Evita los aceites vegetales con exceso de omega 6.

- Toma mucha variedad de MAC, es decir, fibra: sobre todo fermentable, soluble y celular.
- No te obsesiones con los macros (hidratos, proteínas, grasas) y piensa en los micronutrientes: vitaminas, minerales, polifenoles, ácidos grasos variados. Consíguelos con mucha variedad de alimentos de múltiples colores.
- La alimentación de índice y carga glucémicos bajos es buena para ti y tu microbiota. El ser humano no necesita comer azúcar.
- «Sin movimiento no hay alimento»: debemos gastar lo que comemos. Lo ideal sería asociar movimiento y esfuerzo a la obtención de los alimentos. Ir al frigorífico o a la despensa después de horas sentado delante de una pantalla nos enferma.
- ¿Y qué beber? Agua, además de algunas infusiones y café. Los refrescos y los zumos no son necesarios y contienen calorías vacías; sí puedes tomar kombucha y kéfir de vez en cuando. El alcohol tiene un efecto neto perjudicial en nuestra salud y aumenta la permeabilidad intestinal. Esto no quiere decir que tomar una copa de vino ocasional, o incluso una cerveza, vaya a matar a nadie (eso sí, en el embarazo y la lactancia está contraindicado de forma absoluta, al igual que en muchas patologías hepáticas, cardíacas...). Por otro lado, «ocasional» cada uno lo interpreta a su manera. Yo me refiero a la copa de vino que te tomas en una boda o para brindar en Nochevieja.

El modelo de plato con la mitad del plato de verduras, un cuarto de proteínas, y otro cuarto de algunos hidratos, como boniato, arroz, trigo sarraceno o un trozo de pan de masa madre, es una forma viable y saludable de comer. Con algo de grasa añadida, como aguacate y aceite de oliva. Como bebida, el agua. Y como postre, una infusión, unos frutos secos, una fruta, un lácteo fermentado o un par de onzas de chocolate. Tan sencillo como esto.

Algunas personas harán temporadas de dieta cetogénica y no tomarán la fuente de hidratos. Está perfecto: unas semanas de cetosis fisiológica al año tiene un impacto positivo para nuestra flexibilidad metabólica. Recuerda, flexibilidad = salud. Otros no comerán nunca pan. ¿Qué problema hay? Habrá quienes no tomen lácteos. No pasa nada. Los de la dieta carnívora no la hacen para fastidiar a los vegetarianos, que en su inmensa mayoría respetan a los omnívoros.

Tablas 8 y 9. Listados de alimentos para introducir variedad en la dieta.

Pescado	Crustáceos y moluscos	Aves y huevos	Grasas	Setas y algas	Frutos secos	Semillas y cáscaras
• Bacalao • Boquerón • Trucha • Perca • Salmón • Merluza • Arenque • Sardina • Dorada • Lubina	• Pulpo • Almejas • Mejillones • Gambas • Caracol • Ostra • Navaja • Sepia • Calamar • Berberecho	• Huevos de gallina • Pollo • Pavo • Codorniz • Perdiz • Avestruz • Huevos de codorniz	• Aguacate • Aceite de coco • Aceite de oliva • Leche de coco • Aceitunas • Mantequilla • Ghee	• Champiñón • Cardo • Shiitake • Chantarela • *Boletus edulis* • Alga wakame • Kombu • Espagueti de mar	• Nueces de macadamia • Nueces • Almendras • Avellanas • Nueces pecán • Nueces Brasil • Anacardos	• Chia • Lino • Sésamo • Psyllium

Frutas	Bayas	Verduras de hoja verde	Otras verduras	Feculentos	Especias	Hierbas y hojas	Otros
• Níspero • Granada • Albaricoque • Plátano • Mandarina • Manzana • Nectarina • Pera • Mango • Piña • Melocotón • Uva • Limón • Naranja • Pomelo • Higo • Cereza • Ciruela • Tamarindo • Caqui • Maracuyá • Higo chumbo	• Arándano • Frambuesa • Fresa • Grosella negra • Mora • Baya Goji • Endrina • Uva espino • Saúco • Escaramujo • Grosella roja • Grosella blanca	• Acelga • Espinaca • Canónigo • Rúcola • Salvia • Lechuga hoja de roble • Endivia	• Pepino • Calabacín • Calabaza • Tomate kumato • Pimiento rojo • Coliflor • Brócoli • Col • Lombarda • Kale • Zanahoria • Alcachofa • Espárrago verde • Tomate amarillo bombilla • Berenjena	• Plátano macho • Yuca • Boniato • Trigo sarraceno • Remolacha • Nabo • Castañas • Almidón de patata	• Canela • Cúrcuma • Jengibre • Pimienta negra • Nuez moscada • Comino • Curry (mezcla) • Cardamomo • Clavo • Pimentón picante • Puerro • Sal del Himalaya rosa • Vainilla • Guindilla • Cayena	• Romero • Hinojo • Albahaca • Eneldo • Laurel • Hierbabuena • Orégano • Tomillo • Cilantro	• Té negro • Té verde • Cacao o chocolate puro • Café • Vinagre • Mostaza • Pepinillos • Cebolla • Ajo • Puerro • Rábano • Ortigas • Diente de león • Ruibarbo • Okra

Quizás cuando entendamos que el equilibrio en la alimentación puede ser de distintos tipos y que lo que le va bien a uno no les va bien a otros, se acaben las discusiones sobre la dieta perfecta.

Porque la dieta perfecta única no existe. Puede ser la mediterránea, la cetogénica con animales, una *low carb* casi vegetariana (difícil, pero posible), una dieta paleo con o sin lácteos, la dieta atlántica o quizás la Kaswienski de Polonia. Es más, en una época del año puede ser de un tipo y en otra de otro. No se tiene por qué seguir siempre la misma orientación. Tu dieta no tiene por qué tener una etiqueta específica.

Una curiosidad

No me he olvidado. Te prometí contar cómo equilibrar los Firmicutes y los Bacteroidetes. Algunas pautas son:

- Comer muchos MAC.
- Evitar las comidas procesadas y altas en azúcares.
- Comer legumbres.
- Cuidar los ritmos circadianos.
- Tanto la dieta mediterránea como la cetogénica y la vegetariana aumentan los Bacteroidetes.

En resumen: hay muchas formas de mantener una eubiosis saludable. Escoge la tuya.

Te he hablado mucho de la variedad. Con ella, alimentamos a todos nuestros microbios: hay bacterias específicas que necesitan algún MAC muy concreto. Además, nosotros mismos necesitamos vitaminas, minerales y polifenoles para que nuestras células estén nutridas de forma óptima.

Apunta durante una semana todos los diferentes alimentos que comes. El trigo es trigo, da igual en qué formato esté. Lo mismo vale para el cerdo y los lácteos. ¿Cuántos te salen y de qué categorías son? ¿Repites muchos?

En la primera clase del máster de PNI Clínica con el doctor Leo Pruimboom, éste nos propuso una tarea: comer 120 alimentos diferentes en diez días. En esos alimentos no podían incluirse cereales, mamíferos, lácteos ni legumbres. Decidí elaborar mi propia lista, que te comparto aquí (tablas 8 y 9), para asegurarme de introducir suficiente variedad en mis comidas a lo largo de esos días. Puedes ampliarla: no es una enumeración cerrada y los alimentos incluidos dependen de su disponibilidad y de tus gustos. Si además no repites un componente de un día para otro más allá de aprovechar las sobras, mejor.

El ejercicio no me resultó fácil, pero merece la pena al menos tomar conciencia de que en nuestra sociedad sufrimos un embudo alimentario, con todo lo que ello implica.

¡TODO ME SIENTA MAL!

Es preocupante la cantidad de gente que no tolera la verdura y la fruta. Muchos no pueden tomar cereales y lácteos, y otros enferman con los alimentos con mucha histamina. También, hay quien no se puede acercar al pulpo o la dorada.

En estos casos, habrá que ver qué pasa. Si muchos alimentos te caen mal y te producen hinchazón de la tripa, muchos gases, dolores abdominales o síntomas en la piel y en otros órganos, puede ser que tengas disbiosis, SIBO, celiaquía, un exceso de permeabilidad intestinal o todo a la vez.

Salir de estas situaciones sin ayuda profesional puede ser complicado. Sin embargo, si las molestias no son excesivas, seguir un patrón de dieta evolutiva casi siempre ayuda. Lo primero es quitar la porquería. ¿Y después?

Una estrategia de este tipo es la Whole30. Es un término comercial, pero resulta útil. Propone durante treinta días eliminar los cereales y pseudocereales, la patata y otros feculentos, los lácteos y las carnes procesadas. Y, por supuesto, el azúcar y todos los alimentos ultraprocesados. Se reduce el consumo de fruta a tres piezas al día y se realizan máximo tres comidas al día. Son unas reglas fáciles de seguir y es un plan sencillo de llevar a cabo. Muchas personas, tras esos treinta días, mejoran e incorporan cambios a largo plazo en su alimentación. En el blog <paleosystem.es> tienes información útil sobre este plan.

Otra opción es seguir otras estrategias de tipo «paleo». Es un término que a mí no me gusta mucho, porque la dieta paleolítica no fue igual en todas partes. Pero nos podemos quedar con todo lo que tienen de positivo. En general, en estas dietas se eliminan los productos procesados y, de nuevo, las legumbres, cereales y lácteos, además del azúcar.

La dieta pescomediterránea, de la que te he hablado en el apartado anterior, es otra opción magnífica: verdura, fruta, bichos del mar, huevos, frutos secos y algo de legumbres, junto a aceite de oliva, setas, café y té.

Desde hace algunos años, está de moda la dieta baja en FODMAP *(Fermentable Oligosaccharides, Disaccharides, Monosaccharides And Polyols)* en la que se eliminan muchos productos vegetales que contienen azúcares que se fermentan en el intestino, sobre todo si hay SIBO o disbiosis. El problema es que se basa en un listado que incluye alimentos «aptos» y «no aptos», que no siempre se adaptan de forma personalizada, y no todo lo «apto» es saludable; a largo plazo y sin supervisión, puede generar desequilibrios en la microbiota. Lo indicado es comenzar en no más de un par de semanas con la reintroducción de los alimentos. No se debería seguir sin supervisión profesional. Los dietistas y nutricionistas son los profesionales formados para ayudarte. Debería haber muchos más en la sanidad pública.

Si te decantas por una alimentación de estilo vegetariano, asegúrate de suplementarte con omega 3 de origen marino para conseguir EPA y DHA: los omega 3 de origen vegetal no se transforman en estos dos componentes fundamentales más que en un 8-12 por ciento. De las plantas, sólo las algas contienen EPA y DHA, pero es complicado comer suficientes algas para obtener suficiente omega 3. Recuerda también ingerir suficientes proteínas. La recomendación oficial de 0,8 gramos de proteína por kilogramo de peso es la mínima para no tener problemas. La mayoría de las personas sedentarias necesitan al menos 1-1,2 gramos por kilo. La edad, el grado de actividad física y el estado de salud pueden subir las necesidades a cifras bastante más altas. Hay muchos estudios que apoyan un consumo de proteína mayor que las recomendaciones oficiales, sin que tenga efectos adversos.

Si, a pesar de realizar los cambios que te comento, sigues con problemas, como digo, puede ser hora de realizar un diagnóstico en condiciones; para eso necesitas ayuda de un profesional actualizado. Recuerda, de nuevo: la celiaquía se debe descartar de forma concisa y concreta antes de dejar el gluten por completo.

Más allá de esto: experimenta. Eres libre de comer lo que quieras, de probar lo que quieras, de intentar diversas estrategias y encontrar la que más te guste. No importa lo que diga el *influencer* o el nutricionista de moda. Da igual incluso lo que te diga yo o tu médico. Comemos decenas de miles de veces a lo largo de nuestra vida. Tenemos derecho a estudiar, investigar y empoderarnos.

11

Sopa amarilla y bacterias en cápsulas

Desde que sabemos que somos un superorganismo microbiómico, le hemos metido mano para intentar modificar su componente microbiano en nuestro interés y beneficio.

Todavía estamos en los inicios de la modulación de la microbiota: somos aún muy torpes en intervenir sobre ella. El microbioma es un ecosistema muy complejo en el que sus diferentes elementos interactúan entre sí y con el huésped pero no significa que no podamos —y debamos— actuar. Ya sabemos que la microbiota está en desequilibrio en la mayoría de las patologías, en muchas de ellas conocemos su perfil de disbiosis. Tenemos herramientas que han demostrado ser beneficiosas y que, además, no son dañinas.

Vamos a ver de qué se trata la microbioterapia.

PROBIÓTICOS

Un día cometí un error al pasar visita en la planta COVID del hospital. Llevaba pocos días en ella: me acababa de incorporar de una excedencia voluntaria en marzo de 2020 a esa primera ola que fue tan dura en muchos hospitales.

Entré en dos habitaciones sin las gafas de protección. Tras darme cuenta, corrí a lavarme la cara. Después, me apresuré a tomar unas veinte cápsulas de probióticos del tirón: *L. casei*, *L. plantarum*, *L. paracasei*, *L. reuteri*...

Durante el más de medio año que estuve en el hospital para atender a pacientes con COVID, cuidé de mi microbiota con cepas específicas de probióticos que la ciencia nos dice que pueden ayudar a prevenir ciertas infecciones víricas. Junto a otras medidas y la vitamina D, mantuve la salud de una manera global durante esos meses difíciles.

Si conoces las cepas de los probióticos, puedes usarlas de forma precisa y específica. La clave está en saber qué tomar, para qué y cuándo.

Probióticos tradicionales

La historia de los probióticos es larga. Las bacterias y los hongos se usan desde hace milenios para conservar los alimentos o fermentarlos para obtener vino, cerveza, queso, embutidos y fermentados lácteos. En 1907, Méchnikov ya afirmaba que los búlgaros tenían buena salud por la ingesta de bacterias ácido-lácticas. Hasta 1950 no se descubrieron las bifidobacterias en la leche materna. Unos años más tarde, Kollath propuso por primera vez el uso de la palabra «probiótico».

Los probióticos están en boca de todos. Recordarás haber leído alguna noticia sobre ellos: «Los probióticos no sirven para nada» o «Los probióticos ayudan a mejorar la dermatitis atópica». Vamos a ver, en qué quedamos, ¿sirven o no? El problema es que todos los probióticos se meten en el mismo saco pero no todos son iguales ni hacen lo mismo.

Un probiótico se define como «un microorganismo vivo que, tomado en las cantidades adecuadas, promueve beneficios para la salud del huésped». La mayoría de los probióticos actuales son de tipo lactobacilos* o bifidobacterias, y algunas otras bacterias como *Streptococcus, Enterococcus, Escherichia, Lactococcus* o *Bacillus*. También, hay hongos, como el *Saccharomyces boulardii*, uno de los probióticos más estudiados. Estos nombres hacen referencia al género de los probióticos.

Muchos de ellos tendrán algunas acciones más o menos comu-

* Antes las más de 260 especies de *Lactobacillus* eran un único género. Desde abril de 2020 se han clasificado en nuevos géneros, aunque todos empiezan por L. Siguen siendo las mismas bacterias y los mismos probióticos, sólo les han cambiado el apellido.

nes, como favorecer la salud intestinal en un sentido amplio. Si hacemos una analogía con los perros, el género sería como decir «mamífero».

Estos probióticos son los tradicionales. Se utilizan desde hace mucho tiempo y han formado parte de los alimentos desde hace décadas, siglos o milenios. Se consideran seguros por la EFSA y la FDA* para su uso. Su aislamiento se ha llevado a cabo del intestino, la leche materna o los alimentos fermentados.

A los probióticos tradicionales se les reconocen, entre otras, las siguientes funciones:

1. Producir metabolitos beneficiosos: SCFA, bacteriocinas, reuterina, ácido linoleico, ácidos biliares secundarios...
2. Fabricar vitaminas K y del grupo B (tiamina, riboflavina, ácido pantoténico, piridoxina, biotina, folatos, cobalamina).
3. Producir proteínas y péptidos beneficiosos: optimizar la producción de IgA, mejorar la producción de péptidos antimicrobianos.
4. Reducir las toxinas patogénicas.
5. Aumentar la actividad de las células intestinales y la integridad del epitelio intestinal.
6. Regular el sistema inmunitario y mejorar el sistema antioxidante.

Probióticos de nueva generación

Los *Next Generation Probiotics* se han derivado de la microbiota comensal con plataformas de investigación multiómicas. Se han identificado al comparar microbiotas de individuos sanos y enfermos. Son de múltiples géneros e incluyen bacterias modificadas genéticamente por técnicas como CRISPR. Estos probióticos se desarrollan *ad hoc* para patologías concretas y, en gran parte, su seguridad aún está por evaluar. Por otro lado, su producción y las estrategias de desarrollo hacen que estos probióticos entren de lleno en la catego-

* La EFSA es la European Food Safety Authority y la FDA la Food and Drug Administration de Estados Unidos.

ría de farmabiótico, como el producto para la diabetes que contiene *Akkermansia* del que te hablaba en el primer capítulo.

Los mecanismos de acción de estos probióticos modernos se conocen antes de su comercialización. Una misma especie o cepa puede servir para muchas enfermedades diferentes y una misma enfermedad se puede beneficiar de varias cepas. Por ejemplo, la *Akkermansia muciniphila* es útil en diabetes y obesidad, y probablemente en psoriasis, autismo o para mejorar la inflamación del envejecimiento. A su vez, la diabetes puede ser tratada con un *Eubacterium*, cepas de algunas especies de *Clostridium* y la mencionada *Akkermansia*.

Por ejemplo, hace muy poco en Galicia se identificó en la boca de niños con síndrome de Down una nueva especie de estreptococo: *S. downii*. Parece que las características de esta especie permitirían usarlo en el tratamiento de la caries. Aunque sea un estreptococo, se considera de nueva generación por la forma en que se ha obtenido.

Algunas otras especies de probióticos de nueva generación son *Bacteroides*, nuevas bifidobacterias, *Christensenella minuta*, especies de *Clostridium*, la familia *Eggerthellaceae*, nuevas especies de enterococos o *F. prausnitzii*. También, bacterias ácido-lácticas diferentes de los lactobacilos conocidos, como *Parabacteroides goldsteinii*, *Pediococcus pentosaceus*, *Prevotella copri* o nuevas especies de estreptococos, como el comentado *S. downii*.

La especie y la cepa importan

Los probióticos se dividen en especies. En el ejemplo del perro, el animal pertenece a la especie «perro» *(Canis lupus familiaris)*. En los probióticos, una palabra designa el género y la segunda nombra la especie: por ejemplo, *Lactiplantibacillus plantarum*. Se trataría de la especie *plantarum* dentro del género *Lactiplantibacillus*. Cada especie de bacteria tendrá características propias. Como en los japoneses, el apellido (género) va antes que el nombre (la especie).

Hay muchas razas de perros: no es igual un pastor alemán que un caniche, ¿verdad? El equivalente a las razas de perros en los probióticos es la cepa. Uno de los probióticos más estudiados, sobre el que más publicaciones científicas podemos encontrar, es el *Lactobacillus rhamnosus*, que en realidad ahora se llama *Lacticaseibacillus rhamnosus*. Tiene varias cepas: la HN001 previene la diabetes gestacional y los eczemas, además de ser un psicobiótico; la LR32 va estupendo para digerir azúcares y la SP1 tiene estudios en salud periodontal; la GG se ha probado en diarreas por virus, permeabilidad intestinal y otras situaciones con buenos resultados. No significa que una cepa no pueda tener un efecto similar a otra, pero algunas de las acciones son muy específicas.

En un pódcast sobre microbiota en el que participé hace unos meses se me ocurrió otra analogía con el ejemplo de los perros. Imagina que tienes una finca y llamas de nuevo a la empresa de vigilancia: te sugieren recurrir a un perro guardián. ¿Qué perro escogerías, un caniche o un pastor alemán? Y si vives en un piso más bien pequeño en el centro de la ciudad, ¿cuál preferirías? Esto es lo mismo: no todos los probióticos sirven para lo mismo.

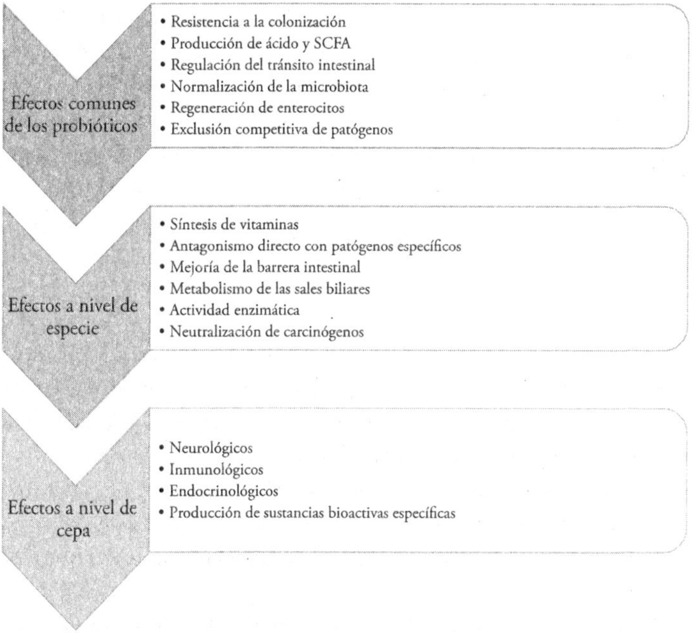

Figura 9. Mecanismos de acción de los probióticos comunes, a nivel de especie y de cepa.

Por ejemplo, el *L. crispatus* es muy interesante para la salud urogenital femenina pero quizás no tenga mucho interés como psicobiótico. O sí, pero habría que demostrarlo. El *E. faecium* UBEF41 nos ayudará a luchar contra la diarrea del viajero, pero para prevenir una gripe no es la cepa más indicada. El *L. casei* LC11 quizás lo seleccionemos para una persona con un desequilibrio del sistema inmunitario, pero no se lo daremos de entrada a alguien con SIBO.

En el SIBO, no todos los probióticos están indicados en una fase inicial, aunque podemos incluso tratar el SIBO con probióticos, pero no con cualquiera. Por ejemplo, las bacteriocinas producidas por cepas como el *E. faecium* UBEF41 matan a las bacterias malas del SIBO y la disbiosis: de esta manera, podemos ejercer una verdadera limpieza intestinal en busca de la eubiosis y, más adelante, recolonizar el intestino con otras cepas.

En la figura 9 se resumen los mecanismos de acción de los probióticos.

¿De dónde viene tu probiótico?

Hay probióticos de origen humano y otros que vienen sobre todo de las vacas. Los de vaca no son dañinos, pero es más difícil que colonicen nuestro intestino. Es como llevar un husky a las Canarias o un perro de presa canario a Siberia: no parece que tenga mucho sentido. En una verdadera microbioterapia, es preferible recurrir a los probióticos de derivación humana. Las cepas probióticas se guardan en cepotecas, de donde las empresas las compran para diseñar productos con diversas combinaciones de cepas.

Algunos de los probióticos en realidad son microorganismos de suelo, como muchos *Bacillus*. Estas bacterias también pueden ser interesantes para equilibrar el sistema digestivo; a fin de cuentas, llevamos toda la vida comiendo algo de tierra con nuestros alimentos. Sin embargo, comenzar un tratamiento de una persona con problemas intestinales con estas bacterias quizás no sea lo óptimo: pueden generar un sobrecrecimiento. No quiere decir que no tengan su utilidad, si se elige el momento óptimo para tomarlos.

Como ves, hay muchos tipos de probióticos diferentes. En Europa, los probióticos se regulan por la EFSA, la Autoridad de Seguridad Alimentaria. En Estados Unidos, por la FDA. Para obtener todos sus beneficios y tomar el que te puede servir a ti, lo ideal sería consultar con un profesional actualizado en la microbioterapia.

Sin embargo, la formación en microbiota y probióticos aún es escasa entre muchos profesionales. Puede ser que te prescriban un probiótico genérico cualquiera. A menudo, son probióticos multicepa, sin una estrategia dirigida a tu caso particular. El doctor Leo Pruimboom decía en un congreso que «los probióticos deberían estar en el armario de las medicinas». Estoy bastante de acuerdo con él.

Puedes tomar el probiótico que te dé la gana, sobre todo si te encuentras bien desde el punto de vista digestivo. Sin embargo, si tienes problemas de salud de cualquier tipo, optimizarás tu inversión si consultas con alguien que te pueda ayudar a escoger las cepas adecuadas para tu situación.

Cuestiones de nomenclatura

Hay otros términos en el campo de la microbioterapia que leerás en los próximos años.

Los **psicobióticos** son probióticos que modulan de forma específica el eje intestino-cerebro para conseguir efectos positivos en las alteraciones del estado de ánimo, las enfermedades neurodegenerativas y las patologías psiquiátricas.

Los **inmunobióticos** se definieron en 2003 por Clancy como «bacterias que promueven la función de los linfocitos T de las mucosas»: son probióticos que tienen un efecto demostrado sobre el sistema inmunitario, por ejemplo, en las enfermedades autoinmunes o en prevención de infecciones respiratorias.

También existen los **oncobióticos**: probióticos que pueden tener un efecto beneficioso en la prevención o el tratamiento de los procesos cancerosos. En oncología es preciso ser muy cuidadoso para atribuir propiedades terapéuticas a un producto. Sin embargo, ya se ha comprobado que, por ejemplo, la eficacia de los nuevos fármacos de inmunoterapia depende en parte de la presencia o ausencia de ciertas bacterias en la microbiota intestinal. El efecto terapéutico o las reacciones adversas de otros quimioterápicos también se afectan por el estado de la microbiota. Y hay bacterias, como por ejemplo *F. nucleatum*, que hacen que un cáncer de colon sea más agresivo y que responda menos al tratamiento; su presencia se podría afrontar con el uso de probióticos que lo contrarresten. La microbiómica tumoral y la farmacomicrobiómica son campos de estudio en auge.

Los **farmabióticos** son probióticos de origen humano que tienen efectos comprobados en la salud humana en alguna patología concreta, como el producto para la diabetes que contiene la *Akkermansia*.

Otro concepto interesante que se ha propuesto como sustitutivo de la palabra probiótico es LBP *(Live Biotherapeutical Product)*, **Producto Vivo Bioterapéutico**. Suena grandilocuente. Se refiere a cualquier producto biológico que contiene organismos vivos que sirven para la prevención, el tratamiento o la cura de una enfermedad en los humanos, sin ser una vacuna. Este concepto amplio incluye otras herramientas terapéuticas como el trasplante de microbiota fecal o la terapia con gusanos.

Las seis preguntas

Al impartir formaciones sobre microbiota y probióticos, siempre expongo una infografía con las seis preguntas que se deben responder cuando se prescribe un probiótico. Las mismas seis preguntas se pueden aplicar para casi cualquier cosa como, por ejemplo, diseñar un proyecto o planificar una boda. Me han sido muy útiles en muchas circunstancias.

Estas preguntas son básicas en el periodismo y vienen del inglés: 5W1H. Es decir, *What, Why, Who* o *Which, Where, When* y *How*. Las preguntas son las siguientes:

- ¿Qué hace el probiótico? Fabricar bacteriocinas, modular el sistema inmunitario o mejorar el estado de la barrera intestinal, por ejemplo.
- ¿Por qué vamos a dar el probiótico? Quizás para prevenir una gripe o tal vez para tratar a un paciente con diabetes o sobrepeso.

- ¿Cuál usaremos? Es decir, qué cepa de probiótico nos interesa. ¿Un *L. rhamnosus* GG o tal vez un *L. plantarum* LP115?
- ¿Dónde va a actuar el probiótico? Habitualmente, se ingieren para que hagan su efecto en el intestino, pero también se pueden aplicar en la boca, la piel, la nariz o la mucosa genital.
- ¿Cuándo lo daremos? Para prevenir o tratar una enfermedad, o quizás como mantenimiento después de un tratamiento previo.
- ¿Cómo debe ser el probiótico? De derivación humana y de una generación tecnológica avanzada, para que llegue vivo y activo allá donde queramos que actúe.

Tabla 10. Algunos ejemplos de probióticos por grupos, especies o cepas.

Género / Especie / Cepa	Mecanismos / Patologías / Situaciones
Akkermansia muciniphila WB-STR-0001	Diabetes mellitus tipo 2 Obesidad Antienvejecimiento
Bifidobacterias en general	Favorecen el peristaltismo y estimulan los MMC Aumentan la producción de betagalactosidasa Disminuyen la microbiota putrefactiva Disminuyen los niveles de sustancias tóxicas derivadas de la depuración renal y hepática Previenen la absorción de xenobióticos genotóxicos Inhiben el crecimiento y la adhesión de patógenos Mejoran la inmunidad innata y la adaptativa Estimulan la producción de SCFA Disminuyen la permeabilidad intestinal excesiva
Bifidobacterium longum BB536	Alivio de trastornos digestivos Reestablecimiento de eubiosis Efecto antiinflamatorio e inmunomodulador Antialérgico Antiinfeccioso
Cepas de *Bifidobacterium breve*: B632, BR03, Yakult, B-3, A1...	Pediatría: prematuros, enterocolitis necrotizante, cólicos, enfermedad celíaca, obesidad, quimioterapia, cirugías, estreñimiento, alergias
B. breve Yakult	Intolerancia a la lactosa

(Continuación)

Género / Especie / Cepa	Mecanismos / Patologías / Situaciones
Cepas *B. animalis* subsp lactis	Mejoría de síntomas digestivos en SII y EII Mejoría de cuadros alérgicos y eczemas
L. reuteri	Mejora de textura cutánea y curación de heridas Acción de protección frente a virus
L. rhamnosus HN001	Tomada en el embarazo protege a la mujer de la diabetes gestacional y la depresión posparto, y al bebé de alergias y eczemas hasta los once años
L. rhamnosus LR32	Protege contra infecciones intestinales Mejora la digestión de azúcares como la lactosa Producción de SCFA
L. paracasei LPC37	Mejora la función de barrera cutánea Antialérgico Desinflama la vía respiratoria Inmunobiótico
L. johnsonii	Acelera la recuperación de la homeostasis cutánea tras daño por luz ultravioleta
L. acidophilus KCCM12625P	Antiarrugas, antioxidante, antimelanogénico
Saccharomyces boulardii	Efecto contra toxinas de bacterias Protege frente a infecciones intestinales Aumenta la producción de SCFA Aumenta los niveles de disacaridasas del borde en cepillo Mejora los niveles de IgA secretora intestinal Disminuye las citoquinas inflamatorias

Utilizo los probióticos en mi práctica clínica desde hace varios años. Reconozco que los tratamientos que les propongo a mis pacientes se me quedarían muy cojos en la actualidad si no conociera las cepas de probióticos existentes y el efecto que pueden tener en cada situación. Su uso reporta grandes beneficios para la mayoría de mis pacientes. Por otro lado, yo misma los tomo, siempre de forma dirigida, según mis objetivos en cada momento.

En la tabla 10, verás ejemplos de algunos probióticos. Son sólo algunos ejemplos para que veas las muchas acciones que pueden ejercer y la diversidad de situaciones en las que se pueden emplear. Es fácil entender que es importante seleccionar el probiótico adecuado y atenerse a las reglas 5WH1. ¡No todos los probióticos sirven para todo!

MÁS ALLÁ DE LOS PROBIÓTICOS

Prebióticos y sinbióticos

A lo largo del libro, te he hablado de los prebióticos: fibra o MAC. Nuestros microorganismos tienen que comer. No es que coman como tal, digamos que se nutren; los prebióticos son su alimento. Su definición oficial es: «Componentes no digeribles que, a través de su metabolización por los microorganismos del intestino, modulan la composición y/o actividad de la microbiota intestinal, confiriendo un efecto fisiológico beneficioso para el huésped». Muchos de los MAC los podemos obtener de la alimentación.

Me impactó mucho un artículo que leí en la revista *Cell* en 2016: se comprobó en ratones que, en ausencia de comida adecuada para las bacterias, se favorece la invasión por las bacterias malas que literalmente se comen a las células de la mucosa intestinal. El texto se acompaña de una ilustración descriptiva. Múltiples estudios demuestran que cada bacteria tiene predilección por cierto tipo de MAC específicos.

Hoy en día, no siempre comemos suficiente verdura y otros alimentos con MAC. Ante este nicho de mercado, hay empresas que comercializan suplementos prebióticos. También, podemos tomar algunas de esas fibras prebióticas como, por ejemplo, el psyllium o el kuzu, en forma de alimento terapéutico. Algunos de los prebióticos que se comercializan llevan sustancias como inulina, galactopiranosil fructosa, goma de xantano, betaglucanos, mucílagos o el mencionado psyllium.

Si una persona con SIBO empieza a tomar un prebiótico, al principio sus síntomas pueden empeorar. Sin embargo, varios estudios nos muestran que, una vez pasada esa fase inicial, se produce una mejoría. Hay quien considera que la estrategia de quitarles la comida a las bacterias con una dieta baja en FODMAP, por ejemplo, vuelve a las bacterias más resistentes y hace que cueste más erradicar el SIBO. El debate está sobre la mesa.

El consenso general es que los prebióticos son importantes para nuestra microbiota. ¿Recuerdas a Tim Spektor? Sí, ese investigador que estuvo unos días en África comiendo como los hadzas y hartándose a baobab. Pues es un superprebiótico: ya se puede comprar fruto de baobab en polvo para darles de comer a nuestras bacterias.

No hace falta irnos tan lejos: si comes productos vegetales variados, de temporada y proximidad, podrás tener una microbiota saludable. Si añades algo de almidón resistente,* mejor aún.

De la combinación de prebióticos y probióticos surge el término *sinbiótico*. En agosto de 2020, se renovó la definición de sinbiótico, que es «una mezcla que comprende microorganismos vivos y sustrato(s) utilizados selectivamente por los microorganismos del huésped, que confiere un beneficio para la salud del huésped». Para este tipo de productos se utiliza este término con el prefijo griego SIN, que significa «con, juntamente» (como en sincronía, sinestesia, sindesmosis): en el sinbiótico, se juntan los probióticos con los prebióticos. No se debe confundir con el término «simbiótico», que se refiere a los organismos vivos que viven en estrecha relación unos con otros. Científicamente es más correcto hablar de sinbiótico, aunque el castellano habitualmente no permita la combinación nb.

En la última década se han publicado más de doscientos estudios científicos sobre los beneficios de los sinbióticos. Por ejemplo, el producto con *Akkermansia* del que te hablaba hace unas páginas es un sinbiótico: además de cinco cepas bacterianas, contiene inulina de achicoria. Este sinbiótico ha demostrado mejorar el control metabólico de las personas con diabetes tipo 2.

Otro ejemplo: un sinbiótico que contiene *L. acidophilus* 10, *L. rhamnosus* HS111, *L. casei* 10, *Bifidobacterium bifidum* y fructooligosacáridos, ha demostrado que, tomado cuatro días antes y diez días después de la cirugía de tumores periampulares, disminuye las infecciones posquirúrgicas, la duración del tratamiento antibiótico, el número de complicaciones infecciosas, la duración de la hospitalización y la mortalidad. Son resultados impresionantes de un producto seguro y sin efectos adversos.

Entonces, ¿cuál es el problema para que no se utilicen de for-

* Además del arroz y la patata cocidos y enfriados, puedes recurrir al boniato, la yuca o el plátano macho, como te contaba en el capítulo anterior. La fécula de patata y la tapioca se pueden añadir, por ejemplo, para espesar cremas de verduras.

ma más amplia los probióticos, prebióticos y sinbióticos? Quizás su variedad y que no están financiados en la mayoría de los países por los sistemas sanitarios. Además, son necesarios más estudios para identificar con exactitud qué cepas probióticas son las apropiadas para cada situación y con qué MAC acompañarlas.

Fantasmas buenos

Después de los PRE, PRO y SIN nos quedan los POS y PARA.

Los posbióticos pueden ser metabolitos producidos por los microorganismos: enzimas, proteínas o péptidos, polisacáridos, ácidos orgánicos o lípidos. En esta categoría, también se incluyen componentes de los microorganismos que otros consideran paraprobióticos: ácidos teicoicos o lipoteicoicos, peptidoglicanos, proteínas de la superficie celular o polisacáridos. Los posbióticos son mucho menos conocidos que los pre o probióticos. El más conocido quizás sea el butirato, un ácido graso de cadena corta (en inglés, SCFA, *short chain fatty acid*).

Según el tipo de sustancia que se administre, los efectos pueden ser locales en forma de inmunomodulación, antimicrobianos o antiinflamatorios; o sistémicos: antioxidantes, hipolipemiantes, antihipertensivos, antiobesogénicos y antitumorales. ¡No todos los posbióticos tienen todas estas acciones!

Los paraprobióticos también se llaman probióticos fantasmas. Son productos que contienen microorganismos lisados o tindalizados: están muertos o inactivos. Sus efectos beneficiosos se deben a los componentes de los microorganismos: las fronteras entre los pos y los paraprobióticos están algo difuminados. Parece que son útiles no sólo de forma local para el intestino.

Por ejemplo, hay un lisado de probióticos que contiene sustancias como ácido hialurónico, esfingomielinasa, y peptidoglicanos, beneficioso para la piel. Consigue mejorar la dermatitis atópica, curar cicatrices y quemaduras y rejuvenecer la piel, además de mejorar su inmunidad local y proteger contra el fotoenvejecimiento.

¿Y qué hace, por ejemplo, el butirato? Casi podríamos decir qué no hace. Algunos de sus efectos los tienes en la tabla 11, aunque hay muchos más en todos los órganos del cuerpo.

Lo bueno es que una microbiota saludable fabrica butirato. En el marco de un tratamiento individualizado para un paciente con disbiosis, se puede añadir en forma de suplemento durante un tiempo.

De momento, ya hay posbióticos y paraprobióticos comercializados para mejorar la respuesta inmunitaria, el tratamiento de la infección por *Salmonella* o *H. pylori*, la disbiosis, diversos problemas gastrointestinales y los trastornos del espectro autista.

Tabla 11. Efectos locales y sistémicos del butirato.

Efectos locales en el intestino	Efectos sistémicos
• Regula las citoquinas inflamatorias • Sirve de fuente de energía para las células del intestino • Mejora la barrera intestinal • Controla a los microbios patógenos • Contribuye a la síntesis del moco • Ayuda al desarrollo de las vellosidades intestinales • Inhibe los fenómenos de carcinogénesis • Participa de la absorción del agua	• Aumenta la masa muscular y mejora la beta-oxidación de los ácidos grasos: permite a los músculos conseguir más energía desde la grasa • Disminuye la masa grasa y mejora en general el metabolismo del tejido adiposo Disminuye la inflamación asociada a la obesidad y aumenta el tejido adiposo pardo (la grasa buena) • Disminuye la inflamación hepática y el depósito de grasa en el hígado • Modula el eje intestino-cerebro de una forma antiinflamatoria • Disminuye la resistencia a la insulina. • Tiene un efecto beneficioso en la salud cardiovascular • Disminuye el daño mitocondrial en múltiples procesos patológicos

Trasplantes de heces

No sé nada de la medicina tradicional china, lo confieso. No entra en el plan de estudios de las facultades de medicina en España y después no he encontrado el tiempo para indagar sobre ella. Aun así, casi siempre que estudio alguna patología y su tratamiento y reviso la historia de la medicina, descubro que los chinos hace milenios tenían unos conocimientos médicos admirables. Por ejemplo, la malaria ya la trataban con derivados de la artemisa y, hoy en día, los derivados de esta planta son los más útiles en el tratamiento de esta enfermedad, sobre todo si el parásito que la provoca es resistente a otros fármacos.

Hace más de dos mil años, los chinos ya utilizaban la «sopa amarilla» en el tratamiento de algunas enfermedades intestinales. Es un poco asqueroso: consistía en fabricar una suspensión de heces de sujetos sanos para dárselas a personas con diarreas incoercibles, de peligro vital. Conseguían resultados espectaculares y salvaban vidas. ¡La sopita se la hacían ingerir por boca a los pacientes! En el siglo XVI, mantenían la práctica, aunque también usaban heces secas, más aceptables. En Europa, esta terapia se usaba en Italia en la ganadería con el nombre de *transfaunación*.

En el siglo XX, se comenzó a aplicar el trasplante de heces en los años cincuenta en pacientes con infecciones graves por *Clostridium difficile*. Esta indicación es hoy en día la única aprobada en Europa y Estados Unidos para el trasplante fecal, aunque se investiga en múltiples otras patologías. En la web que recopila cientos de miles de ensayos clínicos de todo el mundo, <clinicaltrials.gov>, encontramos más de trescientos estudios en marcha o completados con trasplantes de microbiota fecal, en situaciones como la enfermedad inflamatoria intestinal, diversas enfermedades autoinmunes, epilepsia o anorexia nerviosa. Incluso para la COVID-19 se está evaluando la utilidad de esta estrategia.

El procedimiento consiste en recoger la microbiota fecal de una persona sana y trasplantársela a una persona con una enfermedad concreta. Los resultados en el *C. difficile* son buenos. Sin embargo, no es una panacea universal.

Al examinar al donante, se comprueba en primer lugar que está sano. No obstante, quizás hoy no tenga ninguna enfermedad y sí la desarrolle en unos meses: su microbiota puede presentar ya una disbiosis que aún no se haya manifestado. Aunque se evalúa al donante de heces para descartar patologías como el VIH, la sífilis o infecciones gastrointestinales y se le pasa un cuestionario de salud completo, no existe obligación de examinar la composición completa de la microbiota intestinal del donante. Pero, al menos, se realiza un control. En internet, se encuentran vídeos de cómo realizar un trasplante fecal casero, algo no muy recomendable sin un control adecuado.

Me viene ahora a la mente el caso de un paciente que acudió a una ciudad de otro país en busca de un trasplante fecal, desesperado por su trastorno intestinal. Se le administraron heces de varios donantes. Mi paciente tenía la *Akkermansia* perfecta antes del trasplante, aunque tuviera otros componentes alterados. Después del trasplante, le bajó la *Akkermansia*, surgió un exceso de *Candida* y una *Pseudomonas aeruginosa* productora de toxinas.

Algunas veces, las consecuencias de un trasplante de heces pueden ser serias, sobre todo si no se realizan las pruebas necesarias para comprobar el estado de la microbiota del donante. En el verano de 2019, en Estados Unidos se reportaron dos casos graves —uno con resultado mortal— de infección por bacterias multirresistentes después de un trasplante de heces.

En 2015, se publicó el caso de una mujer que se curó del *C. difficile* gracias al trasplante de heces de su hija. Después del trasplante de heces, la mujer engordó de forma inexplicable diecisiete kilos en poco más de un año. A pesar de sus esfuerzos, dieta y ejercicio, no conseguía adelgazar. Además, desarrolló estreñimiento y molestias digestivas. Desde entonces, su hospital exige un peso normal a los donantes de heces. Sin embargo, la donante no estaba obesa antes de la donación (sólo tenía un sobrepeso ligero), pero después engordó quince kilos. En un momento determinado podemos tener una microbiota ya disbiótica generadora de problemas, pero que no se han hecho patentes aún.

Aun así, los trasplantes de microbiota fecal son una estrategia de utilidad potencial en patologías de difícil tratamiento. Con la aplicación de técnicas de diagnóstico avanzadas para analizar las donaciones, se conseguirán mejores resultados con menos efectos adversos.

De momento, los trasplantes de microbiota fecal son de difícil acceso. No en todos los centros hospitalarios existen los medios adecuados para este procedimiento. Como hemos visto, existe un potencial difícil de cuantificar de transmisión de otras enfermedades, no sólo infecciosas. La ventaja del trasplante de heces es que tiene un efecto directo y se instaura todo un nuevo ecosistema; claro, si el ecosistema del donante no es el ideal, esta ventaja se convierte en un problema serio. Y encontrar donantes sanos de verdad en nuestra sociedad, con nuestro estilo de vida disbiotizante, es complicado.

BCT

Hay quien propone dejar, de momento, de lado los trasplantes de microbiota fecal hasta que conozcamos más el microbioma y sus metabolitos. Se ha propuesto en su lugar recurrir a los consorcios bacterianos. Consisten en la administración de un grupo de bacterias de hasta treinta o más especies bacterianas, seleccionadas de forma individualizada según las necesidades de la persona que tenga la enfermedad que queramos tratar. Para ello, se puede recurrir tanto a los probióticos tradicionales como a los de nueva generación, desarrollados a partir del conocimiento de los microbiomas de las personas sanas.

La ventaja de los BCT es que se conoce la composición exacta del producto que se administra. El trasplante de la microbiota fecal completa contiene cientos de bacterias, además de virus, hongos y protozoos, cuya acción conjunta sólo se conoce en parte.

Las empresas que exploran esta vía ya tienen varios productos en investigación para patologías como la enfermedad inflamatoria intestinal, la infección por el *C. difficile*, la inmunoterapia oncológica, las alergias alimentarias, la infección por microorganismos multirresistentes o la enfermedad injerto contra huésped de los pacientes con trasplantes de órganos.

Antibióticos y aceites esenciales

Si te hablan de antibióticos, pensarás en esos medicamentos que te receta el médico para una otitis, una bronquitis o una infección de orina. Ante un desequilibrio en la microbiota intestinal con exceso de bacterias malas, tiene lógica pensar que los antibióticos podrían ser de utilidad.

Así es como se suele tratar el SIBO: la mayoría de las veces se recurre a la rifaximina, un antibiótico que apenas pasa del intestino al resto del organismo. Otro antibiótico similar, usado en el SIBO tipo metano, es la neomicina. En las guías de práctica clínica se recomienda el uso de antibióticos variados para el SIBO, como la archiconocida amoxicilina con ácido clavulánico, el ciprofloxacino y el metronidazol, por mencionar algunos. Es cierto que estos antibióticos pueden matar a las bacterias responsables del SIBO, pero también dañan a las bacterias buenas. Después, tras la vuelta de las bacterias, a menudo reemerge el SIBO, sobre todo si no se ha tratado su causa.

La naturaleza nos da muchos fármacos o profármacos. También, nos regala unas sustancias maravillosas que tienen una potencia antibiótica magnífica sin dañar a nuestras bacterias amigas: los aceites esenciales, extraídos de plantas como el orégano, la canela, el romero o el clavo. Son tan potentes que en *Nature* se han publicado artículos que proponen su uso en la epidemia de superbichos que nos amenaza. Los superbichos son las bacterias multirresistentes, que generan infecciones sobre todo hospitalarias. Algunas de ellas dan auténtico pavor: producen infecciones graves ante las que a veces no tenemos alternativas terapéuticas. El aceite de orégano y las enterocinas de algunos probióticos pueden atacar a esos microorganismos multirresistentes.

Muchos de mis pacientes no quieren tomar antibióticos farmacológicos para modular su microbiota. Casi siempre estoy de acuerdo con ellos: el SIBO no es una enfermedad infecciosa y se puede iniciar su tratamiento con estos antimicrobianos herbáceos, sustancias que nuestro cuerpo conoce porque comemos esas plantas desde hace tiempo. Los críticos de la fitoterapia creen que «no se sabe la cantidad de sustancia que administras». No lo sabes si recoges la planta del campo, pero tal como se producen los fitoterapéuticos y los aceites esenciales hoy en día, se pueden administrar cantidades controladas de la sustancia activa por su quimiotipado.

Mi amiga Marisa García Alonso es una erudita de este campo y gran conocedora de los aceites esenciales. No sé a cuántas bacterias malas habrá matado ya con su oleoteca, pero se merece algo así como la Medalla al Mérito Civil de la Orden Salvadora de las Microbiotas por su tarea divulgadora con los aceites.

Fagos

Otra forma de modular la microbiota son los fagos, esos virus que infectan a las bacterias. Me pareció fascinante lo que te contaba del señor que salvaron con un fago específico para una bacteria que le infectaba la prótesis aórtica. En Europa del Este se usan desde hace décadas. Ya hay algún probiótico que incorpora algunos fagos en su composición.

Antes del uso amplio de los fagos, necesitamos conocerlos mejor para saber cuáles se dirigen a cada bacteria y cómo influyen en su metabolómica. También, cómo conservarlos, fabricarlos y administrarlos de la forma más idónea. Habrá que realizar estudios en animales y humanos, además de averiguar qué tipo de respuestas inmunitarias producen los fagos en el cuerpo humano.

En realidad, estamos expuestos a los fagos en los entornos naturales y con la comida, pero una cosa es los que no podemos evitar y otra introducirlos en forma de terapia: las regulaciones legales varían y las cantidades, también.

CRISPR

El CRISPR, la técnica que permite modificar la composición genética de los organismos vivos, se puede aplicar en el campo de la microbiómica. En 2020, el premio Nobel de Química se lo han otorgado a dos investigadoras por esta técnica, aunque se han dejado fuera al español Mojica. Aún no está a nuestro alcance un catálogo de productos vivos modificados genéticamente para usarlos en indicaciones específicas, pero a buen seguro lo tendremos en un futuro.

Moléculas pequeñas

Hay algunos fármacos muy específicos e interesantes en diversas fases de investigación que tienen a la microbiómica como diana terapéutica. Son moléculas de pequeño tamaño que se dirigen a microorganismos concretos, sus metabolitos o algún aspecto de la relación entre los microbios y el huésped humano. Son sustancias que aún no tienen nombre, sino que se designan por letras y números.

Por ejemplo, el SYN-010 reduce la producción de metano, los inhibidores de CutC inhiben la producción de TMAO desde la colina y el CVDMMT la de CutC. SYM-104 estimula a los linfocitos

Treg y SG-2-0776 promueve la curación de la mucosa intestinal. La mayoría de ellas están aún en una fase de estudio preclínica y pueden pasar años antes de que pasen a nuestro arsenal terapéutico.

Otros suplementos

En el estudio científico ANIBES, se comprobó que en España el 92 por ciento de la población obtiene de la alimentación menos del 80 por ciento del zinc que necesita. El 74 por ciento y el 80 por ciento no obtienen suficientes vitaminas A y E. Estas cifras son parecidas en todo el mundo. Se estima que el 10 por ciento de las diarreas del mundo se evitarían si la población no tuviera déficit de zinc. El 18 por ciento de los episodios de malaria, también, y el 16 por ciento de las infecciones del tracto respiratorio inferior (bronquitis y neumonías). El déficit relativo de yodo también es frecuente. ¿Y qué decir de la vitamina D? En España, el 80-100 por cien de los mayores de sesenta y cinco años la tiene baja y de los jóvenes, casi la mitad está falta de esta sustancia.

El déficit de micronutrientes se debe a la cada vez menor densidad nutricional de los alimentos que comemos y al embudo alimentario: la escasa variedad de alimentos disminuye el aporte de micronutrientes. Por otro lado, la vida moderna aumenta sus requerimientos. El estrés, la exposición a una elevada carga tóxica ambiental y la disbiosis universal, entre otros factores, hacen que las recomendaciones oficiales de micronutrientes se queden cortas. Éstas se basan en la ingesta mínima para no morir o tener una enfermedad por deficiencia grave, pero no alcanzan para un estado óptimo de salud. Además, una gran parte de la población ni siquiera llega a esos niveles en todos los micronutrientes.

Estas insuficiencias tienen un impacto negativo en nuestra salud y también en la microbiota. Si la barrera intestinal u oral o el sistema inmunitario no funcionan bien, no son capaces de mantener el equilibrio con los microorganismos. Entonces, las bacterias malas vencen la batalla por la colonización de los nichos ecológicos del cuerpo: boca, intestino, pulmones, piel, tracto genitourinario.

Por eso, a menudo es necesario suplementar algunos de estos micronutrientes. Casi todo el mundo necesita algo de magnesio, vitamina D u omega 3. No te animo a que tomes estos suplementos por tu cuenta, pero sí es conveniente informarte y, llegado el caso, buscar un profesional actualizado para que te eche una mano.

Por ejemplo, el déficit de magnesio es causa frecuente de contracturas musculares, estreñimiento o un sueño de mala calidad, además de falta de energía. El desequilibrio entre los omega 3 y los omega 6 no permite al sistema inmunitario resolver las inflamaciones de forma óptima, y las membranas celulares carecerán de la fluidez adecuada para ejercer sus funciones. La vitamina D no es sólo para la salud ósea: es necesaria para múltiples tejidos y células, incluidos el cerebro y el sistema inmunitario, y para mantener la salud cutánea, oral e intestinal. El ser humano es de los pocos mamíferos incapaces de fabricar su propia vitamina C, junto a algunos murciélagos, el resto de primates y las cobayas. El resto de los mamíferos fabrican entre nueve y trece gramos de vitamina C cada día. La mayoría de los humanos no ingerimos la vitamina C necesaria para todas nuestras funciones corporales. Y así, podríamos revisar uno por uno los micronutrientes.

Existen otros productos útiles para nuestra salud. El ser humano ha ingerido miles de plantas diferentes a lo largo de su historia, y a menudo se toleran mejor y con menos efectos secundarios que muchos fármacos. La fitoterapia moderna permite saber la cantidad exacta de sustancia activa que tomamos.

Por ejemplo, como procinético, en lugar de prucaloprida, podríamos usar triphala, una combinación de tres hierbas ayurvédicas, u otro producto combinado que contiene varias hierbas que mejoran al sistema gastrointestinal. El extracto de azafrán tiene un efecto antidepresivo sin efectos secundarios y las hierbas adaptógenas como el eleuterococo o la rhodiola, por mencionar alguna, tienen múltiples aplicaciones.

Otras sustancias no proceden de plantas: la melatonina es una hormona natural que, bien prescrita, ayuda a equilibrar los biorritmos. Los alimentos nutracéuticos, como el aloe vera o el psyllium, también entran dentro de lo que nos ofrece la naturaleza para cuidarnos. La ribosa es un azúcar especial que otorga energía directa para las mitocondrias. Muchas personas en un momento determinado del tratamiento necesitan tomar enzimas digestivas o betaína, por ejemplo.

Esto no quiere decir que no se deba usar un fármaco nunca. Si hace falta, ¿por qué no? Pero no se deben usar los fármacos para tratar enfermedades y pruebas, sino personas. Se debe valorar siempre el riesgo-beneficio. Por ejemplo, la *Giardia* prefiero tratarla con antiparasitarios farmacológicos, aunque por poder, se pueden usar sustancias naturales. A veces no queda otra que dar un corticoide u hormona tiroidea exógena, por ejemplo. En las personas que han tenido un infarto y les han puesto un *stent*, sería mala praxis no pautar ciertos fármacos para evitar un nuevo infarto.

Sin embargo, a menudo se usan los medicamentos para tratar síntomas con escaso éxito y muchos efectos secundarios, sin ir a la raíz del problema. El omeprazol y sus hermanos, las benzodiacepinas y los antidepresivos, o las estatinas, por comentar algunos, son fármacos que, demasiado a menudo, se mantienen de forma prolongada sin que el paciente obtenga un claro beneficio de su uso. Por eso, la desprescripción farmacológica, retirar aquello que no sirve y que es incluso perjudicial, es todo un arte.

Con los suplementos pasa un poco lo mismo: no se trata de que tomemos un montón de vitaminas, minerales, plantas y aminoácidos de forma continuada. Cuestan dinero y tienen una acción terapéutica real por lo que deben indicarse de forma individualizada para aprovechar esa acción. Además, en ocasiones pueden tener interacciones o contraindicaciones particulares. Tomar puñados de productos al día entre pastillas, comprimidos, cápsulas, polvos y sobres es excesivo, además de costar un dineral. Por eso, si lees alguna vez que tal o cual suplemento va bien para X indicación, no es que no sea cierto, pero no significa que te vaya bien a ti en ese momento concreto.

Te animo a no automedicarte en general con medicamentos ni tampoco con suplementos. Por supuesto que éstos son de venta libre, pero una visita con un profesional actualizado para una optimización de tu alimentación, actividad física, biorritmos, microbiota y suplementación te va a ahorrar tiempo y dinero.

Por último, no hay suplemento ni fármaco que sustituya la alimentación, la actividad física y el *reset* del estilo de vida. La solución a los trastornos derivados de la mala alimentación, el sedentarismo y el estrés mal llevado no está en un bote. Está en ti.

12

Me estás estresando, dijo la *Akkermansia*

> El problema real de la humanidad es el siguiente: tenemos emociones del Paleolítico, instituciones medievales y tecnología divina. Es terriblemente peligroso, y se aproxima ahora a un punto de crisis total.
>
> EDWARD O. WILSON

ESTRÉS

> Al hombre se le puede arrebatar todo salvo una cosa, la última de las libertades humanas: la elección de la actitud personal ante un conjunto de circunstancias para decidir su propio camino.
>
> VIKTOR FRANKL

Los peligros sin movimiento nos enferman

El ser humano evolucionó en un entorno con amenazas para la vida, como no tener comida, la falta de agua, los inviernos gélidos, las canículas, los depredadores y la tribu de al lado: hambre, sed, frío, calor, violencia. Nuestros ancestros podían infectarse heridas o sufrir traumatismos. Todos estos estímulos estresantes sacan al organismo de su equilibrio interno.

El cuerpo tiene mecanismos que buscan la recuperación de la homeostasis.* Disponemos de un cerebro y un sistema neuroendocrinológico que generan una respuesta al estrés: adrenalina, noradrenalina, cortisol y otras hormonas y reacciones que nos lle-

* *Homeostasis* es el término científico para el «estado de equilibrio dinámico o el conjunto de mecanismos por los que todos los seres vivos tienden a alcanzar una estabilidad en las propiedades de su medio interno y, por tanto, de la composición bioquímica de los líquidos y tejidos celulares, para mantener la vida, siendo la base de la fisiología».

van en busca de una solución al problema que amenaza la supervivencia en ese momento.

Además, las situaciones vitales que experimentamos generan también una emoción. Las seis emociones universales son iguales aquí, en Tombuctú, en el Amazonas y entre los esquimales: miedo, sorpresa, asco, ira, alegría y tristeza. Las emociones dan sentido a lo que nos pasa y nos empujan a reaccionar con huida, lucha o acercamiento, y a veces parálisis, hacia lo que nos rodea. Nos ayudan a comunicar a otros humanos información sobre las condiciones del entorno. Las emociones modulan el aprendizaje: cuando una información se acompaña de una emoción intensa, deja una huella indeleble en nuestros circuitos neuronales. Piensa en algo muy memorable que te pasara hace un año. Quizás no recuerdes la ropa que llevabas o qué habías comido, pero seguro que recuerdas la emoción que sentiste.

La emoción y la respuesta al estrés generan movimiento: emoción viene de *e-movere*. El movimiento es necesario para dar solución a los estresores. Si te entra hambre, tienes que cazar un conejo o recolectar bayas o lombrices. Si notas sed, tendrás que ir a buscar agua. Ante el frío, harás un fuego o buscarás pieles para taparte. El calor te empuja a buscar un lugar fresco a la sombra para pasar las horas de mayor insolación. Si viene un león o el de la tribu de al lado te quiere dar un garrotazo, más te vale moverte, ya sea para huir o para luchar.

Las heridas o las infecciones se solventaban con el sistema inmunitario, que se encarga de defendernos contra los bichos malos y también de inflamar una herida para luego repararla.

Así, sobrevivieron durante generaciones nuestros ancestros: con un sistema neuroendocrino e inmunitario que les permitió sobrevivir y un sistema metabólico que repartía la energía para esos sistemas, según las prioridades de cada momento. Pero si algo caracteriza al ser humano, es nuestro cerebro: aprendimos a modificar el entorno para resolver problemas. Si tengo hambre, cultivo cereales. Si tengo frío, me hago una casa y me construyo un pozo para tener agua. La diplomacia es obra de nuestra inteligencia colectiva: surgió para llevarnos bien con la tribu de al lado. Comerciar tiene sus ventajas frente a la guerra, aunque a menudo ésta ofrece mayores ganancias y nos lleva a contiendas bélicas de proporciones cada vez mayores.

En nuestro camino hasta el siglo XXI, hemos modificado el entorno sin mirar atrás ni pensar en las consecuencias sobre el planeta y nuestra salud. Hemos creado ciudades enormes, aviones y coches, ordenadores, y móviles que, en realidad, son miniordenadores millones de veces más potentes que mi Amstrad CPC464 (de 64 kb) de hace treinta y tantos años. Sin demasiado esfuerzo físico, llenamos de comida el frigorífico o nos la traen a casa tras pulsar un par de iconos táctiles (no nos vayamos a herniar con botones de verdad) en nuestro móvil. Ya no necesitamos movernos. No necesitamos ni salir de casa para tener las necesidades básicas cubiertas.

Es decir, ya no tenemos estrés fisiológico. En las sociedades WEIRD una gran parte de la población no pasa hambre, sed, frío ni calor. La violencia física no se ha erradicado, aunque la mayoría de nosotros no la sufrimos, por fortuna.

Sin embargo, tenemos otros estresores que para nuestro cerebro son estímulos amenazantes. La hipoteca. La subida del IVA. La declaración de la renta. Los atascos. Pasarle la ITV al coche. Tener tres reuniones por videoconferencia en un solo día. Estar conectados con millones de personas que no conocemos. Que nos den *likes* en las redes sociales. Ser objetivo de la ira de miles de tuiteros por no ser a todas horas políticamente correctos.

¿Sabes qué?

A tu microbiota no le pasa nada con el estrés ancestral. Es más, le mola. Pasar de vez en cuando hambre y restricción calórica tiene ventajas para la microbiota. Sufrir un poquito de sed ocasional es fisiológico y reduce la neuroinflamación, que ya vimos que es dañina para la microbiota. Exponerse al frío de forma intermitente, como en el método Wim Hof, o al calor de la sauna, equilibra al sistema nervioso autónomo. A la microbiota todo eso le encanta y está preparada para aguantarlo en dosis moderadas.

Sin embargo, tu cuerpo no le da ninguna respuesta a la hipoteca, a los atascos o a estar conectado a un mundo virtual en todo momento. No sabe qué hacer frente a esos estresores, pero está en alerta constante, sin generar un movimiento que solucione esas situaciones. Un factor estresante de treinta o cuarenta años de duración no hay cerebro que lo entienda. Nuestro cerebro, en esto de captar amenazas, se quedó en el Paleolítico. Nuestras respuestas son aún en un 85 por ciento instintivas o reptilianas. La parte moderna del cerebro, el neocórtex, sólo participa en un 15 por ciento de la toma de decisiones. Podemos ejercitar esa parte para mejorar nuestra tolerancia al estrés. El estrés crónico afecta de forma negativa a la microbiota, como hemos comentado en el capítulo 6.

Me llegan pacientes de todo tipo. La mayoría tiene problemas intestinales o digestivos. SIBO, intolerancias, gases, hinchazón. Celiaquía, enfermedad intestinal inflamatoria. De todo. También, enfermedades autoinmunes de diverso tipo. La tiroiditis de Hashimoto quizás sea una de las más frecuentes.

La mayoría son personas muy disciplinadas: no les importa llevar una dieta más o menos restrictiva. De hecho, la mayoría acude con una alimentación demasiado restringida. No les importa gastarse dinero en pruebas y suplementos: casi todos se han sometido a demasiadas pruebas, aunque quizás no a las que eran necesarias. A menudo, toman demasiados suplementos. ¿Por qué les cuesta mejorar?

La clave está en el estrés insostenible que soportan. Trabajan demasiado. Se conectan demasiado a internet. Tienen relaciones familiares complicadas o bien están solos: les falta una tribu. No saben decir que no a nada de lo que se les propone. Olvidan que si dices siempre que sí a todos los demás, te estás diciendo que no a ti mismo. La falta de propósito vital nos lleva hacia delante como pollos sin cabeza, muy rápido, sin saber a dónde vamos.

El ritmo de vida hasta hace poco era más relajado. No existían internet ni los móviles. Si querías quedar con alguien, llamabas al fijo y acordabas una cita. ¡Incluso podías hacer visitas sin previo aviso! Sobraba el tiempo para el aburrimiento. Hace no mucho, sólo había uno o dos canales de televisión. De vez en cuando, alquilabas una película o ibas al cine. No se hacían maratones para ver dos temporadas de una serie completa en un fin de semana. No, tenías que esperar a la semana siguiente al nuevo capítulo.

Ahora, nos faltan horas y nos sobran contenidos. «Nos ahogamos en información mientras ansiamos sabiduría», decía Edward Wilson hace décadas. WhatsApp, Facebook, Instagram, LinkedIn, Telegram, TikTok, Snapchat, Twitter, YouTube, agregadores de noticias, decenas de canales de televisión y varias plataformas de televisión de pago. Si no estás conectado a todas horas, quizás te pierdas la última hoguera de Twitter («Twitter arde») o la posibilidad de conseguir unos cuantos seguidores de Instagram más (recuerda el filtro de ponerte guapo). Si tus contactos comprueban que has leído un wasap y no contestas de inmediato, te lo pueden reprochar. El bombardeo continuo de correos electrónicos es tremendo y las prisas porque respondas también. Hay quien me ha vuelto a escribir a las doce horas de haberme mandado un correo porque no había respondido.

Nuestros circuitos de dopamina y otros neurotransmisores están hiperexcitados. Tu adrenalina y noradrenalina van a tope y el cortisol, el pobre, ya no da más de sí. Con el exceso de luz nocturna, la melatonina, que con los años de todos modos disminuye, decide no salir. Tus músculos están preparados para la lucha o la huida, que nunca se producen.

Todas estas señales le llegan a tu microbiota. Tu cerebro se lo transmite a tu intestino y tus bichillos. Se agobian. Están alborotados.

Como para no estarlo.

¿Hay algún cambio particular asociado a los diferentes tipos de estresores? En general, la disbiosis será proinflamatoria, asociada a la producción de metabolitos perjudiciales (puedes volver a la tabla 2 a revisarlos). Además, aumenta la permeabilidad intestinal. Hay géneros y especies beneficiosos que sufren especialmente. De hecho, ya hay empresas de análisis de microbiota fecal que en sus informes incorporan el término *microbiota estresada*. La *Akkermansia* y los *Ruminococcus*, junto a bifidobacterias y lactobacilos, parece que son particularmente sensibles a los estresores de tipo psicoemocional, junto a algunas especies de *Prevotella*. En la mucosa gástrica puede aumentar el *Helicobacter*. ¡Ah! Y ya vimos cómo el estrés se relaciona con el SIBO. Aún queda mucho por investigar en este ámbito.

El impacto negativo del estrés «malo» en el embarazo y en la infancia temprana en parte se media por la microbiota. La adolescencia es otro momento crítico. Y ya vimos al principio cómo hay marcadores intestinales que se relacionan con la (in)felicidad matrimonial.

Esta relación es bidireccional: una microbiota sana te ayudará a tolerar mejor lo que te sucede en la vida. Échate una mano a ti mismo y cuida tu microbiota para que ella te ayude a tolerar mejor lo que te sucede. Es inevitable que nos sucedan cosas en la vida que no desearíamos; en inglés se dice *shit happens* («suceden mierdas»). Podemos elegir cómo enfrentarnos al lado menos brillante de la vida. Y cuando tu intestino te dé un aviso con la *Akkermansia* que grita: «Para un poco, ¡me estás estresando!», hazle caso.

No tener nunca nada de estrés, nada que nos saque de la rutina, también resulta estresante y genera intranquilidad e insatisfacción. El estrés bueno (euestrés) nos mantiene en una zona de motivación, con un *flow* vital que consiste en mantener esa homeostasis o equilibrio con ciertas oscilaciones. En el estrés bueno incluimos los estímulos fisiológicos ancestrales, que nos ayudan a tolerar mejor los estresores modernos. Podemos recuperar parte del estrés ancestral fisiológico, como propone el doctor Leo Pruimboom con su protocolo de Vida Intermitente. Consiste, como afirma el doctor, en «el uso de desafíos ancestrales como vacuna contra los efectos nocivos de la vida moderna» y se publicó en 2018 en una revista científica. Al final de este capítulo, te lo cuento, porque va más allá del control del estrés.

Cuando el estrés es crónico, la última fase de desgaste se acompaña de las manifestaciones de la tabla 12. Los problemas físicos pueden consistir en contracturas musculares, fatiga, infecciones, problemas digestivos, niebla mental, alteraciones del peso corporal e incluso problemas cardiovasculares y autoinmunes. La disbiosis entra en esta sección.

Tabla 12. Síntomas del desgaste por estrés crónico.

Disminución del sentido del humor	**Aumento de los problemas físicos**	**Aislamiento social**	**Incremento de la carga de trabajo**
No culminación de los proyectos que iniciamos	**Tensión continua**	**Agotamiento emocional**	**Alteraciones del sueño**
Facilidad para ofenderse y discutir a todas horas	**Saltarse momentos de descanso y autocuidado**	**Consumo de drogas o alcohol**	

Actúa: es gratis

Te contaba hace algunas páginas que en el artículo sobre la periodontitis y el estrés se recomendaban pautas específicas para lidiar con éste. Las diez recomendaciones que dan son los *destressitizers* o «desestresadores» que la Asociación Médica Canadiense define como «cualquier proceso por el cual un individuo puede aliviar el estrés». En algún punto quizás necesites ayuda; los profesionales con la formación adecuada para ayudarte son los psicólogos. Todos nos podemos beneficiar de la consulta con uno en algún momento de nuestra vida. La sanidad pública necesita más psicólogos y menos recetas de ansiolíticos y antidepresivos.

1. El **ejercicio físico regular** ayuda a quemar y consumir las hormonas del estrés y los neuroquímicos del estrés.
2. La **meditación y otras técnicas de relajación** durante sesiones de veinte a treinta minutos al día pueden tener efectos beneficiosos duraderos en la reducción de los niveles de estrés.

El *mindfulness* es la versión occidentalizada y científica de las técnicas de meditación oriental. Puedes practicar también actividades de *mindfulness* informal: lavar los platos con atención plena, por ejemplo.

A veces, practicar el STOP es suficiente. STOP significa:

- STOP: PARA de forma transitoria lo que estés haciendo y lleva tu atención al aquí-y-ahora. (¡Si estás conduciendo o inmerso en otra actividad del estilo, no!)
- TOMA tres respiraciones profundas con atención plena, prestando atención a cómo el aire entra y sale lentamente de tus pulmones.
- OBSERVA y etiqueta tres sonidos a tu alrededor o bien presta atención plena a lo que Escuchas, Tocas o Ves (ETV, en inglés HTC, de Hear - Touch - C = See).
- PROCEDE a continuar con lo que necesites hacer con una sonrisa y atención plena.

Otra forma de parar, sobre todo si estás muy nervioso en un momento puntual, es estimular el nervio vago y respirar de la siguiente manera: coge aire profundo, y luego suéltalo lo más despacio que puedas, a la vez que emites un profundo «oooom», «oooyaaayaaa» y otros sonidos de cantos ancestrales. Repítelo por lo menos tres veces. Si puedes, mejor cinco minutos.

Te recomiendo un libro muy sencillito que se llama *Hacia la paz interior*, del monje budista zen Thích Nhất Hạnh, y que apliques sus recomendaciones en el día a día. Forma parte de esas prácticas de *mindfulness* informal que puedes integrar en la vida cotidiana.

Quizás quieras visitar la web de Nirakara: es un instituto de neurociencia vinculado a la Universidad Complutense de Madrid con recursos gratuitos para iniciarte en el *mindfulness* y la compasión.

Actividades como escuchar música o tocar un instrumento, bailar, hacer un puzle, practicar yoga, pintar o dibujar... son *hobbies* que se practicaban antaño y que hoy en día parece que no son productivos. Lo son, y relajan a nuestro cerebro con un descanso activo.

3. **No consumir drogas ni alcohol** es clave para controlar el estrés. No hay excusas. El tabaco cuenta como droga. Si fumas, piensa: ¿por qué lo haces? Busca ayuda para convertirte en exfumador. El alcohol a diario no es saludable, aunque sea vino carísimo.

4. **Fortalecer las relaciones sociales** y construir una sólida red de apoyo es la mayor protección contra el estrés. Pasa tiempo con las personas que amas y no dejes que tus responsabilidades te impidan tener vida social. Si tienes problemas no resueltos en tus relaciones más importantes, busca la forma de solucionarlos con compasión sincera.

5. **Aprende mejores formas de administrar el tiempo.** Piensa qué actividades son más importantes y hazlas primero. Las agendas digitales nos ayudan a recordar lo que tenemos que hacer, pero no dan orden a una mente desbordada. Llevar una agenda en papel como el *bullet journal* te ayuda a organizarte. Tener objetivos y tareas para cada día, semana, mes y año, además de un propósito vital, te permite valorar a qué le dedicas tu tiempo y para

qué. De todos modos, no caigas en el error de hacerte un esclavo de la productividad. «Afilar el hacha», es decir, cuidar tu cuerpo, espíritu y mente, también necesita su propio tiempo.

6. **Encuentra mejores formas de afrontar las situaciones.** Observa cómo has lidiado con el estrés hasta ahora. Sé honesto con lo que funciona y lo que no. Piensa en estrategias que podrían funcionar mejor.

7. **Cuida tu cuerpo:** descansa lo suficiente y come de forma saludable. Practica el ayuno intermitente y el método Wim Hof: acaba cada ducha con treinta segundos de agua fría, verás qué bien te sienta. Si te animas, puedes aprender también las respiraciones del método.

8. **Prueba nuevas formas de pensar.** Cuando empieces a preocuparte, intenta detener los pensamientos. Trabaja en dejar ir las cosas que no puedes cambiar. Aprende a decir no. Aplica la Oración de la Serenidad: «Dios (o ente superior o conciencia cósmica o en lo que quieras creer): concédeme la serenidad para aceptar las cosas que no puedo cambiar, el valor para cambiar las cosas que puedo, y la sabiduría para reconocer la diferencia». Leer el libro de Viktor Frankl que menciono al principio te puede ayudar. El libro *Dejar ir* del psiquiatra ya fallecido David Hawkins también es interesante, aunque por momentos se vuelve un poco esotérico. No importa: sólo por su aportación del mapa de la conciencia merece la pena.

9. **Habla.** No poder hablar sobre tus necesidades e inquietudes genera estrés y un cúmulo de sentimientos negativos (negativo no es sinónimo de malo). La comunicación asertiva te ayuda a expresar cómo te sientes. Si tienes traumas no resueltos o problemas irresolubles con tus seres queridos, quizás sea momento de hacer un poco de psicoterapia para entenderte mejor a ti mismo.

10. **Pide ayuda a tu red de familiares y amigos.** Y dásela cuando ellos te la pidan. Es más, si ves que alguien lo está pasando mal, pregúntale si puedes ayudar. Es recomendable ser muy específico con la pregunta: «¿Necesitas que te escuche, quieres que te dé un consejo práctico o puedo hacer algo concreto por ti?».

11. **Contacto con la naturaleza.** No se incluye en las recomendaciones originales. Por su importancia, lo añado de forma específica y le dedico una sección de este capítulo.

12. **Desconexión digital.** Tampoco se incluye en el documen-

to canadiense. El exceso de pantallas y la conectividad continua son un mal extendido en nuestro día. De hecho, quizás se debería empezar por este último punto, junto a la actividad física. El móvil e internet son nuestras mayores distracciones. Mucha gente es incapaz de sentarse cinco minutos consigo mismo y sus pensamientos.

Si tienes hijos, es particularmente pernicioso que te vean con el móvil en la mano a todas horas. Cuando llegues a casa, intenta dejarlo en un sitio donde no lo tengas presente en todo momento. Las redes sociales o la navegación por internet en general es eso que Mago More llama «El Infinito»: consultas cualquier cosa y cuando te quieres dar cuenta, han pasado los minutos e incluso las horas y no sabes muy bien dónde se fue el tiempo.

Es recomendable practicar una desconexión digital completa al menos un día por semana, además de un fin de semana largo al mes, varias horas cada día, y al menos un par de semanas al año. El mundo virtual no desaparece aunque desconectes de él: seguirá allí cuando vuelvas, dispuesto a fagocitar tu atención.

Quizás no puedas hacer todo esto a la vez. Benjamin Franklin, uno de los padres fundadores de Estados Unidos y un erudito de su época, proponía practicar las siguientes virtudes: templanza, silencio, orden, determinación, frugalidad, diligencia, sinceridad, justicia, moderación, limpieza, tranquilidad, castidad y humildad. Él trabajaba en cada una de las virtudes de forma más intensa cada semana. Puedas escoger cada uno de los puntos para el control del estrés y trabajar en ellos de forma semanal, instaurando hábitos de forma lenta y sostenida. Para que una acción se vuelva un hábito, necesitas repetirla veintiún días. Proponte pequeños cambios y llévalos a cabo cada día.

¡RITMO!

Circadiano procede del latín *circa* («alrededor de») y *dia*. Muchos de nuestros ritmos fisiológicos tienen unos ciclos de veinticuatro horas. ¿Por qué?

Volvamos a la evolución. El ser humano procede del ecuador terrestre. Sí, hace millones de años de esto, pero al hipotálamo le da igual: se programó en un entorno con doce horas de luz y doce horas de oscuridad. En nuestro cuerpo tenemos unos minirrelojes en el cerebro y en todas nuestras células. Poseemos genes que se asocian a esos minicontadores de tiempo.

Nuestros ancestros, los que sobrevivieron para que yo escriba ahora esto y que tú lo leas, tenían sus doce largas horas para buscar alimentos y comérselos. En esas doce horas se movían, corriendo o caminando, entre diez y veinte kilómetros al día. A veces más. Socializaban. Jugaban. Disfrutaban de la luz del sol.

En las doce horas oscuras no iban a ningún lado: descansaban. Si acaso se movían, era para practicar sexo. Dormían. En estas doce horas, se producían los fenómenos de reparación de los órganos y tejidos.

El ciclo de la luz y la oscuridad es el *zeitgeber* más importante. *Zeitgeber* es un término alemán y significa —más o menos, porque no tiene una traducción exacta— sincronizador o temporizador. Pone en hora nuestros relojes biológicos a todos los niveles.

Los horarios de las comidas, las interacciones sociales, la actividad física o las hormonas también contribuyen a regular esos relojes. Incluso hay algún estudio que indica que caminar descalzo en un entorno natural ayuda a mitigar los efectos del desfase horario: los defensores del *earthing* o *grounding* —estar en contacto con la tierra— afirman que la energía de la tierra actúa como *zeitgeber*.

Por la adaptación a ese entorno, muchas de nuestras hormonas siguen un patrón de producción de doce horas de mayor actividad y otras doce con menor secreción. Por ejemplo, el predominio nocturno del eje tiroideo tiene mucho sentido: aseguraba la termorregulación frente al frío de la noche en una época en la que no existía la calefacción. El cortisol se produce sobre todo por el día; el valle más bajo de su producción sucede a altas horas de la madrugada. El primer pico matutino de cortisol es ese momento en el que ya te sientes despierto de verdad; si nunca te llegas a sentir así es que algo falla. La melatonina se produce sobre todo por la noche. Todos los órganos tienen un ritmo que es de predominio diurno o nocturno; o bien, tienen unas funciones que son más diurnas o nocturnas.

En su magnífico libro *Hicimos la luz... y perdimos la noche*, el catedrático de Fisiología de la Universidad de Cantabria Emilio J.

Sánchez Barceló expone los problemas que genera el exceso de luz de la sociedad actual. No sólo para los humanos, sino para la naturaleza de forma amplia.

Quizás me digas: «Pero las bacterias no se enteran, el intestino está siempre oscuro». Es verdad, la luz no llega al intestino, pero ellas saben en qué momento del día estamos: las hormonas y la melatonina se lo dicen, además de esos minirrelojes celulares. La microbiota matutina no es la misma que por la noche, y no produce los mismos metabolitos en un momento del día que en otro.

La microbiota tiene unos ritmos no sólo circadianos: además, cambia con las estaciones del año de forma fisiológica. Se ha estudiado muy bien en algunas poblaciones de cazadores-recolectores: su microbiota cambia según la estación y la disponibilidad de alimentos. La exposición solar y los niveles de vitamina D también influyen

¿Qué pasa si trabajamos por la noche? ¿Y si nos mantenemos activos con un ordenador hasta la medianoche, cuando fuera anocheció hace horas? Entonces se produce una cronodisrupción. En todas las patologías crónicas hay alteración de los biorritmos.

Siempre les pregunto a mis pacientes cómo duermen, con quién, si pasan frío o calor, si se levantan para orinar o si se despiertan por dolor en algún momento. Además, les paso el cuestionario autoMEQ. Está disponible en <https://www.cet-surveys.com/index.php?sid=61524&newtest=Y>.

Algunos científicos ponen en duda la clasificación en cronotipos de búhos y alondras, y afirman que todos somos más bien alondras. Es un asunto en investigación. En cualquier caso, los ritmos de sueño irregulares y trasnochar provocan cronodisrupción. En función de la predisposición genética, puede ser un factor más en la generación de alguna patología.

Pero no sólo eso: la microbiota también influye en los relojes corporales. Por ejemplo, puede regular la composición corporal a través de un factor que se llama NFIL3, que influye sobre los relojes circadianos de las células intestinales. La ruptura de los biorritmos es un factor de riesgo para la obesidad y la diabetes por la pérdida de la sensibilidad a la insulina y la tolerancia a la glucosa. Uno de los mecanismos por los que una determinada disbiosis puede ser obesógena quizás sea por una regulación alterada de estos relojes.

En un estudio en ratones, se los expuso a ciclos regulares de luz y oscuridad. Se les dio alimento sólo en ciertos momentos del día y no tocaron sus relojes epiteliales. Estos ratones mantenían una microbiota intestinal sana y un sistema inmunitario y metabólico equilibrado. Sin embargo, luego les provocaron un *jet lag* forzado con trabajo por turnos, además de permitirles comer a cualquier hora, y les trastocaron esos relojes moleculares. Los investigadores comprobaron que sufrieron una disrupción de la microbiota con un aumento de la permeabilidad intestinal que les provocó un funcionamiento anormal del sistema inmunitario y metabólico.

Casi cualquier aspecto de los que nos podamos imaginar de la microbiota o sus relaciones con el huésped están relacionados con esos relojes: el espesor de la capa de moco donde viven los microorganismos varía a lo largo de las veinticuatro horas y los genes que regulan el funcionamiento de las células intestinales o su recambio, también. La permeabilidad intestinal por las variaciones de las proteínas de las uniones estrechas no es la misma en todo momento. La producción de inmunoglobulinas de tipo A y la expresión de los péptidos antimicrobianos por el intestino varía a lo largo del día. Y la diversidad microbiana se modifica: no tenemos la microbiota en la misma situación a las once de la mañana que a las tres de la madrugada.

Por eso, no es tan raro que en diversas patologías se produzca un atraso o un adelantamiento del ritmo circadiano. Por ejemplo: en el síndrome de intestino irritable, la enfermedad inflamatoria intestinal, en las enfermedades autoinmunes, las patologías hepáticas y en diversos tipos de cáncer existe una disrupción de los ritmos circadianos. La respuesta al estrés o el desempeño físico e intelectual sufren por esta alteración de nuestros relojes biológicos.

¿Qué es lo que «estropea» nuestros ritmos circadianos? Lo vemos en la figura 10.

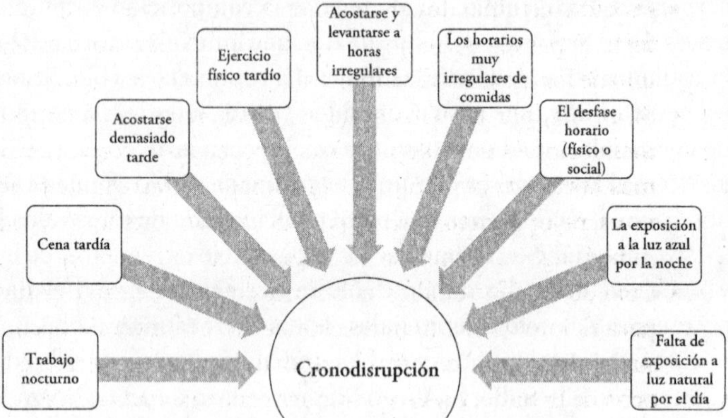

Figura 10. Causas de cronodisrupción.

Si quieres ponerte en hora, y a tu microbiota, puedes rellenar el cuestionario AutoMEQ, que te he comentado, para averiguar cuáles son tus horarios «naturales» de acostarte y levantarte. Después, toca implantar medidas de higiene circadiana:

- Exponte todos los días a la luz del sol de forma natural, sin gafas de sol. Haz actividades físicas en la naturaleza.
- Acuéstate en una habitación bien ventilada y fresca a una hora que te permita dormir de siete a ocho horas, según la hora a la que te tengas que levantar. Como la hora de levantarte a menudo no depende de ti, sino del ritmo de la sociedad, puedes moldear la hora de acostarte. Si tu hora obligatoria de levantarte es demasiado temprano para ti, puedes recurrir a un despertador con una lámpara de luz brillante a diez mil lux, como se te explica en los resultados del AutoMEQ, para regular tu ritmo circadiano.
- Al irte a la cama, no mires el móvil, el ordenador, la tableta ni el televisor. Es más, intenta no hacerlo en las dos horas anteriores a acostarte. Si no puedes evitarlo, asegúrate de que sea con un filtro de luz azul.
- Busca la mejor hora de hacer deporte. Intenta que no sea pocas horas antes de acostarte, aunque hacer ejercicio algo tarde es mejor que no hacer nada de ejercicio.

- Procura terminar de cenar al menos dos horas antes de acostarte. Si pasan cuatro horas, mejor aún. Alimentarse tarde es uno de los mayores disruptores de los ritmos circadianos.
- Si un día, por motivos sociales, te saltas todas estas recomendaciones, no es supergrave. Pero, en estos casos, dormir más horas por la mañana para compensar la falta de sueño no es mejor para tus ritmos circadianos. Intenta levantarte a tu hora habitual, incluso en fin de semana.
- Cuando decidas cuál es el patrón de alimentación óptimo para ti, intenta mantenerlo estable en el tiempo. Es decir, si sueles desayunar/comer a las doce de la mañana y cenar a las ocho de la tarde, no lo modifiques cada día, haciendo un día las comidas a las once y a las ocho; otro, a las tres y a las once; luego, a las nueve y a las cuatro... Podemos tolerar la flexibilidad en rangos de un par de horas, pero, si tienes una cronodisrupción, es conveniente regular tus ritmos circadianos y aprovechar los horarios de las comidas como sincronizadores.
- El sexo es uno de los mejores somníferos y practicarlo antes de dormir puede ser buena idea y tiene mucho sentido evolutivo. ¿Estás solo? El autoamor también vale.

MUÉVETE MÁS

Hace poco leí un artículo en la prensa finlandesa sobre Elsa Pekkanen, una señora de noventa y un años que vive en Lappeenranta, cerca de mi pueblo. Contaba cómo camina cada día varios kilómetros en el bosque para recoger arándanos y cómo cuida su huerta. Los ancianos de muchos pueblos de España llevan una vida parecida.

Lo que no es tan común es que hace cinco años ella apenas podía caminar; necesitaba un andador y la ayuda de otra persona para las actividades básicas de la vida diaria, hasta que entró en un programa de la sanidad pública. Querían evaluar el efecto del ejercicio terapéutico. En este estudio, se valoró la calidad de vida de trescientos ancianos: la mitad hacía ejercicio dirigido; la otra mitad, no. Todos los indicadores de salud de un grupo mejoraron; los del otro, empeoraron.

A lo largo de un año, Elsa recibía en su casa dos veces en semana a un fisioterapeuta. No es un milagro, es la capacidad del cuerpo humano de recuperar su movilidad natural. Afirma que *liike on lääke* («el movimiento es medicina») y que el bosque es la mejor terapia. Desde el programa, no ha dejado de ejercitarse.

Los que la vieron impedida, se asombran de que ahora esté bien y pueda moverse tanto. Ella lo tiene claro: «No me muevo mucho porque esté bien; estoy bien porque me muevo mucho».

A lo largo de estas páginas, he dejado caer píldoras sobre lo nefasto que es el sedentarismo. Nos movemos poco. Menos que poco. El ejercicio físico es la medicina por excelencia, sin efectos adversos y gratis. Previene cualquier patología, mejora el estado de ánimo, el sistema inmunitario y nos permite mantenernos jóvenes por más tiempo. Además, es beneficioso para nuestra microbiota: probablemente una parte de los efectos beneficiosos de la actividad física tengan que ver con la modulación de la microbiota.

Unos cuantos estudios examinan el impacto del ejercicio físico en la microbiota. El problema es que si no se tienen en cuenta otros factores, es difícil saber qué parte es por el ejercicio y cuál por la dieta, por ejemplo. En general, lo que parece es que la microbiota gana en riqueza y diversidad con el ejercicio.

Por ejemplo, en un estudio realizado en Finlandia en mujeres obesas a las que se indicó realizar durante seis semanas un ejercicio de resistencia aeróbica, aumentó la *Akkermansia* y disminuyeron las proteobacterias: sube lo bueno y baja lo malo. En otro estudio irlandés, cuatro personas remaron a través del océano: en la travesía les aumentó la diversidad microbiana y las especies productoras de butirato que, como recordarás, va bien para todo. En otro de ancianas japonesas a las que indicaron ejercicios de fuerza o ejercicio aeróbico, aumentaron los *Bacteroides*, que les vienen bien para prevenir la diabetes y la obesidad.

Sin embargo, aún no hay suficiente evidencia como para afirmar que «hacer yoga aumenta la *Akkermansia*» o «las proteobacterias se irán si corres todos los días treinta minutos». Y no siempre más es mejor: se ha comprobado que la actividad física extenuante y prolongada, como un maratón o un Ironman, puede ser demasiado estresante, al aumentar demasiado la permeabilidad intestinal y perjudicar el equilibrio de la microbiota.

Las pausas de estar sentado o *sitting breaks* deberían ser obligatorias en escuelas y lugares de trabajo. Un Ministerio de Sanidad que se preocupe por la salud de los ciudadanos realizará una campaña agresiva para que nos movamos más, sobre todo los niños. Es una atrocidad tenerlos sentados horas del tirón. Cuando iba a la escuela en Finlandia, teníamos clases de cuarenta y cinco minutos seguidos de recreos de quince minutos: tiempo suficiente para correr por el bosque de detrás del colegio, saltar a la comba o jugar al rey de la colina. A veces, hacíamos guerras de bolas de nieve. La neurociencia nos dice que el período máximo que el cerebro está con máxima concentración son esos cuarenta y cinco minutos. Los docentes finlandeses están convencidos de las ventajas de los recreos activos. Las autoridades sanitarias y educativas deberían esforzarse por aplicar la experiencia y los conocimientos sobre la fisiología a su contexto cultural.

¿Cómo nos debemos mover para estar más sanos?

- Camina al menos diez mil pasos al día, aunque lo ideal serían quince mil. Son unos siete o doce kilómetros, según la longitud de tus pasos.
- Cuando estés sentado, levántate cada treinta o cuarenta y cinco minutos para mover todo el cuerpo con ejercicios intensos como flexiones, *burpees* o abdominales, durante al menos dos o cuatro minutos. El ritmo de trabajo no sufre; de hecho, aumenta el rendimiento intelectual.
- Haz ejercicios de fuerza con el propio cuerpo varios días en semana. La sarcopenia, la pérdida de la masa muscular y de la fuerza, es una de las mayores amenazas para la salud. Para evitar el envejecimiento, nos tenemos que mantener fuertes. Una de las formas de medir la fragilidad es la fuerza de agarre de la mano. Si no puedes abrir un bote o llevar las bolsas de la compra, está débil. Puedes realizar un circuito metabólico de diez o quince minutos, bajarte una aplicación de móvil o seguir a Marcos Vázquez de Fitness Revolucionario y su programa «Desencadenado», por ejemplo.
- Pelea de vez en cuando. No a hostia limpia. Me refiero a esas pequeñas luchas en clave de juego con tus hijos, tu pareja o un amigo. Por ejemplo, os podéis poner frente a frente, con

una mano a la espalda, e intentar tocar con la mano libre el hombro del contrario mientras evitáis que os toque el vuestro. Gana el que lo consiga tocar en primer lugar tres o cinco veces. Apostaos algo para darle más emoción: el que pierda saca la basura ese día o friega los cacharros después de cenar. Realmente no estás perdiendo: fregar es un momento maravilloso para hacer *mindfulness* informal y al sacar la basura aumentas la cuenta de pasos.

- Si puedes estar sentado en vez de tumbado, ya sabes. Si tienes la opción de estar de pie en vez de sentado, hazlo. Camina en lugar de estar de pie quieto siempre que sea posible. Al hablar por teléfono, muévete. Para ser más productivo y cuidar tu cuerpo, haz tus reuniones de pie treinta minutos antes de la hora de comer. Verás cómo todo el mundo se esforzará por ser eficiente en la reunión para poder ir a descansar y comer pronto.

Verás que no digo nada de hacer deporte. Actividad física, ejercicio físico y deporte son conceptos similares, con matices y connotaciones diferentes:

- La actividad física se refiere a cualquier movimiento corporal que se produzca por la contracción de los músculos esqueléticos y que produzca aumentos sustanciales en el consumo de energía del cuerpo con respecto a estar en reposo. Por ejemplo, ir a la compra, cocinar, fregar, llevar a tu hijo al cole caminando o repartir paquetes.
- El ejercicio físico es un tipo de actividad física planeado y estructurado, con la repetición de determinados movimientos con el objetivo de mejorar o mantener alguno de los componentes de la aptitud física. Ejemplos: nadar, correr o los ejercicios de fuerza. Para lograr mejoras, el ejercicio físico debe estar planificado y contemplar ciertos objetivos.
- El deporte es una forma de actividad física sujeta a reglas o normas concretas; suele necesitar de un entrenamiento y un programa de ejercicio físico específico. Incluye tanto los entrenamientos en un club deportivo de tu localidad como el deporte de competición.

Hay profesionales especializados que te pueden ayudar: graduados en Ciencias de la Actividad Física y el Deporte. Si tienes algún problema físico, un fisioterapeuta es mejor opción que una pastilla para el dolor. Si además se ha formado en osteopatía o ejercicio terapéutico, tanto mejor. En la sanidad pública debería haber más profesionales de ambos grupos, con acceso directo por la población, para evitar la sobrecarga de consultas médicas por problemas que se resuelven mejor con ejercicio y terapia física.

Lo principal es moverse, moverse de continuo. Si quieres hacerlo de forma dirigida en el marco de un grupo de gente, estupendo: socializar en un entorno deportivo es muy saludable para hacer tribu con personas con tus mismos intereses. Pero no necesitas ir a un gimnasio para moverte. Me gusta mucho Rober Sánchez, con su blog *M de Movimiento*: tiene una forma maravillosa de enfocar la movilidad. De lo que se trata es de aumentar la actividad física de nuestras actividades habituales y, además, hacer ejercicio físico para mantener nuestro cuerpo en un estado óptimo.

Aumentar la actividad física de toda la población es una de las mejores y más baratas maneras de prevenir y tratar muchas enfermedades. Por desgracia, vamos en la dirección contraria con los patinetes eléctricos, la comida a domicilio, las compras por internet y los grandes centros comerciales de las afueras.

A menudo, no se hace más actividad física o ejercicio porque se tienen excusas. «No tengo tiempo» o «El gimnasio está lejos». ¿Cuál es la tuya? Quien de verdad quiere hacer algo, encuentra un motivo; quien no, buscará mil excusas.

NATURALEZA EN VENA

> Nunca estaremos verdaderamente sanos, satisfechos o realizados si vivimos separados y alienados del entorno en el que evolucionamos.
>
> STEPHEN KELLERT

Escribo estas palabras ahora mismo en un pueblo remoto de Castilla y León. Si levanto la vista, contemplo el pinar de la peña que está a un par de cientos de metros. Escucho cantar a los pájaros. Por la noche, berrean los ciervos machos que quieren fertilizar a las hembras. El aire es puro. Hay mucho suelo de verdad, con humus. El aire está lleno de fitoncidas, sustancias beneficiosas producidas por las plantas que matan bacterias malas. No hay contaminación atmosférica ni acústica. Por la noche, son visibles miles de estrellas y la Vía Láctea. No hay mucha gente: es uno de esos pueblos donde no hay ni bar, salvo el de los jubilados que abren ellos mismos para el aperitivo de la cena.

Con los confinamientos que se han impuesto en todo el mundo en 2020, mucha gente se ha dado cuenta de que vivir en la ciudad ya no les compensa. Lo que más echaban de menos era la naturaleza: salir a pasear, respirar aire limpio.

No tener zonas verdes cerca aumenta el riesgo de muerte y enfermedades de todo tipo. El estilo de vida de muchas ciudades nos lleva a no movernos y respirar aire contaminado. No sólo eso: la naturaleza, estar en contacto con suelo de verdad, con bosques, lagos o el mar, nos mejora la microbiota, en parte, porque nos ponemos en contacto con cientos de fagos diferentes y con bacterias del suelo si comemos alimentos como setas, frutos del bosque o esa agricultura ecológica de verdad que se practica en las minihuertas de los pueblos.

Muchas personas de nuestro medio no enferman sólo porque vivan de una forma poco humana, de una manera en la que no estamos programados; enferman porque nunca están en contacto con la naturaleza. Eso supone pagar un peaje. La biofilia es nuestra conexión con la naturaleza y el resto de los seres vivos. Apartarnos de los espacios verdes y azules para vivir en las ciudades grises nos enferma.

No digo que debamos abandonar las ciudades en masa. Sin embargo, el urbanismo del siglo XXI debería tener más en cuenta las necesidades del ser humano. Necesitamos más árboles y más parques en las ciudades. Deberíamos salir de la ciudad al menos una vez por semana e ir a un entorno natural. El contacto con zonas verdes debería ser diario. Tener plantas y cuadros de bosques en casa también ayuda un poco.

Pruébalo. Cuando estés estresado o te encuentres cansado, vete a un bosque, si puedes. Los japoneses lo llaman *shinrin yoku*, baño de bosque. En Finlandia no lo llamábamos de ninguna manera cuando yo era pequeña: el bosque era omnipresente, una obviedad. Finlandia es el país de Europa con mayor masa forestal respecto a su superficie, un 73 por ciento. El bosque está en todas partes y las ciudades tienen muchísimos espacios verdes. Hay estudios científicos —vivimos en una época en la que las obviedades hay que demostrarlas con ciencia, qué le vamos a hacer— que demuestran los beneficios para la salud humana de los baños de bosque.

Vete al bosque, camina descalzo, si puedes, o con un calzado minimalista. Métete en una poza de agua fría. Abraza a un árbol. Desconecta el móvil: no le cuentes a nadie por Instagram lo que estás haciendo. Mira a lo lejos, deja que tus ojos descansen de las pantallas. Come las moras que te encuentres o recoge unas castañas. Echa una manta al suelo y conéctate con la tierra. Y si puedes incluso dormir a la intemperie, hazlo. Es una forma maravillosa de poner en hora tu reloj.

No hay masajes, suplementos, tratamientos de *spa*, sesiones de *mindfulness* ni ninguna otra cosa que supere el efecto terapéutico de la actividad física al aire libre en un entorno natural.

LAS 9R

María tiene treinta y siete años. Me consulta después de encontrarse mal durante muchos años, tras acudir a múltiples especialistas sin haber conseguido mejorar. Le han hecho analíticas básicas, sin encontrarle nada anormal. En una consulta de hora y media se puede averiguar mucho de lo que le pasa:

- Tiene problemas digestivos desde la adolescencia. Lo mismo está estreñida que tiene diarrea. En los últimos años, cada vez que come se le hincha la tripa y le duele toda la barriga. La cebolla, sobre todo, le sienta fatal y ha dejado la lactosa, pero no se encuentra mejor. Sus heces flotan y tienen restos de alimentos sin digerir. A veces nota un reflujo ácido que le sube hacia la boca. Tras reducir el gluten ha mejorado un poco, pero no del todo. Lleva años con omeprazol.

- Aunque no come mucho, porque todo le sienta mal, no consigue bajar de peso. Tampoco hace ejercicio, porque se cansa enseguida.
- A menudo, le duele la cabeza y no se puede concentrar: tiene niebla mental. Le han recetado paracetamol e ibuprofeno para los dolores.
- Siempre tiene frío, pero tampoco le gusta que haga mucho calor.
- La libido la tiene bajo cero. En ocasiones sufre de cistitis. Las menstruaciones son dolorosas e irregulares. Ha tomado muchos antibióticos y los mismos analgésicos que para la cefalea.
- Duerme muy mal. Lleva años con pastillas para dormir, aunque ya no le hacen efecto. Sin embargo, al intentar dejarlas, se pone muy nerviosa. En general, está ansiosa y le han mandado un antidepresivo.
- Se le cae mucho el pelo y tiene la piel seca. En ocasiones necesita corticoides en crema para sus eczemas.

La madre de María murió cuando ella era joven, y su padre se casó de nuevo con otra señora que la trataba mal. El padre estaba ausente. Además, María sufrió de *bullying* en el instituto porque tenía mucho acné. Ella trabaja en una oficina, donde pasa muchas horas sentada delante de un ordenador. Vive en el centro de la ciudad con su pareja. Ha querido tener hijos, pero no ha conseguido quedarse embarazada. Le pregunto, además, qué come, cuándo, cómo le sienta, y todo lo demás que te he contado en el capítulo 9.

María me aporta una analítica muy básica en la que lo único que llama la atención es una TSH de 4,7. Está demasiado alta: entre esto y que tiene siempre frío, sospecho de un problema de tiroides. Por el resto de los síntomas, considero que se debe descartar celiaquía y SIBO; quizás incluso tenga algún parásito.

Entonces, le solicito una analítica de sangre completa, que incluye el estudio de predisposición genética de celiaquía, un perfil tiroideo completo con autoinmunidad, los niveles de vitamina D y de algunos micronutrientes. Además, le indico que se realice el test de SIBO a dos gases y un test de heces con elastasa y parásitos.

Con todo esto, descubro que:

- María tiene una alta predisposición genética para la celiaquía, aunque los anticuerpos son normales. Como ya dejó el gluten, le solicito una endoscopia digestiva alta con biopsias de duodeno con citometría de flujo, que resulta ser compatible con celiaquía. A partir de ahora, el cambio en la alimentación implica que la dieta sin gluten sea estricta y antiinflamatoria, no a base de ultraprocesados con gluten.
- También, tiene una tiroiditis autoinmune de Hashimoto, con un hipotiroidismo subclínico y un trastorno de la conversión. Como tiene bastantes síntomas, repetimos la TSH; es de casi 6, así que comenzamos tratamiento con levotiroxina.
- María tiene déficit de selenio, yodo, magnesio y vitamina D. Suplementamos según sus necesidades.
- Tiene SIBO y además una ligera insuficiencia pancreática. Le pauto unas enzimas pancreáticas con betaína (porque tiene datos de hipoclorhidria), junto a un tratamiento por pasos para el SIBO que consiste en aceites esenciales, probióticos específicos que fabrican bacteriocinas para matar a los bichos del SIBO y, al final, bifidobacterias. Todo ello, con un procinético natural.
- Para la alteración del sueño, le explico medidas de higiene del sueño. Comienza a hacer ejercicio de forma progresiva. Con ello, la hormona tiroidea, y el magnesio mejora su sueño.
- Se inicia en la práctica del método Wim Hof e implanta una dieta evolutiva con una cantidad más bien baja de hidratos, sin llegar a cetogénica. Sólo come dos o tres veces al día, con un ayuno nocturno habitual de catorce o quince horas. Sale a la sierra cada dos fines de semana. Además, se ha apuntado a clases de salsa.
- En nuestra segunda consulta, ahondamos más en su historia familiar y ella acaba con una explosión de llanto. Le explico que es conveniente valorar si quizás necesita algo de psicoterapia. Decide contactar con una psicóloga que le recomiendo. En algunas semanas comienza a mejorar de la ansiedad.

Después de casi un año de seguimiento, María considera que ha mejorado en un 80 por ciento de todo lo que le pasaba. No está aún al cien por cien. La buena noticia es que se ha quedado embarazada, lo que la llena de ilusión.

María no existe como tal pero el caso es «real», una mezcla de detalles de cientos de pacientes. Si te sientes identificada en algún punto, es casualidad. María se podría llamar también Mario, salvo en lo de quedarse embarazada.

Te lo quería contar para explicar por qué no puedo decirte qué probiótico tienes que tomar o qué suplemento te puede ir bien. Todo eso necesita de una valoración individualizada. Las medidas generales del estilo de vida son de aplicación casi universal. Además, en el camino al empoderamiento en tu salud, te recomiendo que estudies y aprendas más. Nadie se va a preocupar tanto por tu salud como tú mismo. Al final del libro, te propongo algunas lecturas útiles.

Por desgracia, no he podido ayudar a todos mis pacientes como a mí me hubiera gustado. Muchas personas tienen problemas muy complejos y a veces es difícil llegar a la verdadera causa. Otras veces falla la paciencia: lo que se estropeó a lo largo de décadas no sana en días ni semanas. Además, hay muchísimas cosas que yo no sé: estudio todos los días y, cuanto más leo, aprendo y reflexiono, más consciente soy de todo lo que desconozco. El médico, al igual que otros profesionales, es un estudiante eterno y los mejores maestros de un médico son sus pacientes. Los pacientes que han mejorado ha sido en su mayor parte gracias a su propio esfuerzo, con un pequeño empujón y algo de guía por mi parte. Salir de la zona de confort y cambiar los hábitos de toda una vida no es fácil.

En medicina y nutrición funcional, es famosa la estrategia de las cuatro, cinco o seis R* para recobrar la salud intestinal. En mayo de 2020, escribí en mi blog una propuesta que incluía algunas más: «Las 8R del camino de la salud», aunque le faltaba una novena que añado ahora:

* Las 4R y las 5R se idearon por el Institute of Functional Medicine. Las 6R parece ser que en primer lugar las aplicó la naturópata Kara Fitzgerald. El nutricionista brasileño Gabriel Carvalho las aplica y enseña en sus cursos.

1. **Reflexionar/repensar/razonar:** es la nueva R que propongo como etapa inicial ineludible. En esta fase, se realiza un diagnóstico de la situación de salud de la persona junto a su terapeuta. Se debería reflexionar sobre el estilo de vida, las causas profundas que han llevado a tener síntomas, y realizar un proceso de razonamiento clínico y diagnóstico para llegar al origen de los problemas.
2. ***Reset:*** implica un reinicio o una revolución del estilo de vida. Suele ser necesario cambiar la actitud mental de la persona.
3. **Reducir** las causas identificadas como fuente de problemas. Implica también reducir los síntomas más molestos con intervenciones terapéuticas que nos permitan brindarle un *quick win* al paciente para generar adherencia al cambio y mejorar la energía para llevar a cabo la revolución en su salud.
4. **Retirar** los patógenos y los antígenos o antinutrientes que afectan al intestino, la boca, el aparato respiratorio... de forma perjudicial.
5. **Reemplazar** las enzimas digestivas que puedan faltar, mejorar la hipoclorhidria, si fuera el caso, o aportar incluso bilis, si es necesario.
6. **Reinocular** los microorganismos comensales que estén deficitarios: lactobacilos, bifidobacterias y otras especies interesantes. Además, habrá que darles de comer con suficientes nutrientes prebióticos y polifenoles.
7. **Restaurar y reparar** la barrera intestinal, disminuir de forma definitiva la inflamación, aportar micronutrientes...
8. **Reequilibrar** el intestino y la salud sistémica a largo plazo.
9. **Reevaluar** la situación y volver a un punto anterior si es necesario.

La salud es un camino que recorrer a lo largo de toda tu vida. Tú eres el máximo responsable de la tuya. Prometí contarte la propuesta del doctor Leo Pruimboom, su vacuna contra los efectos nocivos de la vida moderna. La publicó en un artículo con el doctor Frits Muskiet, de la Universidad de Groningen. Se basa en gran parte en utilizar los estresores ancestrales como hormesis: los pequeños desafíos ambientales o nutricionales a los que nos exponemos en este caso de forma voluntaria. En grandes cantidades pueden ser dañinos, pero su ausencia también nos enferma. La propuesta, basada en la revisión de 226 artículos científicos, consiste en:

- Ayuno intermitente.
- Comida intermitente y variedad de alimentos: es decir, no comer siempre lo mismo y ampliar el espectro de los alimentos que se ingieren.
- Frío intermitente: en forma de duchas frías o baños en aguas naturales. El método Wim Hof explota al máximo este factor.
- Calor intermitente con sauna o baño turco.
- Bebida intermitente: beber sólo cuando haya sed hasta saciarse.
- Hipoxia e hipercapnia intermitente con ejercicios de respiración específicos.

DOCE REGLAS PARA UNA SALUD 12 × 12

Estos tres capítulos los podemos resumir en doce consejos, recomendaciones, normas o reglas, porque doce eran los marcadores de la salud con los que iniciamos el libro.

1. Muévete. El sedentarismo es la enfermedad carencial número uno del siglo XXI.
2. Come comida, no productos. No demasiada. No con mucha frecuencia. Disfrútala.
3. Vive con *ikigai* y busca tu propósito vital. Búscalo de verdad.
4. Maximiza tus interacciones con la naturaleza. Todos los días, a ser posible.
5. Desconecta. Desconecta del móvil, de la tableta, del ordenador, de la tele. Desconecta del mundo online, de las redes sociales.
6. Reconecta con gente de verdad. Arregla tus traumas propios y las relaciones con tus seres queridos. Abrázalos. Sé buena persona.

7. Cuida tu boca.
8. Mima tu piel.
9. Duerme, descansa. No vayas en contra del sol, aprovecha la luz y la oscuridad cuando están presentes.
10. Estate presente en el ahora con atención plena.
11. Pasa a veces un poco de frío y otras veces un poco de calor.
12. Respira. Despacio. Por la nariz.

Tabla 13. Las 12 reglas para una salud 12 × 12.

Movimiento	**Alimento**	**Propósito**	**Naturaleza**
Desconexión digital	**Reconexión social y emocional**	**Boca**	**Piel**
Ritmos	**Atención plena**	**Frío y calor**	**Respiración**

Posdata: el futuro era ayer

LA MICROBIÓMICA Y LA METABOLÓMICA EN LA MEDICINA DEL FUTURO

Nadie sabe lo que va a pasar en el futuro. El año 2020 ha sido una gran lección en este sentido. Sin embargo, podemos aventurarnos con algunas predicciones; los conocimientos actuales sobre la microbiota y las investigaciones que están en marcha nos permiten imaginar cómo será una consulta médica del futuro.

Otra cosa es la accesibilidad a ese tipo de consultas. Vivimos en un mundo en el que se estima que mueren más de ochocientas mil personas al año por no tener acceso a agua potable. Muchos son niños menores de cinco años. Para el año 2025, la mitad de la población vivirá en zonas con dificultades para el acceso a agua salubre. En este mismo mundo, hay 850 millones de personas desnutridas, y 1.700 millones con sobrepeso. Mueren más de veinticinco mil personas al día de hambre. Mucha gente no tiene acceso al médico, o si lo tienes, ese médico puede que sólo disponga de cinco minutos para atenderte. En muchos países no existe una sanidad pública universal, gratuita (para el que la usa, que pagarla se paga entre todos) y de libre acceso.

En este mundo nuestro, imaginar una medicina de precisión, personalizada, preventiva y predictiva, basada en la epigenética y la microbiómica, suena a ciencia ficción.

Sin embargo, sucederá. De hecho, en la sanidad privada ya se hace en parte. Muchos de mis pacientes me traen sus estudios de microbiota fecal, incluso análisis metabolómicos.

En el futuro, la ciencia y la tecnología habrán avanzado lo suficiente para ir a un centro sanitario y entregar muestras de tu saliva, tus heces, tu piel, tu sangre y tu aliento. Se analizarán en unas máquinas automatizadas que comprobarán qué microorganismos tienes en ese momento y qué metabolitos fabrican. Tu genoma completo estará secuenciado y se conocerá cómo interacciona con tu microbioma. Quizás algún día esto lo hagas cada mañana en tu casa con un aparato portátil.

En base a esos resultados, con inteligencia artificial y *big data*, con complejos algoritmos basados en la medicina de sistemas, el ordenador elaborará un informe con lo que conviene que comas y qué consorcios bacterianos necesitas, además de un análisis de riesgos de salud y consejos detallados para que te cuides.

Ya existe alguna iniciativa empresarial de este tipo: te analizan las heces y, en base a los resultados, recibes pautas de alimentación y un paquete con suplementos y probióticos.

Estas estrategias tienen especial interés en el tratamiento de diversos síntomas, enfermedades y trastornos. Si somos capaces de identificar algunas bacterias clave y sus metabolitos relacionados con la generación de una enfermedad o la protección frente a ella, podremos tratar la microbiota de la persona afectada de manera precisa.

El coste de este tipo de análisis es aún de muchos cientos o miles de euros y no tienen la precisión deseable, porque no se conoce al completo la microbiota, los metabolitos y sus relaciones con el organismo.

UN MUNDO, UNA SALUD

> El mundo natural exige una respuesta más allá del conocimiento científico. El mundo natural exige una respuesta que surja de las salvajes profundidades inconscientes del alma humana.
>
> THOMAS BERRY

Uno de los grandes problemas a los que nos enfrentamos en el futuro inmediato es el estado de nuestra casa común, el planeta

Tierra. Se ha comprobado que la acción humana sobre el planeta tiene un impacto muy negativo. El clima cambia: no ha sido el mismo en todas las épocas geológicas y las glaciaciones se han sucedido a lo largo de nuestra historia y antes de que nosotros existiéramos. El consenso actual es que en el último par de siglos el cambio climático es más acelerado de lo que debería ser y que es culpa nuestra.

En el pasado hubo muchos cambios del clima. A veces las modificaciones fueron muy bruscas como, por ejemplo, por la erupción del volcán Toba hace entre 70.000 y 75.000 años. Esta erupción marcó un hito en la evolución humana: muchos de los humanos de entonces fallecieron; nosotros somos los descendientes de los que sobrevivieron de una u otra manera. Este tipo de sucesos ocurren con cierta frecuencia, al menos en términos geológicos. Es en las últimas décadas cuando el número de organismos humanos sobre el planeta ha aumentado hasta unas cifras difíciles de sostener en el tiempo por la forma en la que consumimos: en agosto de cada año se alcanza la fecha en la que hemos gastado los recursos disponibles para ese año y que la tierra puede regenerar.

El cambio climático tiene impacto sobre la microbiota del suelo, el aire, los mares y los seres vivos que habitan la tierra. También la nuestra. Ya te he contado cómo el empobrecimiento de los suelos de cultivo hace que nuestros alimentos sean más pobres en nutrientes y que su variedad sea menor. Es una de las causas de la pérdida de diversidad de nuestra microbiota. Variedad es flexibilidad, y flexibilidad es supervivencia y salud.

Nos hemos creado otros problemas al dañar los ecosistemas. Hace un par de años encontraron microplásticos en los mosquitos. Estos bichos molestísimos no nos agradan, pero son una parte de la base de la cadena alimentaria: muchos animales comen mosquitos y los microplásticos presentes en el agua se acumulan en la cadena trófica. Son ubicuos: se han hallado en todos los lugares de la Tierra, desde el hielo de los polos a las fosas de los océanos y los pulmones y las heces de los humanos.

El plástico surgió en la primera mitad del siglo pasado. El plástico era la modernidad. No fue hasta los años setenta que los científicos descubrieron que el plástico contamina las aguas oceánicas y los lagos. En los años ochenta y noventa se comprobó que muchos animales tenían plástico en sus cuerpos. A pesar de ello, hemos pasado de producir 50 millones de toneladas de plástico al año a 348 millones de toneladas: 348.000.000.000 kilogramos. Tocamos a unos 45 kilos de plástico nuevo al año cada uno que se acumula con el que ya teníamos de antes.

Los microplásticos miden menos de cinco milímetros (los mesoplásticos, de cinco a veinte milímetros), pero a menudo son tan pequeños que no se ven a simple vista. La mayor parte de la gran isla de basura del océano Pacífico está compuesta de microplásticos. Es para preocuparse; si no por el planeta, sí por egoísmo al pensar en nuestra salud.

Un mecanismo por el que los microplásticos dañan el intestino es por un efecto mecánico: raspan el epitelio intestinal y producen inflamación. Además, las partículas de plástico pueden transportar bacterias patógenas, como si fueran autoestopistas o polizones, que competirán por los nutrientes con nuestras bacterias amigas. Llegan al interior del organismo y actúan como disruptores endocrinos, lo que afecta de forma negativa a nuestro sistema inmunitario y la señalización hormonal. Tragamos dos mil pedazos de microplásticos cada semana y orinamos monómeros de plástico.

Ya es tarde. Ya hemos contaminado el medio ambiente con los microplásticos. Ya se pusieron en marcha los mecanismos que provocan alteraciones en el clima. En nuestra mano está tomar decisiones responsables como individuos para el cuidado del medio ambiente, aunque se deben acompañar de estrategias globales y sostenibles. Y no entro a analizar otros problemas de toxicología ambiental como los pesticidas, herbicidas, metales pesados, disruptores endocrinos, partículas contaminantes del aire o las dudas sobre las radiaciones electromagnéticas. Huir de todo ello es complicado.

Por ello, debemos optimizar todas las medidas de cuidado de la microbiota y de nuestro cuerpo para minimizar el impacto negativo del factor ambiental.

El concepto *One Health* («Una Salud») afirma que, para que nosotros podamos estar sanos, debemos cuidar del planeta y de nuestros animales. La salud ambiental, la animal y la humana están estrechamente ligadas.

Un compatriota mío, el neumólogo y alergólogo Tari Haahtela, describe muy bien cómo el hecho de vivir ahora sobre todo en espacios grises nos enferma: alergias, enfermedades neurodegenerativas y autoinmunes. En los espacios verdes y azules estamos más sanos y tenemos una microbiota más equilibrada. La pérdida de la biodiversidad y el cambio climático tienen múltiples efectos negativos en nuestra salud.

En su artículo de 2019 «Helsinki by Nature», Haahtela, con otros cuarenta y siete autores de todo el mundo, esquematiza las relaciones entre el entorno, el estilo de vida, nuestro ciclo vital, la microbiota, el medio ambiente y el sistema inmunitario (figura 11).

Lo que se propone en este artículo para mejorar la salud humana y conservar la naturaleza es tomar medidas y llevar a cabo acciones eficaces. Proponen el acrónimo NATURE+:

- NATURALEZA: ir a la naturaleza resetea la conexión entre las personas y la biodiversidad del medio ambiente; contribuye a mejorar salud y tener más bienestar.
- AIRE: la contaminación del aire y el calentamiento global aumentan las enfermedades respiratorias y otras enfermedades crónicas no transmisibles, por lo que se debe reducir la contaminación de forma urgente.

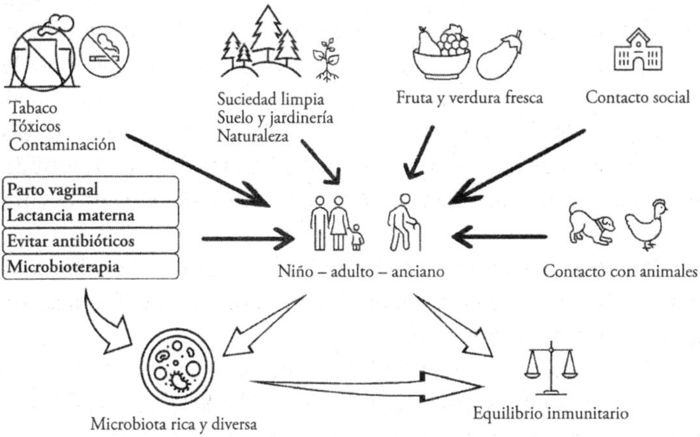

Figura 11. Nuestras relaciones con el entorno.

- TABACO: el tabaco es la causa principal de muerte evitable en todo el mundo, y se debe eliminar su consumo.
- USO del agua como bebida, en vez de refrescos y alcohol, debe ser la norma.
- REDUCCIÓN del sobrepeso con la promoción de la actividad física regular en entornos naturales mejora la salud y el bienestar.
- *EATING* («comer») más verduras y frutas frescas mejora la salud de la población y cuida del medio ambiente.
- +: que la gente haga más actividades en la naturaleza mejora la salud mental y el optimismo.

En el artículo, se propone también la suplementación con microbioterapia como compensación parcial de la pérdida de conexión natural.

El concepto de salud planetaria ya lo expone en 1992 Thomas Berry, historiador cultural y estudioso de la evolución y la historia de la Tierra:

> Incluso con toda nuestra tecnología médica, **no podemos tener humanos sanos en un planeta enfermo**. La salud planetaria es esencial para el bienestar de todos los seres vivos. Los profesionales de la salud del futuro deben considerar su rol en este contexto amplio, o sus esfuerzos fallarán en sus objetivos básicos. Aunque hasta hace poco los proveedores de servicios de salud han ignorado este contexto, esta omisión ya no se puede aceptar.

La salud planetaria y humana implica también a la salud de nuestros microbiomas. Para cuidar lo más pequeño, debemos cuidar lo más grande.

HOY ES EL PRIMER DÍA DEL RESTO DE TU VIDA

Estamos en el siglo XXI. Estamos en el futuro del ayer. Muchas de las cosas no nos las imaginábamos tal como son. Otras, que se llegaron a pensar, aún no han sucedido.

La revolución de la microbiota comenzó en la década pasada y seguirá a lo largo de toda ésta que acabamos de empezar.

Sin embargo, la microbiota ya estaba ahí. Ya la teníamos antes. Ha estado siempre con nosotros, aunque no éramos conscientes de su presencia e importancia.

No necesitamos avanzar cinco años más o diez, ni siquiera uno, para aplicar los conocimientos sobre la microbiota. No es necesario ni esperar a mañana.

Lo que sabemos ya sobre la microbiota y sobre lo que es saludable para nuestro cuerpo y nuestros pequeños amigos es suficiente para actuar. Nos lo dice la ciencia desde hace años, décadas incluso.

En este libro, te he hablado varias veces de cómo evolucionamos. Hemos coevolucionado con nuestra microbiota. El ayer, el pasado más remoto, es lo que nos configuró tal como somos. En la coevolución de los últimos siglos, hemos perdido diversidad microbiana: cada vez somos microbiómicamente más pobres.

No se trata de volver a vivir en una cueva al estilo paleolítico. La época en la que vivimos tiene muchas ventajas y unos niveles de bienestar para muchos de nosotros a los que no tenemos por qué renunciar.

A menudo, hay personas que me hablan de las cosas buenas que tiene Finlandia. Es cierto: amo a mi tierra y la echo de menos. Pero España me ha acogido muy bien y es un país maravilloso: con una riqueza natural, cultural, gastronómica e histórica variada y completísima. A los que me hablan bien de Finlandia, les doy la razón. Luego, añado: Finlandia no es perfecta, tiene aspectos mejorables. España tiene muchas cosas buenas y otras que no lo son tanto. Lo magnífico sería fijarnos en todo lo bueno de ambos países, y de otros, para procurar siempre mejorar en aquello que sea posible.

De la misma manera, ¿por qué no fijarnos en aquellos aspectos del pasado que nos hacían humanos de verdad? En las cosas buenas: el movimiento, el contacto con la naturaleza, tener unos ritmos más acordes con nuestra fisiología y los ciclos naturales. Comer comida de verdad, no demasiada. Tener contacto físico con gente real. Y conjugarlo con todo lo bueno que tenemos hoy, ya sean los análisis de microbiota, los probióticos, asistir a una charla presencial o en formato webinar sobre salud, o dar un paseo mientras escuchamos un pódcast.

A menudo, se nos presentan las elecciones en la vida como dicotómicas. La vida en blanco y negro es triste; la vida, el mundo, es multicolor. Hay miles de posibilidades, miles de opciones. Cuando se hacen pequeños actos que tienen un impacto positivo, se puede llegar a generar todo un movimiento de cambios en nuestro entorno y nosotros mismos, que a su vez tendrá más efectos beneficiosos.

Puedes empezar hoy mismo. Haz un cambio, aunque sea pequeño. Come un poco más de verdura. Muévete un poco más. Quiérete más. Ama al resto de los seres vivos. Abraza a la madre naturaleza: eres parte del universo. Cada día suma un pequeño cambio nuevo. Así, cuidarás a tus microorganismos. Y ellos te cuidarán a ti.

Agradecimientos

> Si quieres ir rápido camina solo, si quieres llegar lejos ve acompañado.
>
> Proverbio africano

Este libro existe gracias a todas las personas que he encontrado en mi camino y que me han apoyado y enseñado tanto a lo largo de la vida. No están todos los que son, pero sí son todos los que están. Además de las personas de la dedicatoria, quiero mencionar a:

Vito di Lorenzo y Raquel Neira Feáns: sin vosotros, este libro no hubiera visto la luz. La Sari que soy hoy, tampoco. Gracias por confiar en mí.

Susan Judas y África Villarroel, la Revolución será lenta pero será, por la fuerza de la amistad y el amor por la Medicina.

Mago More, el mago que ha hecho posible que publique este libro y que aporta tanto a los que tenemos la suerte de conocerlo; y Rosalía, a la que admiro.

Roger Domingo, por darme la oportunidad de escribir este libro (¡siempre quise ser escritora!). El resto del equipo de Alienta/Planeta que hacen posible su publicación (Carola, María, Marta...).

Marian Rojas, Marcos Vázquez, Eduardo Anitua y Montse Reus por sus valoraciones y apoyo.

Marisa García Alonso, la superexperta de los aceites y friki de los bichos. Cecilia Almuiña, colega apasionada. Gemma Safont, psiquiatra que sabe de intestinos. Carolina Neira y Olalla Otero, gracias por vuestras lecturas.

Mis compañeros del máster de PNI Clínica, os echo de menos. ¡Cuánto aprendimos juntos entre risas y llantos!

Victoria Garnacho, Pedro Martínez, Toni Carmona, Cristina Baena, Alberto Blanco: ya sabéis.

Álvaro Otero, por confiar en mí para ser profesora de su maravilloso máster.

Diego Urgelés y Juan Santaolalla, por una amistad prolongada.

Victoria Martínez y Stephanie Ngo Pombe, por compartir una visión.

Leo Pruimboom, una mente brillante que agita cerebros. El resto de los profesores del máster de PNI Clínica (Itziar Hernández, Amaloha Casanova, Bernardo Ortín, Ángel Burrel, Daniel de la Serna) y personal del IEP y Centro Cuidarte (Elena López, Pablo Martínez —gracias por confiar tanto en mí—, Laura Moya, María, Giuliana, Ángeles, Jana, Diana), por enseñarme tanto.

El equipo de MedEvo (Álvaro Daschner, José Luis Gómez Pérez, María José Trujillo).

Los *podcasters* que escucho (en especial, José Miguel García) y sus entrevistados, me han acompañado en cientos de paseos y he aprendido cosas que no se enseñan en la facultad. Los compañeros divulgadores de la salud de todos los ámbitos: entre todos conseguiremos romper mitos y cambiar paradigmas.

Todos mis maestros: desde Toini Rönkkönen en primero y segundo de primaria hasta mis directores de tesis (Juan Berenguer, Juan González, Rafael Bañares). Un recuerdo especial a Jesús Hurtado (DEP), Ignacio Santos, Mari Carmen Martínez, Isabel Fuentes Soriano, Sabino Puente y Marcello Romeo. También a Mayte Sánchez Casasola, enfermera de Infecciosas de la Princesa cuando estuve ahí, Fátima Tudelilla, y tantas otras enfermeras y auxiliares (Beatriz Mengual, María José Ibáñez Ortiz, Amparo Galindo, Toñi Partido...) con las que he compartido tanto y que tanto me han enseñado. Los que alguna vez habéis sido mis «aprendices» (alumnos, residentes, asistentes a ponencias): seguro que aprendí yo más de vosotros.

Beatriz Rodríguez, Quini Gracia, María Fernández González, Luke Wills, Alexandra Alonso Sal, Ana Garrido, Alina Jurubita, Camino Díaz, Lorena Cervantes, José Luis de la Hoz, Pilar Laserna, Isabel Méndez, Émely García-Carrasco, Aurora Järvinen, Mercedes Vega, Ignacio Martínez Jover, Marta Ruano, Carlos López de Silanes, Miriam Eimil, Iciar Galicia, Alejandra Gimeno, Rocío Segoviano, Maria José García Navarro, Irene Sanz, Judith Ortiz, Lucía Fito, Víctor Piedrafita, Alberto López, Elsa Gaspar, Ana Villa, Sergio Calabrese, Carmen Montero, Juan Torres, Pablo

Ryan, Jesús Troya, Miriam Akasbi, Nuria Muñoz, Almudena Nuño: cada uno por algo.

Mis compañeros profesores del curso OPE-AMYTS (Anabel, Pepe, Noemí, Cris, Paloma, Bea y Miguel Ángel).

Mis co-erres (sobre todo Isabel López y Jorge Cabo) y todos los compañeros de todas las profesiones (médicos, enfermeras, auxiliares, celadores, técnicos, personal de limpieza, fisioterapeutas, psicólogos, trabajadores sociales, administrativos, camareros, cocineros...) de los hospitales en los que he trabajado, en especial de los hospitales de la Princesa, Torrejón, Infanta Leonor y el Hospital COVID de IFEMA.

Todos con los que me he cruzado: solos no somos nada, juntos lo podemos todo. Gracias.

Glosario

Ácidos grasos de cadena corta: pequeños ácidos producidos por la microbiota con efectos sobre nuestro organismo.

Akkermansia muciniphila: bacteria muconutritiva intestinal asociada a un estado de salud.

AMP: péptidos antimicrobianos producidos por las células del intestino, la piel e incluso por bacterias, que permiten aniquilar a los microorganismos patógenos.

Anticuerpos: glucoproteínas de defensa fabricadas por nuestro sistema inmunitario.

Antígeno: sustancia capaz de provocar la síntesis de anticuerpos.

Atopobiosis: presencia de microorganismos fuera de su localización normal sin que estén produciendo una infección.

Bacteria: microorganismo unicelular sin núcleo.

Bacteriocina: proteínas y péptidos producidos por bacterias con actividad antimicrobiana.

Bifidobacteria: uno de los géneros de bacterias comensales de la microbiota intestinal.

Caries: enfermedad en la que se destruyen los tejidos duros de los dientes.

Coliformes: grupo de bacterias intestinales con características comunes. Se usan como indicadores de la salubridad de las aguas.

Disbiosis: desequilibrio de la microbiota.

Dopamina: neurotransmisor fundamental en la regulación de los movimientos, el aprendizaje, la motivación y otras funciones.

Enfermedad autoinmune: enfermedad que se produce cuando el sistema inmunitario ataca a estructuras del propio organismo.

Enterocina: bacteriocina producida por enterococos.

Estrés: respuesta del organismo a la presión física, mental o emocional. Se aplica a menudo a lo que genera esa respuesta.

Eubiosis: equilibrio saludable de la microbiota.

Eucariota: célula con núcleo.

Farmabiótico: probiótico con un efecto comprobado en la salud humana en una patología concreta.
Fermentación: proceso químico en el que un organismo convierte los hidratos de carbono en ácidos o alcohol.
Feromona: sustancia química secretada por los seres vivos que induce comportamientos específicos en otros individuos de la misma especie.
Flora: término coloquial para denominar a la microbiota.
Giardia: protozoo parasitario intestinal.
Hipócrates: médico de la Antigua Grecia considerado el «padre de la Medicina».
Homeostasis: tendencia de un cuerpo a mantener un ambiente interno estable y constante, y los mecanismos de regulación que la permiten.
Hongo: ser vivo eucariota que absorbe los alimentos (diferencia con las plantas) y tiene pared celular (como las plantas, aunque la de los hongos es de quitina).
IMO: *Intestinal Methanogen Overgrowth* o Sobrecrecimiento Intestinal de Metanógenas.
Inflamación: respuesta del organismo ante una agresión. La inflamación clásica se acompaña de rojez, hinchazón, calor, dolor y disfunción del órgano o tejido dañado. La inflamación crónica de bajo grado afecta a todo el organismo de forma crónica y no se acompaña de esos signos clásicos.
Inmunoglobulina: otra forma de llamar a los anticuerpos.
Lactobacilo: tipo de bacterias muy abundantes en la microbiota humana; algunas se utilizan para la fermentación de alimentos.
Lantibiótico: bacteriocina producida por bacterias Gram-positivas.
Metabolito: sustancia producida por los microorganismos de la microbiota (y también por las células).
Metabolómica: estudio y análisis de las sustancias producidas por la microbiota y también por las células del huésped.
Metagenoma: conjunto de genes microbianos presentes en un entorno o ecosistema determinado.
Metano: gas producido por las arqueas del intestino.
Micobiota: la parte de la microbiota compuesta por los hongos.
Micotoxina: sustancia tóxica sin sabor ni olor que producen algunos hongos que contaminan determinados alimentos.
Microbioma: conjunto de genes presentes en la microbiota.
Microbiota: comunidad de microorganismos que ocupan un nicho ecológico determinado, como una mucosa o superficie.
Microorganismos patógenos: microorganismos que pueden producir una enfermedad a su huésped.

Oxitocina: hormona con funciones importantes en el parto, la lactancia, el amor y otras situaciones.

Paraprobiótico: microorganismo inactivo o muerto que produce efectos beneficiosos al tomarlo.

Péptido: sustancia compuesta por aminoácidos, pero más pequeña que una proteína.

Periodontitis: enfermedad que afecta al aparato de sostén de los dientes.

Posbiótico: sustancia producida por los probióticos que ejerce efectos beneficiosos en el huésped.

Probiótico: microorganismo vivo que tomado en las cantidades adecuadas promueve beneficios para la salud del huésped.

Procariota: organismo unicelular sin núcleo.

Protozoo: microorganismo unicelular eucariota.

SCFA: ácido graso de cadena corta, del inglés *Short Chain Fatty Acid.*

Semisupercentenario: persona entre los ciento cinco y los ciento nueve años.

SIBO: sobrecrecimiento bacteriano en intestino delgado, del inglés *Small Intestinal Bacterial Overgrowth.*

Sinbiótico: una mezcla que comprende microorganismos vivos y sustrato(s) utilizados selectivamente por los microorganismos del huésped, que confiere un beneficio para la salud del huésped.

Sociedad WEIRD: sociedad Occidental Educada Industrializada Rica y Democrática.

Supercentenario: persona que ha cumplido los ciento diez años.

Toxoplasma: protozoo parasitario que da problemas a embarazadas e inmunodeprimidos.

Viroma: la parte viral de la microbiota.

Xenobiótico: sustancia química que se encuentra dentro de un organismo que no se produce naturalmente o se espera que no esté presente dentro del organismo.

Bibliografía

LECTURAS RECOMENDADAS

A continuación, incluyo una lista de libros; a muchos de ellos he hecho referencia en el texto. En general, mando leer bastante a mis pacientes y aquí están la mayoría de las lecturas que les recomiendo.

Anderson, S., Cryan, J. y Dinan, T., *La revolución psicobiótica. La nueva ciencia de la conexión entre el intestino y el cerebro*, National Geographic, libro electrónico, 2020.

Anitua, Eduardo, *Aprendiendo a respirar mejor*, Teamwork Editorial, Vitoria, 2019.

Campillo Álvarez, J. E., *El mono estresado: Todo lo que usted necesita saber sobre el estrés, su prevención y su tratamiento, como nunca se lo habían contado*, Editorial Crítica, libro electrónico, 2014.

Carney, S., *Lo que no nos mata: cómo el agua helada, la altitud y la exposición a condiciones medioambientales extremas regeneran nuestra fuerza evolutiva perdida*, Gaia Ediciones, Móstoles, 2017.

Davis, W., *Sin trigo, gracias*, Debolsillo, Barcelona, 2015.

De la Hoz, J., *De la naturaleza al plato*, Bubok Publishing, libro electrónico, 2016.

Del Rosario, D., *El libro que tu cerebro no quiere leer. Cómo reeducar el cerebro para ser más feliz y vivir con plenitud*, Urano, libro electrónico, 2019.

Diamond, J., *El mundo hasta ayer. ¿Qué podemos aprender de las sociedades tradicionales?*, Debolsillo, Barcelona, 2013.

Dietert, R., *The Human Superorganism: How the Microbiome is Revolutionizing the Pursuit of a Healthy Life*, Dutton, Nueva York, 2016.

Dosil, E., *Growth Mindset. La actitud mental que te hará crecer*, Kolima Books, Madrid, 2020.

Frankl, V., *El hombre en busca de sentido*, Herder Editorial, libro electrónico, 2015.

García, H. y Miralles, F., *Ikigai. Los secretos de Japón para una vida larga y feliz*, Urano, libro electrónico, 2016.
Groopman, J., *¿Me está escuchando, doctor? Un viaje por la mente de los médicos*, RBA Libros, Barcelona, 2008.
Harari, Y. H., *Sapiens. De animales a dioses: Breve historia de la humanidad*, Debate, libro electrónico, 2015.
Hawkins, D. R., *Dejar ir: el camino de la entrega*, El Grano de Mostaza, libro electrónico, 2014.
Hof, W. y De Jong, K., *El poder del frío*, Ediciones Obelisco, Barcelona, 2017.
Li, Q., *El poder del bosque. Shinrin-Yoku. Cómo encontrar la felicidad y la salud a través de los árboles*, Roca Editorial, libro electrónico, 2018.
Lieberman, D. E., *La historia del cuerpo humano. Evolución, salud y enfermedad*, Pasado y Presente, Barcelona, 2013.
Mago More, *Superpoderes del éxito para gente normal: consigue todo lo que quieras... trabajando como un cabrón*, Alienta Editorial, Barcelona, 2015.
Manson, M., *El sutil arte de que (casi todo) te importe una mierda*, HarperCollins, Madrid, 2018.
Maurer, R., *Un pequeño paso puede cambiar tu vida. El método Kaizen*, Urano, Madrid, 2015.
McKeown, P., *El poder del oxígeno. Técnicas de respiración sencillas y científicamente probadas que revolucionarán tu salud y tu forma física*, Gaia Ediciones, Móstoles, 2017.
Myers, A., *La solución autoinmune. Prevenir e invertir el espectro de síntomas inflamatorios y enfermedades autoinmunes*, Editorial EDAF, Madrid, 2015.
Nhạt Hấnh, T., *Hacia la paz interior*, Debolsillo, Barcelona, 1992.
Ober, C., Sinatra, S. T. y Zucker, M., *Earthing: con los pies descalzos. Conéctate a la Tierra y te sentirás mejor*, Editorial Sirio, Málaga, 2013.
Perlmutter, D., *Cerebro de pan: la devastadora verdad sobre los efectos del trigo, el azúcar y los carbohidratos*, Grijalbo, Barcelona, 2014.
Pollan, M., *El dilema del omnívoro*, Debate, Barcelona, 2017.
Rojas Estapé, M., *Cómo hacer que te pasen cosas buenas. Entiende tu cerebro, gestiona tus emociones, mejora tu vida*, Espasa, Barcelona, 2019.
Sánchez Barceló, E. J., *Hicimos la luz... y perdimos la noche. Efectos biológicos de la luz*, Ediciones Universidad Cantabria, Santander, 2017.
Sánchez, R., *Camina, salta, baila. Muévete más y vive mejor*, Plataforma Actual, libro electrónico, 2020.
Vázquez García, M., *Fitness revolucionario: lecciones ancestrales para una salud salvaje*, Oberon, Madrid, 2018.

Webgrafía

También recomiendo a mis pacientes informarse en algunas páginas web, tanto para empoderarse en salud como para obtener recetas de cocina y otras herramientas útiles.

Clorofilla Scientific Publishing y Sociedad Italiana de Microbiología, <https://microbioma.it/>.

Diet Doctor, «Alimentación saludable y baja en carbohidratos». <https://www.dietdoctor.com/es/>.

Fundación Vive Sano *et al.*, <https://www.hogarsintoxicos.org/>.

Muñiz, A., <https://megustaestarbien.com>.

Nirakara Institute of Cognitive Science, «Plataforma de formación online», <https://e.nirakara.org/>.

Ojeda, J., «De sedentario a ser humano funcional», <https://juanjeojeda.com/>.

Pérez, L. *et al.*, <https://celicidad.net/>.

Potter, D., <https://palousemindfulness.com/es/>.

Sánchez, R., <https://mdemovimiento.com/>.

Santana, T., <http://www.paleosystem.es/>.

Sociedad Europea de Neurogastroenterología y Motilidad, <https://www.gutmicrobiotaforhealth.com/es/>.

Vázquez, M., <https://www.fitnessrevolucionario.com/>.

Viñas, I., <«Epopeya Low Carb». https://www.lowcarb.es/>.

Artículos y libros científicos

1. Abdelsalam, N. A., Ramadan, A. T., ElRakaiby, M. T. y Aziz, R. K., «Toxicomicrobiomics: The Human Microbiome vs. Pharmaceutical, Dietary, and Environmental Xenobiotics», *Frontiers in Pharmacology*,11 (abril) (2020), pp. 1-17.

2. Abid, M. B. y Koh, C. J., «Probiotics in health and disease: fooling Mother Nature?», *Infection*, 47 (6) (2019), pp. 911-917, disponible en: <https://doi.org/10.1007/s15010-019-01351-0>.

3. Adike, A. y DiBaise, J. K., «Small Intestinal Bacterial Overgrowth: Nutritional Implications, Diagnosis, and Management», *Gastroenterology Clinics of North America*, 47 (1) (2018), pp. 193-208, disponible en: <https://doi.org/10.1016/j.gtc.2017.09.008>.

4. Adolph, T. E., Mayr, L., Grabherr, F., Schwärzler, J. y Tilg, H., «Pancreas-Microbiota Cross Talk in Health and Disease», *Annual Review of Nutrition*, 39 (2019), pp. 249-266.

5. Afshinnekoo, E., Meydan, C., Chowdhury, S., Jaroudi, D., Boyer, C., Bernstein, N. *et al.*, Department of Health & Human Services, acceso público, 1 (1) (2016), pp. 72-87.

6. Aguilar-Toalá, J. E., Garcia-Varela, R., Garcia, H. S., Mata-Haro, V., González-Córdova, A. F., Vallejo-Cordoba, B. *et al.*, «Postbiotics: An evolving term within the functional foods field», *Trends in Food Science & Technolonoly*, 75 (febrero) (2018), pp.105-114.

7. Almeida, A., Mitchell, A. L., Boland, M., Forster, S. C., Gloor, G. B., Tarkowska, A. *et al.*, «A new genomic blueprint of the human gut microbiota», *Nature*, 568 (7753) (2019), pp. 499-504.

8. Almeida, D., Machado, D., Andrade, J. C., Mendo, S., Gomes, A. M., Freitas, A. C., «Evolving trends in next-generation probiotics: a 5W1H perspective», *Critical Rewies in Food Science and Nutrition*, 0 (0) (2019), pp. 1-14, disponible en: <https://www.tandfonline.com/doi/full/10.1080/10408398.2019.1599812>.

9. Altamura, F., Maurice, C. F. y Castagne B., «Drugging the gut microbiota: toward rational modulation of bacterial composition in the gut», *Current Opinion Chemical Biology*, 56 (2020), pp. 10-15, disponible en: <https://doi.org/10.1016/j.cbpa.2019.09.005>.

10. Amieva-Balmori, M., Coss-Adame, E., Rao, N. S., Dávalos-Pantoja, B. M. y Rao, S. S. C., «Diagnostic Utility of Carbohydrate Breath Tests for SIBO, Fructose, and Lactose Intolerance», *Digestive Disease and Sciences*, 65 (5) (2020), pp. 1405-1413, disponible en: <https://doi.org/10.1007/s10620-019-05889-9>.

11. Anahtar, M. N., Byrne, E. H., Doherty, K. E., Bowman, B. A., Yamamoto, H. S., Soumillon, M. *et al.*, «Cervicovaginal Bacteria Are a Major Modulator of Host Inflammatory Responses in the Female Genital Tract», *Immunity*, 42 (5) (2015), pp. 965-976, disponible en: <http://dx.doi.org/10.1016/j.immuni.2015.04.019>.

12. Anahtar, M. N., Gootenberg, D. B., Mitchell, C. M. y Kwon, D. S., «Cervicovaginal Microbiota and Reproductive Health: The Virtue of Simplicity», *Cell Host & Microbe*, 23 (2) (2018), pp. 159-168, disponible en: <https://doi.org/10.1016/j.chom.2018.01.013>.

13. Anton, S. D., Moehl, K., Donahoo, W. T., Marosi, K., Lee, S. A., Mainous, A. G. *et al.*, «Flipping the Metabolic Switch: Understanding and Applying the Health Benefits of Fasting», *Obesity*, 26 (2) (2018), pp. 254-268.

14. Arck, P., Handjiski, B., Hagen, E., Pincus, M., Bruenahl, C., Bienenstock, J. *et al.*, «Is there a "gut-brain-skin axis"?», *Experimental Dermatology*, (19) (2010), pp. 401-405.

15. Arnolds, K. L., Martin, C. G. y Lozupone, C. A., «Blood type and the microbiome— untangling a complex relationship with lessons from patho-

gens», *Current Opinion in Microbiology*, 56 (2020), pp. 59-66, disponible en: <https://doi.org/10.1016/j.mib.2020.06.008>.

16. Azad, M. A. K., Sarker, M. y Wan, D., «Immunomodulatory Effects of Probiotics on Cytokine Profiles», *BioMed Research International*, (2018), p. 2018.

17. Balato, A., Cacciapuoti, S., Di Caprio, R., Marasca, C., Masarà, A., Raimondo, A. *et al.*, «Human Microbiome: Composition and Role in Inflammatory Skin Diseases», *Archivum Immunologiae et Therapiae Experimentalis* (Warsz), 0 (0) (2018), p. 0, disponible en: <http://link.springer.com/10.1007/s00005-018-0528-4>.

18. Bana, B. y Cabreiro, F., «The Microbiome and Aging», *Annual Review of Genetics*, 53 (2019), pp. 239-261.

19. Bang, C. y Schmitz, R. A., «Archaea: forgotten players in the microbiome», *Emerging Topics in Life Sciences*, 2 (4) (2018), pp. 459-468.

20. Bansal, J., Bansal, A., Shahi, M., Kedige, S. y Narula, R., «Periodontal Emotional Stress Syndrome: Review of Basic Concepts, Mechanism and Management», *Open Journal of Medical Psychology*, 03 (03) (2014), pp. 250-261.

21. Barathikannan, K., Chelliah, R., Rubab, M., Daliri, E. B. M., Elahi, F., Kim, D. H. *et al.*, «Gut microbiome modulation based on probiotic application for anti-obesity: A review on efficacy and validation», *Microorganisms*, 7 (10) (2019).

22. Barford, E., «Parasite makes mice lose fear of cats permanently», *Nature*, 18 de septiembre de 2013 [citado el 30 de octubre de 2020], disponible en: <http://www.nature.com/news/parasite-makes-mice-lose-fear-of-cats-permanently-1.13777>.

23. Basso, P. J., Câmara, N. O. S. y Sales-Campos, H., «Microbial-Based Therapies in the Treatment of Inflammatory Bowel Disease – An Overview of Human Studies», *Frontiers in Pharmacology*, 9 (enero) (2019), pp. 1-11.

24. Baud, D., Pattaroni, C., Vulliemoz, N., Castella, V., Marsland, B. J. y Stojanov, M., «Sperm Microbiota and Its Impact on Semen Parameters», *Frontiers in Microbiology*, 12 de febrero de 2019, [citado el 30 de octubre de 2020]; 10 (febrero), p. 234, disponible en: <https://www.frontiersin.org/article/10.3389/fmicb.2019.00234/full>.

25. Baumann, L. y Weisberg, E. «Skincare and nonsurgical skin rejuvenation», *Plastic Surgery* (e-book), vol. 2: *Aesthetic Surgery*, 4.ª ed. (ed. Rubin, J. y Neligan, P.), Elsevier Health Sciences, 2017, pp. 23-37,e4.

26. Berg, G., Rybakova, D., Fischer, D., Cernava, T., Vergès, M. C. C., Charles, T. *et al.*, «Microbiome definition re-visited: old concepts and new challenges», *Microbiome*, 8 (1) (2020), pp. 1-22.

27. Bering, S. B., «Human milk oligosaccharides to prevent gut dys-

function and necrotizing enterocolitis in preterm neonates», *Nutrients*, 10 (10) (2018).

28. Berry, T., «A new era. Healing the injuries we have inflicted on our planet», *Health Progress*, 73 (2) (1992), pp. 60-63.

29. Biagi, E., Aceti, A., Quercia, S., Beghetti, I., Rampelli, S., Turroni, S. *et al.*, «Microbial community dynamics in mother's milk and infant's mouth and gut in moderately preterm infants», *Frontiers in Microbiology*, 9 (octubre) (2018), pp. 1-10.

30. Biagi, E., Franceschi, C., Rampelli, S., Severgnini, M., Ostan, R., Turroni, S. *et al.*, «Gut Microbiota and Extreme Longevity», *Current Biology*, 26 (11) (2016), pp. 1480-1485, disponible en: <http://dx.doi.org/10.1016/j.cub.2016.04.016>.

31. Blaker, P. A. e Irving, P., «Physiology and function of the small intestine», *Advanced Nutrition and Dietetics in Gastroenterology* (2014), pp. 21-27.

32. Blaser, M. J., «The theory of disappearing microbiota and the epidemics of chronic diseases», *Nature Reviews Immunology*, 17 (8) (2017), pp. 461-463, disponible en: <http://dx.doi.org/10.1038/nri.2017.77>.

33. Blum, W. E. H., Zechmeister-Boltenstern, S. y Keiblinger, K. M., «Does soil contribute to the human gut microbiome?», *Microorganisms*, 7 (9) (2019).

34. Bogdanos, D. P., Smyk, D. S. y Sakkas, L. I., «Microbiota and Autoimmunity», cap. 9, *Infection and Autoimmunity*, (ed. Elsevier B. V.), 2.ª ed. (2015), pp. 149-162, disponible en: <http://dx.doi.org/10.1016/B978-0-444-63269-2.00058-1>.

35. Bohm, M., Shin, A., Teagarden, S., Xu, H., Gupta, A., Siwiec, R. *et al.*, «Risk Factors Associated with Upper Aerodigestive Tract or Coliform Bacterial Overgrowth of the Small Intestine in Symptomatic Patients», *Journal of Clinical Gastroenterology*, 54 (2) (2020), pp. 150-157.

36. Borrel, G., Brugère, J. F., Gribaldo, S., Schmitz, R. A. y Moissl-Eichinger, C., «The host-associated archaeome», *Nature Reviews Microbiology*, 18 (11) (2020), pp. 622-636.

37. Bron, P. A., Kleerebezem, M., Brummer, R., Cani, P. D., Mercenier, A., Macdonald, T. T. *et al.*, «Can probiotics modulate human disease by impacting intestinal barrier function?» (2017), pp. 93-107.

38. Butler, M. I., Cryan, J. F., Dinan, T. G., «Man and the Microbiome: A New Theory of Everything?», *Annual Review of Clinical Psycholy*, 15 (2019), pp. 371-398.

39. Butler, T. D. y Gibbs, J. E., «Circadian Host-Microbiome Interactions in Immunity», *Frontiers in Immunology*, 11 (agosto) (2020), pp. 1-14.

40. Byrd, A. L., Belkaid, Y. y Segre, J. A., «The human skin microbiome», *Nature Reviews Microbiology*, 16 (3) (2018), pp. 143-155, disponible en: <http://dx.doi.org/10.1038/nrmicro.2017.157>.

41. Byrd, D. A., Judd, S. E., Flanders, W. D., Hartman, T. J., Fedirko, V. y Bostick, R. M., «Development and Validation of Novel Dietary and Lifestyle Inflammation Scores», *The Journal of Nutrition*, 149 (12) (2019), p. 2206-22118.

42. Caja Galán, S. Nuevos marcadores para la detección precoz de la enfermedad celiaca. Tesis Doctoral. UM 2019. Disponible en <https://digitum.um.es/digitum/handle/10201/75687>.

43. Caminero, A., Meisel, M., Jabri, B. y Verdu, E. F., «Mechanisms by which gut microorganisms influence food sensitivities». Nat Rev Gastroenterol Hepatol. 2019 Jan;16(1):7-18.

44. Caramia, G., Atzei, A. y Fanos, V., «Probiotics and the skin», *Clinics in Dermatology*, 26 (1) (2008), pp. 4-11.

45. Cardenas, D., *Let not thy food be confused with thy medicine: The Hippocratic misquotation*, Espen J. Aarseth, 8 (6) (2013), disponible en: <http://dx.doi.org/10.1016/j.clnme.2013.10.002>.

46. Carter, E. R., Nabarro, L. E., Hedley, L. y Chiodini, P. L,. «Nitroimidazole-refractory giardiasis: a growing problem requiring rational solutions», *Clinical Microbiology and Infection*, 24 (1) (2018), pp.37-42, disponible en: <https://doi.org/10.1016/j.cmi.2017.05.028>.

47. Castelle, C. J. y Banfield, J. F., «Major New Microbial Groups Expand Diversity and Alter our Understanding of the Tree of Life», *Cell*, 172 (6) (2018), pp. 1181-1197, disponible en: <https://doi.org/10.1016/j.cell.2018.02.016>.

48. Castillo, D. J., Rifkin, R. F., Cowan, D. A. y Potgieter, M., «The healthy human blood microbiome: Fact or fiction?», *Frontiers in Cellular and Infection Microbiology*, 9 (mayo) (2019), pp. 1-12.

49. Cedgård, L., «Probiotics: The link between health and disease Bifidobacterias and bacteroides», pp. 1-8, disponible en: <http://www.doubledhealth.com/download/products/spectra12/probioticsthelink.pdf>.

50. Celluzzi, A. y Masotti, A., «How Our Other Genome Controls Our Epi-Genome», *Trends in Microbiology*, 24 (10) (2016), pp. 777-787, disponible en: <http://dx.doi.org/10.1016/j.tim.2016.05.005>.

51. Cerdó, T., García-Santos, J. A., Bermúdez, M. G. y Campoy C., «The role of probiotics and prebiotics in the prevention and treatment of obesity», *Nutrients*, vol. 11 (2019), pp. 1-31.

52. Chabé, M., Lokmer, A., Ségurel, L. «Gut Protozoa: Friends or Foes of the Human Gut Microbiota?», *Trends in Parasitology*, 33 (12) (2017), pp. 925-934, disponible en: <http://dx.doi.org/10.1016/j.pt.2017.08.005>.

53. Chatterjee, I., Lu, R., Zhang, Y., Zhang, J., Dai, Y., Xia, Y. *et al.*,

«Vitamin D receptor promotes healthy microbial metabolites and microbiome», *Scientific Reports*, 10 (1) (2020), pp. 1-18, disponible en: <http://dx.doi.org/10.1038/s41598-020-64226-7>.

54. Choi, B. S. Y., Daoust, L., Pilon, G., Marette, A., Tremblay, A., «Potential therapeutic applications of the gut microbiome in obesity: from brain function to body detoxification», *International Journal of Obesity*, 44 (9) (2020), pp. 1818-1831, disponible en: <http://dx.doi.org/10.1038/s41366-020-0618-3>.

55. Choi, I. Y., Lee, C. y Longo, V. D., «Nutrition and fasting mimicking diets in the prevention and treatment of autoimmune diseases and immunosenescence», *Mollecular and Cellular Endocrinology*, 455 (2017), pp. 4-12, disponible en: <http://dx.doi.org/10.1016/j.mce.2017.01.042>.

56. Chu, D. M., Valentine, G. C., Seferovic, M. D. y Aagaard, K. M., «The Development of the Human Microbiome: Why Moms Matter», *Gastroenterology Clinics of North America*, 48 (3) (2019), pp. 357-375, disponible en: <https://doi.org/10.1016/j.gtc.2019.04.004>.

57. Ciampa, B. P., Ramos, E. R., Borum, M. y Doman, D. B., «Foods for Gastrointestinal Disorders», *Gastroenterology and Hepatology*, 13 (2) (2017), pp. 104-115, disponible en: <http://www.gastroenterologyandhepatology.net/index.php/archives/february-2017/the-emerging-therapeutic-role-of-medical-foods-for-gastrointestinal-disorders/>.

58. Clemente, J. C., Ursell, L. K., Parfrey, L. W. y Knight, R., «Review The Impact of the Gut Microbiota on Human Health: An Integrative View», *Cell*, 148 (6) (2012), pp. 1258-1270, disponible en: <http://dx.doi.org/10.1016/j.cell.2012.01.035>.

59. Clemente, J. C., Manasson, J. y Scher, J. U., «The role of the gut microbiome in systemic inflammatory disease», *British Medical Journal*, 360 (2018), pp. 1-16.

60. Coleman, M., Elkins, C., Gutting, B., Mongodin, E., Solano-Aguilar, G. y Walls, I., «Microbiota and Dose Response: Evolving Paradigm of Health Triangle», *Risk Analysis*, (2018), disponible en: <http://doi.wiley.com/10.1111/risa.13121>.

61. Cornelissen, C. N., Fisher, B. D. y Harvey, R. A., «Lippincott's illustrated reviews: microbiology», *Lippincott's Illustrated Reviews*, 438 (2013).

62. Crabtree, D. P. E., Herrera B. J. y Kang, S., «The response of human bacteria to static magnetic field and radiofrequency electromagnetic field», *Journal of Microbiology*, 55 (10) (2017), pp. 809-815.

63. Cuevas-González, P. F., Liceaga, A. M. y Aguilar-Toalá, J. E., «Postbiotics and paraprobiotics: From concepts to applications», *Food Research International*, 136 (2020), 109502, disponible en: <https://doi.org/10.1016/j.foodres.2020.109502>.

64. Dam, S. A., Mostert, J. C., Szopinska-Tokov, J. W., Bloemendaal,

M., Amato, M. y Arias-Vasquez, A., «The Role of the Gut-Brain Axis in Attention-Deficit/Hyperactivity Disorder», *Gastroenterology Clinics of North America*, 48 (3) (2019), pp. 407-431.

65. Danchin, A., «Bacteria in the ageing gut: did the taming of fire promote a long human lifespan?», *Environmental Microbiology*, 20 (6) (2018), pp. 1966-1987.

66. Danneskiold-Samsøe, N. B., Dias de Freitas Queiroz Barros, H., Santos, R., Bicas, J. L., Cazarin, C. B. B., Madsen, L. *et al.*, «Interplay between food and gut microbiota in health and disease», *Food Research International*, 115 (julio de 2018) (2019), pp. 23-31, disponible en: <https://doi.org/10.1016/j.foodres.2018.07.043>.

67. Davenport, E. R., Sanders, J. G., Song, S. J., Amato, K. R., Clark, A. G. y Knight, R., «The human microbiome in evolution», *BMC Biology*, 15 (1) (2017), pp. 1-12.

68. De Filippo, C., Cavalieri, D., Di Paola, M., Ramazzotti, M., Poullet, J. B., Massart, S. *et al.*, «Impact of diet in shaping gut microbiota revealed by a comparative study in children from Europe and rural Africa», *Proceedings of the National Academy of the Sciences of the United States of America*, 107 (33) (2010), pp. 14691-14696.

69. De Wit, W. y Bigaud, N., «No plastic in Nature: Assessing plastic ingestion from nature to people», Dalberg (ed.), Gland: WWF (2019), disponible en: <www.wwf.org.au/ArticleDocuments/353/pub-no-plastic-in-nature-assessing-plastic-ingestion-from-nature-to-people-jun19.pdf.aspx>.

70. Desai, M. S., Seekatz, A. M., Koropatkin, N. M., Kamada, N., Hickey, C. A., Wolter, M. *et al.*, «A Dietary Fiber-Deprived Gut Microbiota Degrades the Colonic Mucus Barrier and Enhances Pathogen Susceptibility», *Cell*, 167 (5) (2016), pp. 1339-1353.e21.

71. Dhuliya, S. K. y Garg, A., «Effect of Electromagnetic Radiations on Lactobacillus species», *Journal of Chemical and Pharmaceutical Research*, 8 (7) (2016), disponible en: <https://www.researchgate.net/publication/326265730>.

72. Dietert, R. R., «Safety and risk assessment for the human superorganism», *Human and Ecological Risk Assessment: An International Journal*, 23 (8) (2017), pp. 1819-1829, disponible en: <https://www.tandfonline.com/doi/full/10.1080/10807039.2017.1356683>.

73. Dietert, R. R., «Effects of Endocrine Disrupters on Immune Function and Inflammation», *Endocrine Disruption and Human Health*, Elsevier Inc., 2015, pp. 257-272, disponible en: <http://dx.doi.org/10.1016/B978-0-12-801139-3.00014-4>.

74. Dietert, R. y Dietert, J., «The Completed Self: An Immunological View of the Human-Microbiome Superorganism and Risk of Chronic Diseases», *Entropy*, 14 (11) (2012):, pp. 2036-2065.

75. Dinan, T. G. y Cryan, J. F., «Microbes, Immunity, and Behavior: Psychoneuroimmunology Meets the Microbiome», *Neurophychopharmalogy*, 42 (2017), pp. 178-192, disponible en: <http://dx.doi.org/10.1038/npp.2016.103>.

76. Dinan, T. G., Stanton, C., Long-Smith, C., Kennedy, P., Cryan, J. F., Cowan, C. S. M. *et al.*, «Feeding melancholic microbes: MyNewGut recommendations on diet and mood», *Clinical Nutrition*, 38 (5) (2019), pp. 1995-2001, disponible en: <https://doi.org/10.1016/j.clnu.2018.11.010>.

77. Diop, K., Dufour, J. C., Levasseur, A. y Fenollar, F., «Exhaustive repertoire of human vaginal microbiota», *Human Microbiome Journal*, 11 (enero) (2019), p. 100051, disponible en: <https://doi.org/10.1016/j.humic.2018.11.002>.

78. Doron, S. y Snydman, D. R., «Risk and safety of probiotics», *Clinical Infectious Diseases*, 60 (junio) (2015), pp. S129-134.

79. Dorrestein, P. C., Gall,o R. L. y Knight, R., «Microbial Skin Inhabitants: Friends Forever», *Cell*, 165 (4) (2016), pp. 771-772, disponible en: <http://dx.doi.org/10.1016/j.cell.2016.04.035>.

80. Du, K., Wang, C., Liu, P., Li, Y. y Ma, X., «Effects of Dietary Mycotoxins on Gut Microbiome», Protein Pept Lett. 2017; (February): 397–405.

81. Duan, H., Yu, L., Tian, F., Zhai, Q., Fan, L. y Chen, W., «Gut microbiota: A target for heavy metal toxicity and a probiotic protective strategy», *Science of the Total Environmental*, 742 (2020), p. 140429, disponible en: <https://doi.org/10.1016/j.scitotenv.2020.140429>.

82. Duan, Y., Zhong, Y., Xiao, H., Zheng, C., Song, B., Wang, W. *et al.*, «Gut microbiota mediates the protective effects of dietary ß-hydroxy-ß-methylbutyrate (HMB) against obesity induced by high-fat diets», *FASEB Journal*, 33 (9) (2019),10019-10033.

83. Ellis, J. E., Missan, D. S., Shabilla, M., Martinez, D. y Fry, S. E., «Microbial community profiling of peripheral blood in myalgic encephalomyelitis/chronic fatigue syndrome», *Human Microbiome Journal*, 9 (2018), pp. 16-21, disponible en: <https://doi.org/10.1016/j.humic.2018.05.003>.

84. Erin Chen, Y., Fischbach, M. A. y Belkaid, Y., «Skin microbiota-host interactions», *Nature*, 553 (7689) (2018), pp. 427-436, disponible en: <http://dx.doi.org/10.1038/nature25177>.

85. Fackelmann, G. y Sommer, S., «Microplastics and the gut microbiome: How chronically exposed species may suffer from gut dysbiosis», *Marine Pollution Bulletin*, 143 (abril) (2019), pp. 193-203.

86. Falony, G., Joossens, M., Vieira-Silva, S., Wang, J., Darzi, Y., Faust, K. *et al.*, «Population-level analysis of gut microbiome variation», *Science*, (2016), 352 (80) (6285) pp. 560-564.

87. Fasano, A., «Zonulin, regulation of tight junctions, and autoimmu-

ne diseases», *Annals of the New York Academy of Sciences*, 1258 (1) (2012), pp. 25-33.

88. Fattorusso, A., Di Genova, L., Dell'Isola, G., Mencaroni, E., Esposito, S., «Autism Spectrum Disorders and the Gut Microbiota», *Nutrients*, 28 de febrero de 2019 [citado el 14 de marzo de 2019], 11 (3), p. 521, disponible en: <https://www.mdpi.com/2072-6643/11/3/521>.

89. Febvre, H. P., Rao, S., Gindin, M., Goodwin, N. D. M., Finer, E., Vivanco, J. S. *et al.*, «PHAGE study: Effects of supplemental bacteriophage intake on inflammation and gut microbiota in healthy adults», *Nutrients*, 11 (3) (2019), pp. 1-12.

90. Ferreiro, A., Crook, N., Gasparrini, A. J. y Dantas, G., «Multiscale Evolutionary Dynamics of Host-Associated Microbiomes», *Cell*, 172 (6) (2018), pp. 1216-1227, disponible en: <https://doi.org/10.1016/j.cell.2018.02.015>.

91. Flegr, J., «Does Toxoplasma infection increase sexual masochism and submissiveness? Yes and no», *Communicative & Integrative Biology*, 10 (5-6), 2 de noviembre de 2017 [citado el 30 de octubre de 2020], disponible en: <https://www.tandfonline.com/doi/full/10.1080/19420889.2017.1303590>.

92. Flint, H. J., *Why Gut Microbes Matter*, Springer, 2020. <https://doi.org/10.1007/978-3-030-43246-1>.

93. Flux, M. C. y Lowry, C. A., «Finding intestinal fortitude: Integrating the microbiome into a holistic view of depression mechanisms, treatment, and resilience», *Neurobiology of Disease*, 135 (agosto de 2019) (2020), p. 104578, disponible en: <https://doi.org/10.1016/j.nbd.2019.104578>.

94. Fontana, A., Panebianco, C., Picchianti-Diamanti, A., Laganà, B., Cavalieri, D., Potenza, A. *et al.* «Gut microbiota profiles differ among individuals depending on their region of origin: An Italian pilot study», *International Journal Environmental Research and Public Health*, 16 (21) (2019).

95. Fouhy, F., Watkins, C., Hill ,C. J., O'Shea, C. A., Nagle, B., Dempsey, E. M. *et al.*, «Perinatal factors affect the gut microbiota up to four years after birth», *Nature Communations*], 10 (1) (2019), pp. 1-10, disponible en: <http://dx.doi.org/10.1038/s41467-019-09252-4>.

96. Fragiadakis, G. K., Smits, S. A., Sonnenburg, E. D., Van Treuren, W., Reid, G., Knight, R. *et al.* «Links between environment, diet, and the hunter-gatherer microbiome». Gut Microbes. 2019;10(2):216-227.

97. Fung, T. C., Olson, C. A. y Hsiao, E. Y., «Interactions between the microbiota, immune and nervous systems in health and disease», *Nature Neuroscience*, 20 (2) (2017), pp. 145-155, disponible en: <http://dx.doi.org/10.1038/nn.4476>.

98. Gagneux, P. y Jablonski, N. G., «Unique Features of Human Skin», Center for Academic Research & Training in Anthropogeny, 2015.

99. García Gual, C., «La medicina hipocrática», *Arbor. Ciencia, pensamiento y cultura*, (562) (1992), pp. 167-174.

100. Garretti, F., Agalliu, D., Arlehamn, C. S. L., Sette, A. y Sulzer, D., «Autoimmunity in Parkinson's disease: The role of α:-synuclein-specific T cells», *Frontiers in Immunology*, 10 (febrero) (2019), pp. 1-12.

101. Ghoshal, U. C. y Srivastava, D., «Irritable bowel syndrome and small intestinal bacterial overgrowth: Meaningful association or unnecessary hype», *World Journal of Gastroenterology*, 20 (10) (2014), 2482-2491.

102. Gilbert, J. A., Blaser, M. J., Caporaso, J. G., Jansson, J. K., Lynch S. V. y Knight, R., «Current understanding of the human microbiome», *Nature Medicine*, 24 (4) (2018), pp. 392-400.

103. Gómez-Eguílaz, M., Ramón-Trapero, J. L., Pérez-Martínez, L. y Blanco, J. R., «The beneficial effect of probiotics as a supplementary treatment in drug-resistant epilepsy: A pilot study», *Beneficial Microbes*, 9 (6) (2018), pp. 875-881.

104. Gopinath, S. y Iwasaki, A., «Cervicovaginal Microbiota: Simple Is Better», *Immunity*, 42 (5) (2015),790-791, disponible en: <http://dx.doi.org/10.1016/j.immuni.2015.05.006>.

105. García Gual, C, Tratados Hipocráticos. Ed Gredos SA. 1983.

106. Griffin, N. W., Ahern, P. P., Cheng, J., Newgard, C. B., Fontana, L., Gordon, J. I. *et al.*, «Prior Dietary Practices and Connections to a Human Gut Microbial Metacommunity Alter Responses to Article Prior Dietary Practices and Connections to a Human Gut Microbial Metacommunity Alter Responses to Diet Interventions» *Cell Host & Microbe*, 21 (1) (2017), pp. 84-96, disponible en: <http://dx.doi.org/10.1016/j.chom.2016.12.006>.

107. Groer, M. W., Morgan, K. H., Louis-Jacques, A. y Miller, E. M., «A Scoping Review of Research on the Human Milk Microbiome», *Journal of Human Lactation*, 00 (0) (2020), pp. 1-16.

108. Guidolin, D., Anderlini, D., Maura, G., Marcoli, M., Cortelli, P., Calandra-Buonaura, G. *et al.*, «A new integrative theory of brain-body-ecosystem medicine: From the hippocratic holistic view of medicine to our modern society», *International Journal of Environmental Research and Public Health*, 16 (17) (2019), pp. 1-20.

108. Gupta, V. K., Kim, M., Bakshi, U., Cunningham, K. Y., Davis, J. M., Lazaridis, K. N. *et al.*, «A predictive index for health status using species-level gut microbiome profiling», *Nature Communations*, 11 (1) (2020), disponible en: <http://dx.doi.org/10.1038/s41467-020-18476-8>.

110. Haahtela, T., Holgate, S., Pawankar, R., Akdis, C. A., Benjaponpitak, S., Caraballo, L. *et al.*, «The biodiversity hypothesis and allergic disease: World allergy organization position statement», *World Allergy Organization Journal*, 6 (1) (2013), pp. 1-18.

111. Haahtela, T., Von Hertzen, L., Anto, J. M., Bai, C., Baigenzhin, A., Bateman, E. D. *et al.*, «Helsinki by nature: The Nature Step to Respiratory Health», *Clinical Translation Allergy*, 9 (1) (2019), pp. 1-12, disponible en: <https://doi.org/10.1186/s13601-019-0295-2>.

112. Halliez, M. C. M. y Buret, A. G., «Extra-intestinal and long term consequences of Giardia duodenalis infections», *World Journal of Gastroenterology*, 19 (47) (2013), pp. 8974-8985.

113. Hansen, M. M., Jones, R. y Tocchini, K., «*Shinrin-yoku* (Forest bathing) and nature therapy: A state-of-the-art review», *International Journal of Environmental Research and Public Health*, 14 (8) (2017).

114. Hasan, R. A., Koh, A. Y. y Zia, A., «The gut microbiome and thromboembolism», *Thrombosis Research*, 189 (agosto de 2019) (2020), pp. 77-87, disponible en: <https://doi.org/10.1016/j.thromres.2020.03.003>.

115. He, Q., Kwok, L. Y., Xi, X., Zhong, Z., Ma, T., Xu, H. *et al.*, «The meconium microbiota shares more features with the amniotic fluid microbiota than the maternal fecal and vaginal microbiota», *Gut Microbes*, 12 (1), 9 de noviembre de 2020 [citado el 30 de octubre de 2020], p. 1794266, disponible en: <https://www.tandfonline.com/doi/full/10.1080/19490976.2020.1794266>.

116. Hedaya, R., «How precision psychiatry helped my patient», *Current Opinion in Psychiatry*, 17 (4) (2018), pp. 22-44.

117. Hesse, S. y Adhya, S., «Phage therapy in the twenty-first century: Facing the decline of the antibiotic era; is it finally time for the age of the phage?», *Annual Review of Microbiology*, 73 (2019), pp. 155-174.

118. Hill, C., Guarner, F., Reid, G., Gibson, G. R., Merenstein, D. J., Pot, B. *et al.*, «Expert consensus document: The international scientific association for probiotics and prebiotics consensus statement on the scope and appropriate use of the term probiotic», *Nature Reviews Gastroenterology & Hepatology*, 11 (8) (2014), pp. 506-514.

119. Hillman, E. T., Lu, H., Yao, T. y Nakatsu, C. H., «Microbial ecology along the gastrointestinal tract», *Microbes and Environment*, 32 (4) (2017), pp. 300-313.

120. Hitchings, R. y Kelly, L., «Predicting and Understanding the Human Microbiome's Impact on Pharmacology», *Trends in Pharmacology Sciences*, 40 (7) (2019), pp. 495-505, disponible en: <https://doi.org/10.1016/j.tips.2019.04.014>.

121. Ho, N. T., Li, F., Lee-Sarwar, K. A., Tun, H. M., Brown, B. P., Pannaraj, P. S. *et al.*, «Meta-analysis of effects of exclusive breastfeeding on infant gut microbiota across populations», *Nature Communications*, 9 (1) (2018), disponible en: <http://dx.doi.org/10.1038/s41467-018-06473-x>.

122. Holmes, E., Li, J. V., Marchesi, J. R. y Nicholson, J. K., «Gut microbiota composition and activity in relation to host metabolic phenotype

and disease risk», *Cell Metabolism*, 16 (5) (2012), pp. 559-564, disponible en: <http://dx.doi.org/10.1016/j.cmet.2012.10.007>.

123. Hsu, W., Wang, J. y Kuo, C., «Current applications of fecal microbiota transplantation in intestinal disorders», *The Kaohsiung Journal of Medical Sciences*, (marzo) (2019), kjm2.12069, disponible en: <https://onlinelibrary.wiley.com/doi/abs/10.1002/kjm2.12069>.

124. Hug, L. A., Baker, B. J., Anantharaman, K., Brown, C. T., Probst, A. J., Castelle, C. J. *et al.*, «A new view of the tree of life», *Nature Microbiology*, 1 (5) (2016), pp. 1-6.

125. Hughes, R. L., Kable, M. E., Marco, M. y Keim, N. L., «The Role of the Gut Microbiome in Predicting Response to Diet and the Development of Precision Nutrition Models. Part II: Results», *Advances in Nutrition*, 10 (6) (2019), pp. 979-998.

126. Hughes, R. L., Kable, M. E., Marco, M. y Keim, N. L., «The Role of the Gut Microbiome in Predicting Response to Diet and the Development of Precision Nutrition Models. Part II: Results», *Advances in Nutrition*, 10 (6) (2019), pp. 979-998.

127. Hullar, M. A. J. y Fu, B. C., «Diet, the gut microbiome, and epigenetics», *The Cancer Journal* (Estados Unidos), 20 (3) (2014), pp. 170-1755.

128. Ianiro, G., Tilg, H. y Gasbarrini, A., «Antibiotics as deep modulators of gut microbiota: between good and evil», *Gut*, 65 (11) (2016), pp. 1906-1915.

129. Igawa, S. y Di Nardo, A., «Skin microbiome and mast cells», *Translational Research*], 184 (2017), pp. 68-76, disponible en: <http://dx.doi.org/10.1016/j.trsl.2017.03.003>.

130. Iweala, O. I. y Nagler, C. R., The Microbiome and Food Allergy», *Annual Review Immunology*, 37 (2019), pp. 377-403.

131. Jablonski, N. G., *Skin: A Natural History*, 288, University of California Press, 2013.

132. Jablonski, N. G., *Living Color: The Biological and Social Meaning of Skin Color*, 280, University of California Press, 2014.

133. Jablonski, N., MOCA, «The Matrix of Comparative Anthropogeny: Skin Biology and Disease», [citado el 28 de julio de 2018], disponible en: <https://carta.anthropogeny.org/moca/domains/skin-biology-and-disease>.

134. Jackson, M. A., Verdi, S., Maxan, M. E., Shin, C. M., Zierer, J., Bowyer, R. C. E. *et al.*, «Gut microbiota associations with common diseases and prescription medications in a population-based cohort», *Nature Communications*, 9 (1) (2018), pp. 1-8, disponible en: <http://dx.doi.org/10.1038/s41467-018-05184-7>.

135. Jee, H. J., Lee, S. G., Bormate, K. J. y Jung, Y. S., «Effect of caffeine consumption on the risk for neurological and psychiatric disorders: Sex

differences in human», *Nutrients*, vol. 12, MDPI AG [citado el 29 de octubre de 2020] (2020), pp. 1-20, disponible en: <www.mdpi.com/journal/nutrients>.

136. Jeyakumar, T., Beauchemin, N. y Gros, P., «Impact of the Microbiome on the Human Genome», *Trends in Parasitology*, 35 (10) (2019), pp. 809-821, disponible en: <https://doi.org/10.1016/j.pt.2019.07.015>.

137. Jiang, B., Jia, Y. y He, C., «Promoting new concepts of skincare via skinomics and systems biology-From traditional skincare and efficacy-based skincare to precision skincare», *Journal of Cosmetic Dermatology*, 11 de mayo de 2018 [citado el 28 de julio de 2018], disponible en: <http://doi.wiley.com/10.1111/jocd.12663>.

138. Johnson, D., Letchumanan, V., Thurairajasingam, S. y Lee, L. H., «A revolutionizing approach to autism spectrum disorder using the microbiome», *Nutrients*, 12 (7) (2020;), pp. 1-25.

139. Johnson, K. V. y Foster, K. R., «Why does the microbiome affect behaviour?», *Nature Reviews Microbiology*, (2018), disponible en: <http://dx.doi.org/10.1038/s41579-018-0014-3>.

140. Joseph, J., Saha, S., Greenberg-Worisek, A. J., «Fecal Microbiota Transplantation: An Ambiguous Translational Pathway for a Promising Treatment», *Clinical Translational Science*, (2019), pp. 206-208, disponible en: <http://doi.wiley.com/10.1111/cts.12621>.

141. Kalantar-Zadeh, K., Berean, K. J., Burgell, R. E., Muir, J. G. y Gibson, P. R., «Intestinal gases: influence on gut disorders and the role of dietary manipulations», *Nature Reviews Gastroenterology & Hepatology*, 16 (12) (2019), pp. 733-747, disponible en: < http://dx.doi.org/10.1038/s41575-019-0193-z>.

142. Kaňková, Š., Šulc, J., Nouzová, K., Fajfrlík, K., Frynta, D. y Flegr, J., «Women infected with parasite Toxoplasma have more sons», *Naturwissenschaften (The Science of Nature)*, 94 (2), febrero de 2007 [citado el 30 de octubre de 2020], pp. 122-127, disponible en: <https://pubmed.ncbi.nlm.nih.gov/17028886/>.

143. Karl, P. J., Hatch, A. M., Arcidiacono, S. M., Pearce, S. C., Pantoja-Feliciano, I. G., Doherty, L. A. *et al.*, «Effects of psychological, environmental and physical stressors on the gut microbiota», *Frontiers of Microbiology*, 9 (septiembre) (2018), pp. 1-32.

144. Kato, T. A. y Kanba, S., «Are microglia minding us? Digging up the unconscious mind-brain relationship from a neuropsychoanalytic approach», *Frontiers of Psychology*, 7 (febrero) (2013), pp. 1-12.

145. Kelly, J. R., Minuto, C., Cryan, J. F., Clarke, G. y Dinan, T. G., «Cross Talk : The Microbiota and Neurodevelopmental Disorders», *Frontiers in Neuroscience*, 11 (septiembre) (2017), pp. 1-31.

146. Kelly, J. R., Kennedy, P. J., Cryan, J. F., Dinan, T. G., Clarke, G. y

Hyland, N. P., «Breaking down the barriers: The gut microbiome, intestinal permeability and stress-related psychiatric disorders», *Frontiers in Cellular Neuroscience*, 9 (octubre) (2015).

147. Khalighi, A., Behdani, R. y Kouhestani, S., «Probiotics: A Comprehensive Review of Their Classification, Mode of Action and Role in Human Nutrition», *Probiotics Prebiotics in Human Nutrition and Health*, (ed. Rao, V.), IntechOpen, Londres-Rijeka, 2016.

148. Khoruts, A., «Targeting the microbiome: from probiotics to fecal microbiota transplantation», *Genome Medicine*, 10 (1) (2018), p. 80.

149. Kiecolt-Glaser, J. K., Wilson, S. J., Bailey, M. L., Andridge, R., Peng, J., Jaremka, L. M. *et al.* «Marital distress, depression, and a leaky gut: Translocation of bacterial endotoxin as a pathway to inflammation», *Psychoneuroendocrinology*, 98, 1 de diciembre de 2018 [citado el 22 de octubre de 2020], pp. 52-60, disponible en: <https://www.sciencedirect.com/science/article/abs/pii/S0306453018303950>.

150. Kimura, M., Jia, Z. J., Nakayama, N. y Asakawa, S., «Ecology of viruses in soils: Past, present and future perspectives», *Journal of Soil Science and Plant Nutrition*, 54 (1) (2008), pp. 1-32.

151. Kolodziejczyk, A. A., Zheng, D. y Elinav, E., «Diet–microbiota interactions and personalized nutrition», *Nature Reviews Microbiology*, 17 (12) (2019), pp. 742-753, disponible en: <http://dx.doi.org/10.1038/s41579-019-0256-8>.

152. Kong, H. H. y Segre J. A., «Skin microbiome: Looking back to move forward», *Journal of Investigative Dermatology*, 132 (3 parte 2) (2012), pp. 933-939, disponible en: <http://dx.doi.org/10.1038/jid.2011.417>.

153. Koopman, M., Daniels, J. K., Spitzer, C., Lampe, A. y El Aidy, S., «Depressed gut? The microbiota-diet-inflammation trialogue in depression», *Current Opinion in Psychiatry*, 30 (5) (2017), pp. 369-377.

154. Korpela, K., «Diet, Microbiota, and Metabolic Health: Trade-Off Between Saccharolytic and Proteolytic Fermentation», *Annual Review of Food Science and Technology*, 9 (diciembre de 2017) (2018), pp. 65-84.

155. Krutmann, J., «Pre- and probiotics for human skin», *Clinics in Plastic Surgery*, 39 (1) (2012), pp. 59-64.

156. Kubo, M., «Diurnal Rhythmicity Programs of Microbiota and Transcriptional Oscillation of Circadian Regulator, NFIL3», *Frontiers in Immunology*, 11, 10 de septiembre de 2020 [citado el 30 de octubre de 2020], p. 2260, disponible en: <https://www.frontiersin.org/article/10.3389/fimmu.2020.552188/full>.

157. Kuhnen, A., «Genetic and Environmental Considerations for Inflammatory Bowel Disease», *Surgical Clinics of North America*, 99 (6) (2019), pp. 1197-1207, disponible en: <https://doi.org/10.1016/j.suc.2019.08.014>.

158. Kumamoto, C. A., Gresnigt, M. S. y Hube, B., «The gut, the bad and the harmless: *Candida albicans* as a commensal and opportunistic pathogen in the intestine», *Current Opinion in Microbiology*, 56 (2020), pp. 7-15. disponible en: <https://doi.org/10.1016/j.mib.2020.05.006>.

159. Kurilshikov, A. A., Medina-Gomez, C., Bacigalupe, R., Garay, R., Finnicum, C. T., Liu, X. *et al.*, «Genetics of human gut microbiome composition» bioRxiv 2020.06.26.173724; doi: <https://doi.org/10.1101/2020.06.26.173724 (2020), pp. 1-31>.

160. Kushkevych, I., Leščanová, O., Dordević, D., Jančíková, S., Hošek, J., Vítězová, M. *et al.*, «The Sulfate-Reducing Microbial Communities and Meta-Analysis of Their Occurrence during Diseases of Small–Large Intestine Axis», *Journal of Clinical Medicine*, 8 (10) (2019), p. 1656.

161. Lange, K., Buerger, M., Stallmach, A. y Bruns, T., «Effects of Antibiotics on Gut Microbiota», *Digestive Diseases*, 34 (3) (2016), pp. 260-268.

162. Larsson, S. C. y Wolk, A., «Coffee Consumption and Risk of Liver Cancer: A Meta-Analysis», *Gastroenterology*, 1 de mayo de 2007, 132 (5), pp. 1740-1745.

163. Lebeer, S. y Spacova, I., «Exploring human host-microbiome interactions in health and disease - How to not get lost in translation», *Genome Biology*, 20 (1) (2019), pp. 19-21.

164. Lee, S., Lee, E., Park, Y. M. y Hong, S., «Microbiome in the Gut-Skin Axis in Atopic Dermatitis. Does The Gut Microbiome Have An Impact On AD?», *Allergy, Asthma & Immunology Research*, 10 (4) (2018), pp. 354-362, disponible en: <https://e-aair.org/DOIx.php?id=10.4168/aair.2018.10.4.354>.

165. Lerner, A. y Matthias, T., «Changes in intestinal tight junction permeability associated with industrial food additives explain the rising incidence of autoimmune disease», *Autoimmunity Reviews*, 14 (6) (2015), pp. 479-489.

166. Lerner, A., Neidhöfer, S. y Matthias, T., «The Gut Microbiome Feelings of the Brain : A Perspective for Non-Microbiologists», *Microorganims*, 5 (4) (2017) pp. 1-24.

167. Lerner, A., Neidhöfer, S. y Matthias, T., «The Gut Microbiome Feelings of the Brain: A Perspective for Non-Microbiologists», *Microorganisms*, 5 (4) (2017), p. 66.

168. Li, W., Xu, X., Wen, H., Wang, Z., Ding, C., Liu, X. *et al.*, «Inverse Association Between the Skin and Oral Microbiota in Atopic Dermatitis», *Journal of Investigative Dermatology*, 1 de agosto de 2019, 139 (8), pp. 1779-1787.e12.

169. Liang, S., Wu, X., Hu, X., Wang, T. y Jin, F., «Recognizing depression from the microbiota–gut–brain axis», *International Journal of Molecular Sciences*, 19 (6) (2018).

170. Liang, S., Wu, X. y Jin, F., «Gut-brain psychology: Rethinking psychology from the microbiota–gut–brain axis», *Frontiers in Integrative Neuroscience*, 12 (septiembre) (2018), pp. 1-24.

171. Liang, X., Bushman, F. D. y Fitzgerald, G. A., «Rhythmicity of the intestinal microbiota is regulated by gender and the host circadian clock», *Proceedings of the National Academy of Sciences of the United States of America*, 112 (33) (2015), pp. 10479-10484.

172. Lieberman, D. E., *La historia del cuerpo humano*, 506, Pasado y Presente, 2.ª ed., 2017.

173. Lim, H. Y., Jeong, D., Park, S. H., Shin, K. K., Hong, Y. H., Kim, E. *et al.*, «Antiwrinkle and antimelanogenesis effects of tyndallized Lactobacillus acidophilus KCCM12625P», *International Journal of Molecular Science*, 21 (5) (2020).

174. Lin, T. L., Shu, C. C., Lai, W. F., Tzeng, C. M., Lai, H. C. y Lu, C. C., «Investiture of next generation probiotics on amelioration of diseases – Strains do matter», *Medicine in Microecology*, vols. 1-2 (diciembre) (2019), p. 100002, disponible en: <https://doi.org/10.1016/j.medmic.2019.100002>.

175. Liu, S., Zhao, W., Lan, P. y Mou, X., «The microbiome in inflammatory bowel diseases: from pathogenesis to therapy», *Protein & Cell*, 29 de junio de 2020, disponible en: <https://doi.org/10.1007/s13238-020-00745-3>.

176. Lloyd-Price, J., Abu-Ali, G. y Huttenhower, C., «The healthy human microbiome», *Genome Medicine*, 8 (1) (2016), pp. 1-11, disponible en: <http://dx.doi.org/10.1186/s13073-016-0307-y>.

177. Lokmer, A., Cian, A., Froment, A., Gantois, N., Viscogliosi, E., Chabé, M. *et al.*, «Use of shotgun metagenomics for the identification of protozoa in the gut microbiota of healthy individuals from worldwide populations with various industrialization levels», *PLoS ONE*, (ed. Weir, T. L.), 14 (2), 6 de febrero de 2019 [citado el 23 de octubre de 2020], p. e0211139, disponible en: <https://dx.plos.org/10.1371/journal.pone.0211139>.

178. Lopez, C., «El peor error de la historia», *Cinco Días*, (mayo de 2020), disponible en: <http://www.euribor.com.es/noticias/2012/02/15/el-peor-error-de-la-historia-2/>.

179. Lu, D., Huang., Y., Kong., Y., Tao, T. y Zhu, X., «Gut microecology: Why our microbes could be key to our health», *Biomedicine & Pharmacotherapy*, 131 (septiembre) (2020), p. 110784, disponible en: <https://doi.org/10.1016/j.biopha.2020.110784>.

180. Lukic, J., Chen, V., Strahinic, I., Begovic, J., Lev-Tov, H., Davis, S. C. *et al.*, «Probiotics or pro-healers: the role of beneficial bacteria in tissue repair», *Wound Repair and Regeneration*, 25 (6) (2017), pp. 912-92.

181. Ma, Q., Xing, C., Long, W., Wang, H. Y., Liu, Q. y Wang, R. F.,

«Impact of microbiota on central nervous system and neurological diseases: The gut-brain axis», *Journal of Neuroinflammation*, 16 (1) (2019), pp. 1-14.

182. Maguire, M. y Maguire, G. «Gut dysbiosis, leaky gut, and intestinal epithelial proliferation in neurological disorders: Towards the development of a new therapeutic using amino acids, prebiotics, probiotics, and postbiotics», *Reviews in the Neurosciences*, 30 (2) (2018), pp. 179-201.

183. Makharia, G., Bai, J., Crowe, S., Karakan, T., Yeh Lee, Y., Oruc, N. *et al.*, «World Gastroenterology Organisation Global Guidelines Diet and the Gut Funding and conflict of interest statements», *Cihan Yurdaydin* (Turquía) (abril de 2018).

184. Maldonado Galdeano, C., Cazorla, S. I., Lemme Dumit, J. M., Vélez, E. y Perdigón, G., «Beneficial effects of probiotic consumption on the immune system», *Annals of Nutrition and Metabolism*, 74 (2) (2019), pp. 115-124.

185. Martens, E. C., Neumann, M. y Desai, M. S., «Interactions of commensal and pathogenic microorganisms with the intestinal mucosal barrier», *Nature Reviews Microbiology*, 16 (8) (2018), pp. 457-470, disponible en: <http://dx.doi.org/10.1038/s41579-018-0036-x>.

186. Martin, C. R., Osadchiy, V., Kalani, A. y Mayer, E. A., «The Brain-Gut-Microbiome Axis», *Cellular and Molecular Gastroenterology and Hepatology*, 6 (2) (2018), pp. 133-148, disponible en: <https://doi.org/10.1016/j.jcmgh.2018.04.003>.

187. Martín, R. y Langella, P., «Emerging health concepts in the probiotics field: Streamlining the definitions», *Frontiers in Microbiology*, 10 (mayo) (2019).

188. Martina, E., Campanati, A., Diotallevi, F. y Offidani, A., «Saliva and Oral Diseases», *Journal of Clinical Medicine*, 9 (2) (2020), p. 466.

189. Mashaqi, S. y Gozal, D., «"Circadian misalignment and the gut microbiome. A bidirectional relationship triggering inflammation and metabolic disorders"- a literature review», *Sleep Medicine*, 72 (2020), pp. 93-108, disponible en: <https://doi.org/10.1016/j.sleep.2020.03.020>.

190. Matsuyama, M., Gomez-Arango, L. F., Fukuma, N. M., Morrison, M., Davies, P. S. W. y Hill, R. J., «Breastfeeding: a key modulator of gut microbiota characteristics in late infancy», *Journal of Development Origins of Health ans Disease*, 10 (2) (2019), pp. 206-213.

191. Mayer, E. A., Labus, J. S., Tillisch, K., Cole, S. W. y Baldi, P., «Towards a systems view of IBS», *Nature Reviews Gastroenterology & Hepatology*, 12 (10) (2015), pp. 592-605.

192. McBurney, M. I., Davis, C., Fraser, C. M., Schneeman, B. O., Huttenhower, C., Verbeke, K. *et al.*, «Establishing What Constitutes a Healthy

Human Gut Microbiome: State of the Science, Regulatory Considerations, and Future Directions», *The Journal of Nutrition*, 149 (11) (2019), pp. 1882-1895.

193. McCabe, L. R., «Understanding the Gut-Bone Signaling Axis», 1033 (2017), pp. 225-247, disponible en: <http://link.springer.com/10.1007/978-3-319-66653-2>.

194. Mcilroy, J. R., Segal, J. P., Mullish, B. H., Nabil Quraishi, M., Gasbarrini, A., Cammarota, G. *et al.*, «Current and future targets for faecal microbiota transplantation», *Human Microbiome Journal*, 2019.

195. McQuade, J. L., Daniel, C. R., Helmink, B. A. y Wargo, J. A., «Modulating the microbiome to improve therapeutic response in cancer», *The Lancet Oncology*, 20 (2) (2019), p. e77–91, disponible en: <http://dx.doi.org/10.1016/S1470-2045(18)30952-5>.

196. Media, C., «Cancer Neoantigens Provide New Research Leads for Personalized Vaccine Development», *Nature Research*. 2019, disponible en: <https://www.nature.com/magazine-assets/d42473-019-00171-y/d42473-019-00171-y.pdf>.

197. Miller, I., «The gut–brain axis: historical reflections», *Microbial Ecology in Health and Disease*, 29 (2) 2018),1542921, disponible en: <https://doi.org/10.1080/16512235.2018.1542921>.

198. Mills, S., Stanton, C., Lane, J. A., Smith, G. J. y Ross, R. P., «Precision nutrition and the microbiome, part I: Current state of the science», *Nutrients*, 11 (4) 2019), pp. 1-45.

199. Ministerio Administraciones Públicas España, «Balances cereales España 2020», (2020), disponible en: <https://www.mapa.gob.es/ca/ganaderia/estadisticas/balancescerealesnov2020web_tcm34-540063.pdf>.

200. Moeller, A. H., «ScienceDirect. The shrinking human gut microbiome», *Current Opinion in Microbiology*], 38 (2017), pp. 30-35, disponible en: <http://dx.doi.org/10.1016/j.mib.2017.04.002>.

201. Moeller, A. H., Li, Y., Ngole, E. M., Ahuka-Mundeke, S., Lonsdorf, E. V., Pusey, A. E. *et al.*, «Rapid changes in the gut microbiome during human evolution», *Proceedings of the National Academy of Sciences of the United States of America*, 111 (46) (2014), pp. 16431-16435.

202. Mokoena, M. P,. «Lactic acid bacteria and their bacteriocins: Classification, biosynthesis and applications against uropathogens: A mini-review», *Molecules*, 22 (8) (2017).

203. Moossavi, S., Miliku, K., Sepehri, S., Khafipour, E. y Azad, M. B., «The prebiotic and probiotic properties of human milk: Implications for infant immune development and pediatric asthma», *Frontiers in Pediatrics*, 6 (julio) (2018), pp. 1-7.

204. Mörkl, S., Butler, M. I., Holl, A., Cryan, J. F. y Dinan, T. G., «Pro-

biotics and the Microbiota-Gut-Brain Axis: Focus on Psychiatry», *Current Nutrition Reports*, 9 (3) 2020), pp. 171-182.

205. Mottin, V. H. M. y Suyenaga, E. S., «An approach on the potential use of probiotics in the treatment of skin conditions: acne and atopic dermatitis», *International Journal of Dermatology*], (septiembre 2015) (2018), pp. 1-8, disponible en: <http://doi.wiley.com/10.1111/ijd.13972>.

206. Moya, A. y Ferrer, M., «Functional Redundancy-Induced Stability of Gut Microbiota Subjected to Disturbance», *Trends in Microbiology*, 24 (5) (2016), pp. 402-413, disponible en: <http://dx.doi.org/10.1016/j.tim.2016.02.002>.

207. Mukherjee, S. y Bassler, B. L., «Bacterial quorum sensing in complex and dynamically changing environments», *Nature Reviews Microbiology*, 17 (6) (2019), pp. 371-382, disponible en: <http://dx.doi.org/10.1038/s41579-019-0186-5>.

208. Munblit, D., Peroni, D. G., Boix-Amorós, A., Hsu, P. S., Van't Land, B., Gay, M. C. L. *et al.*, «Human milk and allergic diseases: An unsolved puzzle», *Nutrients*, 9 (8) (2017).

209. Murphy, A. y Murphy, A., «A Critical View of Helminthic Therapy : Is It a Viable Form of Treatment for Immune Disorders Under the Category of Inflammatory Bowel Disease?», 2017.

210. Musthaq, S., Mazuy, A. y Jakus, J., «The microbiome in dermatology», *Clinics in Dermatolology*, 36 (3) (2018), pp. 390-398, disponible en: <https://doi.org/10.1016/j.clindermatol.2018.03.012>.

211. Nagase, S., Matsue, M., Mori, Y., Honda-ogawa, M. y Sugitani, K., «Comparison of antimicrobial spectrum and mechanisms of organic virgin coconut oil and lauric acid against bacteria», *Journal of Wellness and Health Care*, 41 (1) (2017), pp. 87-95, disponible en: <http://ci.nii.ac.jp/naid/120006364227>.

212. Nagpal, R., Wang, S., Ahmadi, S., Hayes, J., Gagliano, J., Subashchandrabose, S. *et al.*, «Human-origin probiotic cocktail increases short-chain fatty acid production via modulation of mice and human gut microbiome», *Scientific Reports*, 8 (1) (2018), pp. 1-15.

213. Neville, B. A., Forster, S. C. y Lawley, T. D., «Commensal Koch's postulates: establishing causation in human microbiota research», *Current Opinion in Microbiology*, 42 (2018), pp. 47-52, disponible en: <https://doi.org/10.1016/j.mib.2017.10.001>.

214. Noland, D., Wagner, L., y Drisko, J. A., *Integrative and Functional Medical Nutrition Therapy*, Humana Press, 2020.

215. O'Keefe, J. H., Torres-Acosta, N., O'Keefe, E. L., Saeed, I. M., Lavie, C. J., Smith, S. E. *et al.*, «A Pesco-Mediterranean Diet With Intermittent Fasting: JACC Review Topic of the Week», *Journal of the American College Cardiology*, 76 (12) (2020), pp. 1484-1493.

216. O'Mahony, S. M., Clarke, G., Borre, Y. E., Dinan, T. G., Cryan, J. F., «Serotonin, tryptophan metabolism and the brain-gut-microbiome axis» *Behavioral Brain Research*, 277 (2015), pp. 32-48, disponible en: <http://dx.doi.org/10.1016/j.bbr.2014.07.027>.

217. O'Sullivan, O., Cronin, O., Clarke, S. F., Murphy, E. F., Molloy, M. G., Shanahan, F. *et al.*, «Exercise and the microbiota», *Gut Microbes*, 6 (2) (2015), pp. 131-136.

218. Oriach, C. S., Robertson, R. C., Stanton, C., Cryan, J. F. y Dinan T. G., «Food for thought: The role of nutrition in the microbiota-gutebrain axis», *Clinical Nutrition Experimental*, 6 [citado el 14 de marzo de 2018] (2016), pp. 25-38, disponible en: <http://dx.doi.org/10.1016/j.yclnex.2016.01.003>.

219. Pareja, J. L., Martín, F., Berná, G., Cáceres, O., Blanco, M., Prada, F. A. *et al.*, «Fibromyalgia: a Search for Markers and Their Evaluation Throughout a Treatment», *European Scientific Journal*, 7881 (agosto) (2015), pp. 1857–7881.

220. Park, C., Brietzke, E., Rosenblat, J. D., Musial, N., Zuckerman, H., Ragguett, R. M. *et al.*, «Probiotics for the treatment of depressive symptoms: An anti-inflammatory mechanism?», *Brain, Behaviour, and Immunity*, 73 (julio) (2018), pp. 115-124.

221. Pasolli, E., Asnicar, F., Manara, S., Zolfo, M., Karcher, N., Armanini, F. *et al.*, «Extensive Unexplored Human Microbiome Diversity Revealed by Over 150,000 Genomes from Metagenomes Spanning Age, Geography, and Lifestyle», *Cell*, 176 (3) (2019), pp. 649-662.e20, disponible en: <https://doi.org/10.1016/j.cell.2019.01.001>.

222. Perricone, M., Arace, E., Corbo, M. R., Sinigaglia, M. y Bevilacqua, A., «Bioactivity of essential oils: A review on their interaction with food components», *Frontiers in Microbiology*, 6 (febrero) (2015), pp. 1-7.

223. Petrova, M. I., Lievens, E., Malik, S., Imholz, N. y Lebeer, S., «Lactobacillus species as biomarkers and agents that can promote various aspects of vaginal health», *Frontiers in Physiology*, 6 (marzo) (2015), pp. 1-18.

224. Phang, K. C., Keng, L. S. y Chiang, C. K., Mindful-S.T.O.P.: «Mindfulness Made Easy for Stress Reduction in Medical Students», *Education in Medicine Journal*, 6 (2) (1 de junio de 2014).

225. Pimentel, M., Saad, R. J., Long, M. D. y Rao, S. S. C., «ACG Clinical Guideline: Small Intestinal Bacterial Overgrowth», *The American Journal of Gastroenterology*, 115 (2) (2020), pp. 165-178.

226. Plaza-Díaz, J., Fontana, L. y Gil, A., «Human milk oligosaccharides and immune system development», *Nutrients*, 10 (8) (2018).

227. Potgieter, M., Bester, J., Kell, D. B. y Pretorius, E., «The dormant blood microbiome in chronic, inflammatory diseases», *FEMS Microbiology*

Reviews, 39 (4) (julio de 2015) [citado el 27 de febrero de 2018], pp. 567-591, disponible en: <http://www.ncbi.nlm.nih.gov/pubmed/25940667>.

228. Prescott, S. L., Wegienka, G., Logan, A. C. y Katz, D. L., «Dysbiotic drift and biopsychosocial medicine: How the microbiome links personal, public and planetary health», *Biopsychosocial Medicine*, 12 (1) (2018), pp. 1-12.

229. Priya, S. y Blekhman, R., «Population dynamics of the human gut microbiome: Change is the only constant», *Genome Biology*, 20 (1) (2019), pp. 1-4.

230. Proctor, L. M., Creasy, H. H., Fettweis, J. M., Lloyd-Price, J., Mahurkar, A., Zhou, W. *et al.*, «The Integrative Human Microbiome Project», *Nature*, 569 (7758) (2019), pp. 641-648.

231. Pruimboom, L. y Muskiet, F. A. J., «Intermittent living; the use of ancient challenges as a vaccine against the deleterious effects of modern life – A hypothesis», *Medical Hypotheses*, 120 (mayo) (2018), pp. 28-42, disponible en: <https://doi.org/10.1016/j.mehy.2018.08.002>.

232. Pryor, R., Martinez-Martinez, D., Quintaneiro, L. y Cabreiro, F., «The Role of the Microbiome in Drug Response», *Annual Review Pharmacology and Toxicology*, 60 (2020), pp. 417-435.

233. Brown, P., Van de Wall, M. B. *et al.*, «Chapter 1 Infant and child microbiota : current status and directions for future research», *Microbiota in Health and disease: from pregnacy to chilhood*, Wageningen Academic Pub, 2017, pp. 17-35.

234. Puig Sanz, L. (ed.), «Anatomía y fisiología de la piel humana», *Dermatología Clínica*, España, 2014. pp. e1–10.

235. Quigley, E. M. M., «The Spectrum of Small Intestinal Bacterial Overgrowth (SIBO)», Current *Gastroenterology Reports*, 21 (1) (2019).

236. Rajasekaran, S., Soundararajan, D. C. R., Tangavel, C., Muthurajan, R., Sri Vijay Anand, K. S., Matchado, M. S. *et al.*, «Human intervertebral discs harbour a unique microbiome and dysbiosis determines health and disease», *European Spine Journal*, 29 (7) (2020), pp.1621-1640, disponible en: <https://doi.org/10.1007/s00586-020-06446-z>.

237. Rao, S. S. C. y Bhagatwala, J., «Small Intestinal Bacterial Overgrowth: Clinical Features and Therapeutic Management», *Clinical and Translational Gastroenterology*, 10 (10) (2019), p. e00078.

238. Reddel, S., Putignani, L. y Del Chierico, F., «The impact of low-FODMAPs, Gluten-free, and ketogenic diets on gut microbiota modulation in pathological conditions», *Nutrients*, 11 (2) (2019).

239. Renz, H., Holt, P. G., Inouye, M. y Logan, A. C., «An exposome perspective: Early-life events and immune development in a changing world», *Journal of Allergy and Clinical Immunolology*, 140 (1), pp. 24-40, disponible en: <http://dx.doi.org/10.1016/j.jaci.2017.05.015>.

240. Reynolds, A. C., Paterson, J. L., Ferguson, S. A., Stanley, D., Wright,

K. P. y Dawson, D., «The shift work and health research agenda: Considering changes in gut microbiota as a pathway linking shift work, sleep loss and circadian misalignment, and metabolic disease», *Sleep Medicine Reviews*, 3 (34) (2017), pp. 3-9, disponible en: <http://dx.doi.org/10.1016/j.smrv.2016.06.009>.

241. Rezaie, A., Buresi, M., Lembo, A., Lin, H., McCallum, R., Rao, S. *et al.* «Hydrogen and Methane-Based Breath Testing in Gastrointestinal Disorders: The North American Consensus», *Am J Gastroenterol*, 112 (5) (2017), pp. 775-784, disponible en: <http://dx.doi.org/10.1038/ajg.2017.46>.

242. Rinninella, E., Cintoni, M., Raoul, P., Ianiro, G., Laterza, L., Lopetuso, L. R. *et al.*, «Gut microbiota during dietary restrictions: New insights in non-communicable diseases», *Microorganisms*, 8 (8) (2020), pp. 1-23.

243. Rinninella, E., Cintoni, M., Raoul, P., Lopetuso, L. R., Scaldaferri, F., Pulcini, G. *et al.*, «Food components and dietary habits: Keys for a healthy gut microbiota composition», *Nutrients*, 11 (10) (2019), pp. 1-23.

244. Rocca, J. D., Simonin, M., Blaszczak, J. R., Ernakovich, J. G., Gibbons, S. M , Midani, F. S. *et al.*, «The Microbiome Stress Project: Toward a global meta-analysis of environmental stressors and their effects on microbial communities», *Frontiers in Microbiology*, 10 (enero) (2019).

245. Sabin, S., Yeh, H. Y., Pluskowski, A., Clamer, C., Mitchell, P. D. y Bos, K. I., «Estimating molecular preservation of the intestinal microbiome via metagenomic analyses of latrine sediments from two medieval cities», *Philosophical Transactions of the Royal Society of London B. Series B Biological Sciences, (*375) (2020), 20190576.

246. Salvo-Romero, E., Alonso-Cotoner, C., Pardo-Camacho, C., Casado-Bedmar, M. y Vicario, M., «Función barrera intestinal y su implicación en enfermedades digestivas», *Revista Española de Enfermedades Digestivas*, 107 (11) (2015), pp. 686-696.

247. Sanders, M. E., Merenstein, D. J., Reid, G., Gibson, G. R. y Rastall, R. A., «Probiotics and prebiotics in intestinal health and disease: from biology to the clinic», *Nature Reviews Gastroenterology & Hepatology*, 16 (10) (2019), pp. 605-616, disponible en: <http://dx.doi.org/10.1038/s41575-019-0173-3>.

248. Sanidad, K. Z. y Zeng, M. Y., «Neonatal gut microbiome and immunity», *Current Opinion in Microbiology*, 56 (2020), pp. 30-37, disponible en: <https://doi.org/10.1016/j.mib.2020.05.011>.

249. Santamaria Babí, L., «El microbioma de la piel en la respuesta inmunitaria cutánea», *Cosmetorium*, Barcelona, 2016 [citado del 28 de julio de 2018], disponible en: <http://www.e-seqc.org/sites/default/files/2016.09.29_microbioma_de_la_piel_en_la_respuesta_inmunitaria_cutanea_-_luis_santamaria.pdf>.

250. Sarangi, A. N., Goel, A. y Aggarwal, R., «Methods for Studying Gut Microbiota: A Primer for Physicians», *Journal of Clinical and Experimental Hepatology*, 9 (1) (2019), pp. 62–73, Disponible en: <https://doi.org/10.1016/j.jceh.2018.04.016>.

251. Sarkar, A., Harty, S., Lehto, S. M., Moeller, A. H., Dinan, T. G., Dunbar, R. I. M. *et al.*, «The Microbiome in Psychology and Cognitive Neuroscience», *Trends in Cognitive Science*, 22 (7) (2018), pp. 611-636, disponible en: <https://doi.org/10.1016/j.tics.2018.04.006>.

252. Satokari, R., Grönroos, T., Laitinen, K., Salminen, S. y Isolauri, E., «Bifidobacterium and Lactobacillus DNA in the human placenta», *Letters in Applied Microbiology*, 48 (1) (enero de 2009) [citado el 30 de octubre de 2020], pp. 8-12, disponible en: <https://pubmed.ncbi.nlm.nih.gov/19018955/>.

253. Schmidt, T. S. B., Raes, J. y Bork, P., «The Human Gut Microbiome: From Association to Modulation», *Cell*, 172 (6) (2018), pp. 1198-1215, disponible en: <https://doi.org/10.1016/j.cell.2018.02.044>.

254. Schnorr, S. L., Candela, M., Rampelli, S., Centanni, M., Consolandi, C., Basaglia, G. *et al.*, «Gut microbiome of the Hadza hunter-gatherers», *Nature Communations*, 5 (1) (15 de abril de 2014) [citado el 30 de octubre de 2020], pp. 1-12, disponible en: <www.nature.com/naturecommunications>.

255. Schommer, N. N. y Gallo, R. L., «Structure and function of the human skin microbiome», *Trends in Microbiology*, 21 (12) (2013), pp. 660-668, disponible en: <http://dx.doi.org/10.1016/j.tim.2013.10.001>.

256. Schroeder, B. O., «Fight them or feed them: How the intestinal mucus layer manages the gut microbiota», *Gastroenterology Reports*, 7 (1) (2019), pp. 3-12.

257. Girard, C., Tromas, N., Amyot, M. y Shapiro, B. J., «Gut Microbiome of the Canadian Arctic Inuit», *mSphere*. 2 (1) (2017), pp. 1-14.

258. Senghor, B., Sokhna, C., Ruimy, R. y Lagier, J. C., «Gut microbiota diversity according to dietary habits and geographical provenance» *Human Microbiome Journal*, Elsevier Ltd., vols. 7-8, 2018 [citado el 23 de octubre de 2020], pp. 1-9, disponible en: <https://doi.org/10.1016/j.humic.2018.01.001>.

259. Serena, G., Davies, C., Cetinbas, M., Sadreyev, R. I. y Fasano, A., «Analysis of blood and fecal microbiome profile in patients with celiac disease», *Human Microbiome Journal*, 11 (enero) (2019), p. 100049, disponible en: <https://doi.org/10.1016/j.humic.2018.12.001>.

260. Shaltout, E., Al-Dewik, N., Samara, M., Morsi, H. y Khattab, A., «Psychological Comorbidities in Autism Spectrum Disorder», *Advances in Neurobiology*, vol. 24 (2020), pp. 163-191.

261. Sharma, A. y Gilbert, J. A., «Microbial exposure and human health»,

Current Opinion in Microbiology, 44 (2018), pp. 79-87, disponible en: <https://doi.org/10.1016/j.mib.2018.08.003>.

262. Sherwin, E., Dinan, T. G. y Cryan, J. F., «Recent developments in understanding the role of the gut microbiota in brain health and disease», *Annals of the New York Academy of Sciences*, 1420 (1) (2018), pp. 5-25.

263. Shin, A. S., Gao, X., Bohm, M., Lin, H., Gupta, A., Nelson, D. E. *et al.*, «Correction to: Characterization of Proximal Small Intestinal Microbiota in Patients With Suspected Small Intestinal Bacterial Overgrowth: A Cross-Sectional Study», *Clinical and Translational Gastroenterology*, 11 (2) (2020), p. e00142.

264. Singh, G. y Archana, G., «Unraveling the mystery of vernix caseosa», *Indian Journal of Dermatology*, Wolters Kluwer - Medknow Publications, vol. 53 (2008) [citado el 30 de octubre de 2020], pp. 54-60, disponible en: <https://www.ncbi.nlm.nih.gov/pmc/articles/PMC2763724/>.

265. Slominski, A., Zbytek, B., Nikolakis, G., Manna, P. R., Skobowiat, C., Zmijewski, M. *et al.*, «Steroidogenesis in the skin: Implications for local immune functions», *Journal of Steroid Biochemistry and Molecular Biology*, vol. 137, NIH acceso público, (2013) [citado el 28 de octubre de 2020], pp. 107-123, disponible en: <https://www.ncbi.nlm.nih.gov/pmc/articles/PMC3674137/>

266. Smith, S. B. y Ravel, J., «The vaginal microbiota, host defence and reproductive physiology», *The Journal of Phisiology*, 595 (2) (2017), pp. 451-463.

267. Solis, A. G., Klapholz, M., Zhao, J. y Levy, M., «The bidirectional nature of microbiome-epithelial cell interactions», *Current Opinion of Microbiology*, 56 (2020), pp. 45-51, disponible en: <https://doi.org/10.1016/j.mib.2020.06.007>.

268. Soltys, K., Stuchlikova, M., Hlavaty, T., Gaalova, B., Budis, J., Gazdarica, J. *et al.*, «Seasonal changes of circulating 25-hydroxyvitamin D correlate with the lower gut microbiome composition in inflammatory bowel disease patients», *Scientific Reports*, 10 (1) (2020), pp. 1-15.

269. Sood, A., Mahajan, R., Juyal, G., Midha, V., Grewal, C. S., Mehta, V. *et al.*, «Efficacy of fecal microbiota therapy in steroid dependent ulcerative colitis: a real world intention-to-treat analysis», *Intestinal Research*, 17 (1) (2018), pp. 78-86.

270. Spor, A., Koren, O. y Ley, R., «Unravelling the effects of the environment and host genotype on the gut microbiome», *Nature Review Microbiol*ogy, 9, (2011)., pp. 279-20, disponible en: <https://doi.org/10.1038/nrmicro2540>.

271. Spreadbury, I., «Comparison with ancestral diets suggests dense acellular carbohydrates promote an inflammatory microbiota, and may be the primary dietary cause of leptin resistance and obesity», *Diabetes*,

Metabolic Syndrome and Obesity: Targets and Therapy, (2012), pp. 175-189.

272. *Statista*, «Trigo: consumo total a nivel mundial 2020», 2020, disponible en: <https://es.statista.com/estadisticas/634800/consumo-alimentario-de-trigo-per-capita-en-el-mundo-2000/>.

273. Suez, J., Zmora, N. y Elinav, E., «Probiotics in the next-generation sequencing era», *Gut Microbes*, 0 (00) (2019), pp. 1-17, disponible en: <https://www.tandfonline.com/doi/full/10.1080/19490976.2019.1586039>.

274. Suez, J., Zmora, N., Segal, E. y Elinav, E., «The pros, cons, and many unknowns of probiotics», *Nature Medicine*, 25 (5) (2019), pp. 716-729, disponible en: <http://www.nature.com/articles/s41591-019-0439-x>.

275. Susan, M., Lane, J. A., Grimaldi, K. A., Ross, R. P. y Stanton, C., «Precision Nutrition and the Microbiome», *Nutrients*, 11 (2019), p. 1468, disponible en: <www.mdpi.com/journal/nutrients>.

276. Swanson, K. S., Gibson, G. R., Hutkins, R., Reimer, R. A., Reid, G., Verbeke, K. *et al.*, «The International Scientific Association for Probiotics and Prebiotics (ISAPP) consensus statement on the definition and scope of synbiotics», *Nature Reviews Gastroenterology & Hepatology*, 2020, disponible en: <http://dx.doi.org/10.1038/s41575-020-0344-2>.

277. Tabasi, M., Ashrafian, F., Khezerloo, J. K., Eshghjoo, S., Behrouzi, A., Javadinia, S. A. *et al.*, «Changes in Gut Microbiota and Hormones After Bariatric Surgery: a Bench-to-Bedside Review», *Obesity Surgery*, 29 (5) (2019), pp. 1663-1674.

278. Tabernilla, M. D., «Neuroestimulación Percutánea del Dermatona T6 para el Tratamiento de la Obesidad Mórbida», *Cirugía Española*, 93 (7) (2015), pp. 460-465.

279. Tabouy, L., Getselter, D., Ziv, O., Karpuj, M., Tabouy, T., Lukic, I. *et al.*, «Dysbiosis of microbiome and probiotic treatment in a genetic model of autism spectrum disorders», *Brain Behavior Immunity*, 73 (agosto de 2017) (2018), pp. 310-319, disponible en: <https://doi.org/10.1016/j.bbi.2018.05.015>.

280. Taheri, M., Mortazavi, S. M. J., Moradi, M., Mansouri, S., Hatam, G. R. y Nouri, F., «Evaluation of the Effect of Radiofrequency Radiation Emitted From Wi-Fi Router and Mobile Phone Simulator on the Antibacterial Susceptibility of Pathogenic Bacteria Listeria monocytogenes and Escherichia coli», *Dose-Response* 15 (1) (23 de marzo de 2017) [citado el 30 de octubre de 2020], 155932581668852. disponible en: <http://journals.sagepub.com/doi/10.1177/1559325816688527>.

281. Telang, S., «Lactoferrin: A critical player in neonatal host defense» *Nutrients*, 10 (9) 2018), pp. 1-16.

282. Thomas, A. M., «Segata N. Multiple levels of the unknown in microbiome research», *BMC Biol.*, 17 (1) (2019), pp. 17-20.

283. Tidjani Alou, M., Lagier, J. C., «Raoult D. Diet influence on the gut microbiota and dysbiosis related to nutritional disorders», *Human Microbiome Journal*, 1 (2016), pp. 3-1, disponible en: <http://dx.doi.org/10.1016/j.humic.2016.09.001>.

284. Spektor, T., «I spent three days as a hunter-gatherer to see if it would improve my gut health», *The Conversation*, 2017 [citado el 30 de octubre de 2020], disponible en: <https://theconversation.com/i-spent-three-days-as-a-hunter-gatherer-to-see-if-it-would-improve-my-gut-health-78773>.

285. Tungland, B., «The Gut-Brain-Skin Axis and Role of Intestinal Dysbiosis in Acne Vulgaris: Therapeutic Effects of Pro- and Prebiotic Use», *Human Microbiota and Health and Disease*, (2011) (2018), pp. 595-604.

286. Tungland, B., «Oral Dysbiosis and Periodontal Disease: Effects on Systemic Physiology and in Metabolic Diseases, and Effects of Various Therapeutic Strategies», *Human Microbiota in Health and Disease*, 2018, pp. 421-461.

287. Valdés-Varela, L., Gueimonde, M. y Ruas-Madiedo, P., «Probiotics for prevention and treatment of Clostridium difficile infection», *Advances in Experimental Medicine and Biology*, Springer Nature, 1050, 2018, pp. 161-176.

288. Vaughn, A., Notay, M., Clark, A. y Sivamani, R., «Skin-gut axis: The relationship between intestinal bacteria and skin health», *World Journal of Dermatology*, 6 (4) (2017), pp. 52-58.

289. Verhoog, S., Taneri, P. E., Díaz, Z. M. R., Marques-Vidal, P., Troup, J. P., Bally, L. *et al.*, «Dietary factors and modulation of bacteria strains of akkermansia muciniphila and faecalibacterium prausnitzii: A systematic review», *Nutrients*, 11 (7) (2019), pp. 1-20.

290. Vich Vila, A., Collij, V., Sanna, S., Sinha, T., Imhann, F., Bourgonje, A. R. *et al.*, «Impact of commonly used drugs on the composition and metabolic function of the gut microbiota», *Nature Communations*, 11 (1), 1 de diciembre de 2020 [citado el 30 de octubre de 2020], pp. 1-11, disponible en: <https://doi.org/10.1038/s41467-019-14177-z>.

291. Voigt, R. M., Forsyth, C. B., Green, S. J., Mutlu, E., Engen, P., Vitaterna, M. H. *et al.*, «Circadian Disorganization Alters Intestinal Microbiota», *PLoS One*, 9 (5) (2014).

292. Wahlström, A., Sayin, S. I., Marschall, H. U. y Bäckhed, F., «Intestinal Crosstalk between Bile Acids and Microbiota and Its Impact on Host Metabolism», *Cell Metabolism*, 24 (1) (2016), pp. 41-50.

293. Wang, J. W., Kuo, C. H., Kuo, F. C., Wang, Y. K., Hsu, W. H., Yu, F. J. *et al.*, «Fecal microbiota transplantation: Review and update», *Journal of the Formosan Medical Association*, 118 (2019), pp. S23-31, disponible en: <https://doi.org/10.1016/j.jfma.2018.08.011>.

294. Wang, J., «The Human Microbiome and Personalized Medici-

ne», *Genomic and Personalized Medicine*, capítulo 14, 2.ª ed., Elsevier Inc., pp. 166-172, 2017, disponible en: <http://dx.doi.org/10.1016/B978-0-12-382227-7.00014-8>.

295. Wang, S., Xu, M., Wang, W., Cao, X., Piao, M., Khan, S. *et al.*, «Systematic review: Adverse events of fecal Microbiota transplantation», *PLoS ONE*, 11 (8) (2016), pp. 1-24.

296. Wang, Y., Wu, Y., Wang, Y., Xu, H., Mei, X., Yu, D. *et al.*, «Antioxidant properties of probiotic bacteria», *Nutrients*, 9 (5) (2017).

297. Wang, Y., Wang, B., Wu, J., Jiang, X., Tang, H. y Nielsen, O. H., «Modulation of Gut Microbiota in Pathological States. Engineering», *Engineering*, 3 (1) (2017), pp. 83-89, disponible en: <http://dx.doi.org/10.1016/J.ENG.2017.01.013>.

298. Wang, Z. K., Yang, Y. S., Stefka, A. T., Sun, G. y Peng, L. H., «Fungal microbiota and digestive diseases», *Alimentary Pharmacology & Therapeutics*, 39 (8) (2014), pp. 751-766.

299. Wicinski, M., Sawicka, E., Gebalski, J., Kubiak, K. y Malinowski, B., «Human Milk Oligosaccharides : Health Benefits, and Pharmacology», *Nutrients* (2020), pp. 1-14,

300. Wieërs, G., Belkhir, L., Enaud, R., Leclercq, S., Philippart de Foy, J. M., Dequenne, I. *et al.*, «How Probiotics Affect the Microbiota», *Frontiers in Cellular and Infection Microbiology*, 9 (2020), p. 454.

301. Wishart, D. S., «Metabolomics for investigating physiological and pathophysiological processes», *Physiological Reviews*, 99 (4) (2019), pp. 1819-1875.

302. Wong, A. C., «New Approaches to Microbiome-Based Therapies», *mSystems*, 4 (3) (junio de 2019) , pp. 1-5.

303. Wright, F., Weller, R. B., «Risks and benefits of UV radiation in older people: More of a friend than a foe?», *Maturitas*, 81 (4) (agosto de 2015) [citado el 28 de julio de 2018], pp. 425-431, disponible en: <http://www.ncbi.nlm.nih.gov/pubmed/26049767>.

304. Wu, X., Zhang, T., Chen, X., Ji, G. y Zhang, F., «Microbiota transplantation: Targeting cancer treatment», *Cancer Letters*, 452 (2019), pp. 144-151, disponible en: <https://doi.org/10.1016/j.canlet.2019.03.010>.

305. Yoon, M. Y. y Yoon, S. S., «Disruption of the gut ecosystem by antibiotics», *Yonsei Medical Journal*, 59 (1) (2018), pp. 4-12.

306. Young, V. B., «The role of the microbiome in human health and disease: An introduction for clinicians», *The BMJ*, 2017, p. 356.

307. Youngster, I., Avorn, J., Belleudi, V., Cantarutti, A., Díez-Domingo, J., Kirchmayer, U. *et al.*, «Antibiotic Use in Children – A Cross-National Analysis of 6 Countries», *The Journal of Pediatrics*, 182 (1 de marzo de 2017) [citado el 30 de octubre de 2020], pp. 239-244.e1, disponible en: <https://pubmed.ncbi.nlm.nih.gov/28012694/>.

308. Zeng, W., Shen, J., Bo, T., Peng, L., Xu, H., Ide Nasser, M. *et al.*,

«Cutting edge: Probiotics and fecal microbiota transplantation in immunomodulation», *Journal of Immunology Research* (2019).

309. Zhang, F., Zhang, T., Zhu, H. y Borody, T. J., «Evolution of fecal microbiota transplantation in methodology and ethical issues», *Current Opinion in Pharmacology* (2019).

310. Zhang, T., Li, Q., Cheng, L., Buch, H. y Zhang, F., «Akkermansia muciniphila is a promising probiotic», *Microbial Biotechnology*, 12 (6) (2019), pp. 1109-1125.

311. Zheng, J., Wittouck, S., Salvetti, E., Franz, C. M. A. P., Harris, H. M. B., Mattarelli, P. *et al.*, «A taxonomic note on the genus Lactobacillus: Description of 23 novel genera, emended description of the genus Lactobacillus beijerinck 1901, and union of Lactobacillaceae and Leuconostocaceae», *International Journal of Systematic and Evolutionary Microbiology*, 70 (4) (2020), pp. 2782-2858.

312. Zhong, C., Qu, C., Wang, B., Liang, S. y Zeng, B., «Probiotics for Preventing and Treating Small Intestinal Bacterial Overgrowth», *Journal of Clinical Gastroenterology*, 51 (4) (2017), pp. 300-311.

313. Zmora, N., Suez, J. y Elinav, E., «You are what you eat: diet, health and the gut microbiota», *Nature Reviews Gastroenterology & Hepatology*, 16 (27 de septiembre de 2018) (2019), pp. 35-36, disponible en: <http://dx.doi.org/10.1038/s41575-018-0061-2>.